健康・栄養科学シリーズ

食べ物と健康

食品の安全

改訂第3版

監修 国立研究開発法人 医薬基盤・健康・栄養研究所
編集 有薗幸司／林　一也

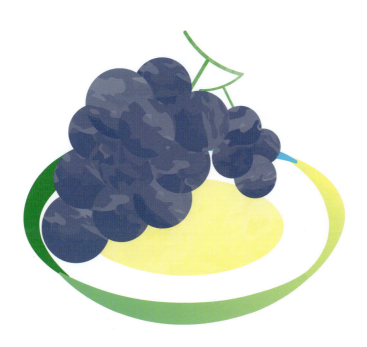

南江堂

編　集

| 有薗　幸司 | 熊本大学薬学教育部特任教授 |
| 林　　一也 | 東京家政学院大学人間栄養学部人間栄養学科教授 |

執筆者一覧（執筆順）

有薗　幸司	熊本大学薬学教育部特任教授
窪崎　敦隆	国立医薬品食品衛生研究所食品添加物部第四室室長
臼井　宗一	岐阜女子大学家政学部健康栄養学科教授
梅垣　敬三	吉祥寺二葉栄養調理専門職学校講師
松崎　弘美	熊本県立大学環境共生学部環境共生学科教授
奈良　一寛	実践女子大学生活科学部食生活科学科教授
髙木　勝広	松本大学人間健康学部健康栄養学科教授
林　　一也	東京家政学院大学人間栄養学部人間栄養学科教授
小西　良子	東京農業大学応用生物科学部栄養科学科教授
福島　　聡	山陽小野田市立山口東京理科大学薬学部薬学科
小野　　要	九州栄養福祉大学食物栄養学部食物栄養学科准教授
石橋　弘志	愛媛大学大学院農学研究科生物環境学専攻教授
清水　利朗	安田女子大学家政学部管理栄養学科教授
堤　　智昭	国立医薬品食品衛生研究所食品部長
米谷　民雄	国立医薬品食品衛生研究所名誉所員
川添　禎浩	京都女子大学家政学部食物栄養学科教授
平野　将司	東海大学農学部食生命科学科准教授
山元　涼子	弘前大学農学生命科学部食料資源学科
岸本　　満	名古屋学芸大学管理栄養学部管理栄養学科教授
六鹿　元雄	国立医薬品食品衛生研究所食品添加物部第三室室長
瀧口　益史	広島国際大学薬学部薬学科教授
三宅　司郎	麻布大学生命・環境科学部食品生命科学科教授
穐山　　浩	星薬科大学薬学部創薬科学科長／教授

"健康・栄養科学シリーズ" 監修のことば

　国民栄養に関する指導の統一と徹底を図ることを目的とし，栄養士の身分とその業務が国家的に定められたのは，1945（昭和20）年の栄養士規則と私立栄養士養成所指定規則公布に遡る．当時の養成施設は14校であり，卒業生は全員栄養士として認められた．その後1947（昭和22）年の栄養士法公布を経て，管理栄養士制度が1962（昭和37）年に設けられた．そして，2000（平成12）年4月の栄養士法改正で，管理栄養士は医療専門職の国家資格として定められた．管理栄養士とは，厚生労働大臣の免許を受けて，傷病者に対する療養のために必要な栄養指導，個人の身体の状況，栄養状態等に応じた健康の保持増進のための栄養指導，並びに特定多数人に対して継続的に食事を供給する施設における利用者の身体の状況，栄養状態，利用の状況等に応じた特別の配慮を必要とする給食管理，及びこれらの施設に対する栄養改善上必要な指導等を行うことを業とする者と定義されている．栄養士制度の開始当初と異なり，国民の健康課題も食糧不足による低栄養から，2型糖尿病や脂質異常症をはじめとした生活習慣病へと移行した．また少子高齢社会による様々な社会的課題が生じており，管理栄養士に求められる知識や技術の高度化が必須である．

　本"健康・栄養科学シリーズ"は，このような背景に沿い，国立健康・栄養研究所の監修として，元理事長 田中平三先生のもとに立ち上げられた．そして国家試験出題基準準拠の教科書として，管理栄養士養成教育に大きな役割を果たし，好評と信頼に応え改訂を重ねてきた．

　管理栄養士国家試験出題基準は2023（令和5）年1月，学術の進歩やこの間の法制度の改正と導入に対応し，「管理栄養士としての第一歩を踏み出し，その職務を果たすのに必要な基本的知識及び技能」を問うものとして内容を精査した改定がなされた．そこで本シリーズもこれまでの改訂に重ねて改定国家試験出題基準準拠を継続するかたちで順次改訂しているところである．各科目の重要事項を押さえた教科書，国家試験受験対策書，さらに免許取得後の座右の書として最良の図書であると確信し，推奨する．尚，本シリーズの特徴である，①出題基準の大項目，中項目，小項目のすべてを網羅する，②最適の編集者と執筆者を厳選する，③出題基準項目のうち重要事項は充実させる，④最新情報に即応する，という従来の編集方針は，引き続き踏襲した．

　管理栄養士を目指す皆さんが，本シリーズを活用して管理栄養士国家資格を取得し，実践現場における様々な栄養ニーズに応えるべく研鑽を積み，保健・医療専門職としての知識を生かし，国民のQOL（生活の質，人生の質）の保持増進に貢献することを祈念する．

2024年2月

国立研究開発法人 医薬基盤・健康・栄養研究所
理事　瀧本　秀美

改訂第3版の序

　管理栄養士国家試験出題基準に準拠した教科書として，本書『健康・栄養科学シリーズ 食べ物と健康 食品の安全』の改訂第2版が2018年12月に刊行され6年が経過した．また，管理栄養士国家試験出題基準も2023年2月に改定された．今改訂では新しい管理栄養士国家試験出題基準に準拠し，読者の声を参考にわかりやすい解説，見やすい構成を心がけた．併せて，コロナ禍で多岐にわたり改正された食品衛生法，健康増進法，JAS法，食品表示法等の食品衛生関連法規・制度・統計資料も最新データに更新した．一方で，最近のインターネットの充実に鑑み，必要に応じて情報源としてWebサイトのURLも記載した．さらに，世界保健機関（WHO），国連食糧農業機関（FAO），コーデックス委員会（CAC），国際標準化機構（ISO）等の国際機関との関連についても解説を追加した．

　執筆者として気鋭の研究者にも追加参加していただき，できるだけ最新のデータ，情報を活用した解説をお願いした．ご協力いただいた各執筆者に深謝する．

　本書がこれまで同様に管理栄養士を目指す学生の教材のみならず，食の安心・安全の最前線で実務活動されている管理栄養士・栄養士の事典・座右の書としても活用していただければ幸いである．

2025年1月

編集者を代表して

有薗　幸司

初版の序

　食生活が豊かになる一方，食生活を取り巻く環境は近年大きく変化し，いくつかの食の安全を覆す事故や事件が起きたこともあり，食環境の科学的な研究成果とその内容を正しく理解したいといった，食に対する市民の関心が高まっている．こうした情勢の変化に的確に対応するため，食品安全基本法が制定され，新たな食品安全行政を担う食品安全委員会が2003年7月に内閣府に設置された．このような体制の整備により，食を取り巻く危害要因が人の健康に与える影響，食の安全とそのリスクの関係について科学的知見に基づいて評価することができ，その情報をもとに市民とリスクコミュニケーションする仕組みもできあがり，パブリックコメントも実施されている．一方で，食品安全委員会の調査によると，2003年から2008年の5年間で一般市民と行政や専門家の間で食の安全についての認識のギャップを感じる人が増えたという．ここに氾濫する食の安全の情報に飲み込まれ，食の安心を確信できない市民が増えている現実がある．この食の安全と安心の間の大きなギャップが埋められるか．この課題において，食品衛生を研鑽し，食の安全と食育推進も担う管理栄養士の役割は重要である．

　2006年に刊行された『食べ物と健康Ⅲ—食品の安全性』の意思を受け継ぎ，2010年12月に改定された管理栄養士国家試験出題基準（ガイドライン）に準拠し，この度改訂新版として本書『食べ物と健康　食品の安全』を刊行することになった．「食べ物と健康」の出題基準には，「食品素材の成り立ちを理解し，食品の生産から加工，流通，貯蔵，調理を経て人に摂取されるまでの過程における安全性の確保，栄養や嗜好性の変化についての理解を問う」ことが明記されている．本書においても，出題基準の大項目である「食品の安全性」に従って，中項目として「A．食品衛生と法規」，「B．食品の変質」，「C．食中毒」，「D．食品による感染症・寄生虫症」，「E．食品中の汚染物質」，「F．食品添加物」，「G．食品衛生管理」，さらにそれぞれの小項目を網羅し，これらの意義を正確かつ十分に理解できるように編纂を心掛けた．改訂新版を機に，気鋭の研究者に新らたに書き下ろし執筆をお願いしたため，関連類書に比べて，多様化する微生物由来（寄生虫性）食中毒や食品の放射線汚染等，食の安全をめぐる最新の情報が多数提供されている．これらは「コラム」や本文のサイドに「補足解説」として配置し，学習者が各項目の内容の理解をより深められるよう工夫した．

　食の安全問題においては，市民にゼロリスクが存在しないということを認識させ，リスクトレードオフの概念も合わせて理解を進めていかなければならない．これらの背景を認識し，食の安全情報を適正に市民へコミュニケートしうるだけでなく，市民への食の安心感も増大させうる資質を持つ人材の育成が喫緊の課題となっている．本書がそのような食の安全・安心とそのリスク評価・管理，食育推進の担い手となりうる管理栄養士の育成の教材となれば幸いである．

　最後に，編者の意を理解いただき，ご多忙にもかかわらず限られた時間でありながら多くのリクエストに対応してご執筆頂いた先生方，本書の発刊までご支援，ご尽力頂きました南江堂山内加奈子氏，米田博史氏に感謝の意を表したい．

2013年2月

編者

目　次

第1章　食品の安全とは
有薗幸司　1

A　食品の安全とは　1

B　ゆらぐ食の安全とリスクコミュニケーション　1

C　リスク回避のための食のリテラシー向上　2

D　地産地消と食の安全　3

第2章　食品衛生と法規
5

A　食品の安全性確保とリスクアナリシス
窪崎敦隆　5
1　リスクアセスメント　5
2　リスクマネジメント　7
3　リスクコミュニケーション　7

B　食品安全基本法と食品衛生法　8
1　食品安全基本法　8
2　食品衛生法　9

C　食品衛生関連法規　臼井宗一　10
1　生産段階における安全確保を図るための法律　11
2　食肉の安全確保を図るための法律　12
3　水の安全確保を図るための法律　13
4　食品衛生に関わる資格制度を定めた法律　14

D　食品衛生行政組織　14
1　食品安全委員会　14
2　厚生労働省　15
3　農林水産省　16
4　消費者庁　16
5　地方自治体　17

E　食品表示法　梅垣敬三　17
1　食品表示基準　18

F　食品の国際規格　窪崎敦隆　22
1　コーデックス規格　22
2　ISO規格　24

●練習問題　25

第3章　食品の変質
27

A　微生物　松崎弘美　27
1　分類と命名法　27
2　真菌類　30
3　細菌類　31
4　ウイルス　33

B　食品の腐敗　奈良一寛　34
1　食品における微生物の増殖　34
2　腐　敗　38
3　微生物による食品の腐敗　40
4　主な腐敗微生物　41

C　油脂の酸敗　43
1　油脂の酸化　43
2　油脂の酸化の原因　44
3　油脂の酸化の判定　45
4　トランス型不飽和脂肪酸　46

D　食品の変質の防止法　47
1　冷蔵・冷凍法　48
2　乾燥法（脱水法）　48
3　塩蔵・砂糖漬　49
4　燻煙法　49
5　加熱法　50
6　紫外線　51
7　放射線　51
8　食品添加物　52
9　真空包装　52

E　鮮度・腐敗・酸敗の判定法　54
1　生菌数の測定　54
2　揮発性塩基窒素量の測定　54
3　K値　55
4　トリメチルアミン量　55
5　水素イオン濃度（pH）　55

●練習問題　57

viii 目次

第4章 食中毒
59

A 食中毒とは 髙木勝広 59
① 食中毒の定義 59
② 食中毒の病因物質 59
③ 食中毒統計調査 59
④ 食中毒の届出 60

B 食中毒の発生状況 61
① 食中毒統計作成 61
② 年次別発生状況 61
③ 食中毒病因物質 63
④ 月別発生状況 66
⑤ 原因食品 67
⑥ 原因施設 68

C 細菌性食中毒 林 一也 70
① サルモネラ属菌 71
② 腸炎ビブリオ 74
③ 病原大腸菌 76
④ カンピロバクター 80
⑤ ナグビブリオ 82
⑥ エルシニア・エンテロコリチカ 83
⑦ ブドウ球菌 84
⑧ ボツリヌス菌 86
⑨ ウェルシュ菌 89
⑩ セレウス菌 91
⑪ プロビデンシア・アルカリファシエンス 93
⑫ その他の菌 93

D ウイルス性食中毒 94
① ノロウイルス 94
② 肝炎ウイルス 97
③ ロタウイルス 99
④ サポウイルス 101

E 寄生虫による食中毒 小西良子 101
① アニサキス 101
② クドア・セプテンプンクタータ 104
③ その他の寄生虫 105

F 自然毒食中毒 小野 要 108
① 動物性自然毒 108
② 植物性自然毒 112

G 化学性食中毒 石橋弘志 116
① ヒスタミン（アレルギー様食中毒） 116
② メチルアルコール（メタノール） 118

H 食物アレルギー 有薗幸司 119
① 食物の摂取によるアレルギーとは 119
② アレルギー物質を含む食品 120

●練習問題 122

第5章 食品による感染症・寄生虫症
清水利朗 123

A 経口感染症 123
① コレラ 125
② 細菌性赤痢 126
③ 腸チフスならびにパラチフス 127
④ ロタウイルス感染症 128
⑤ サポウイルス感染症 129
⑥ 腸管アデノウイルス感染症 130
⑦ 急性灰白髄炎（ポリオ） 130

B 人畜共通感染症 131
① ブルセラ症 131
② 炭疽 132
③ 結核 133
④ リステリア症 134
⑤ 仮性結核 135
⑥ 野兎病 135
⑦ レプトスピラ症 136
⑧ プリオン病 137

C 食品から感染する寄生虫症 139
【原虫症】 140
① アメーバ赤痢 140
② ジアルジア症 141
③ クリプトスポリジウム症 142
④ サイクロスポーラ症 143
⑤ トキソプラズマ症 144
【蠕虫症：線虫によるもの】 145
① 回虫症 145
② 鉤虫症 146
③ 顎口虫症 147
④ 旋毛虫症（トリヒナ症） 147
【蠕虫症：吸虫によるもの】 148
① 肝吸虫症 149
② 横川吸虫症 149
③ 肺吸虫症 150
④ 肝蛭症 151
【蠕虫症：条虫によるもの】 151
① 裂頭条虫症 151
② 無鉤条虫症 153

③ 有鉤条虫症（有鉤囊虫症） ━━━ 154

●練習問題 ━━━ 155

第6章 食品中の汚染物質 ━━━ 157

A カビ毒（マイコトキシン） ━━━ 小西良子 157
① アフラトキシン ━━━ 158
② フザリウム系カビ毒 ━━━ 159
③ パツリン ━━━ 160
④ オクラトキシンA ━━━ 160
⑤ ステリグマトシスチン ━━━ 160
⑥ 黄変米毒 ━━━ 161

B 化学物質 ━━━ 堤　智昭, 米谷民雄 161
① 化学物質の審査及び製造等に関する法律 ━━━ 161
② POPs ━━━ 162
③ 農　薬 ━━━ 162
④ 動物用医薬品 ━━━ 165
⑤ ダイオキシン類 ━━━ 165
⑥ ポリ塩化ビフェニル（PCB） ━━━ 168
⑦ 内分泌かく乱化学物質（環境ホルモン） ━━━ 169

C 有害元素・放射性物質 ━━━ 170
【有害元素】 ━━━ 170
① カドミウム（Cd） ━━━ 170
② 水銀（Hg） ━━━ 171
③ 鉛（Pb） ━━━ 173
④ ヒ素（As） ━━━ 174
⑤ スズ（Sn） ━━━ 176
【放射性物質】 ━━━ 177
① 放射性物質とは ━━━ 177
② 放射性物質による汚染 ━━━ 178
③ わが国における食品中の放射性物質の規制と現状 ━━━ 180

D 食品成分の変化により生ずる有害物質
━━━ 石橋弘志 181
① ヒスタミン ━━━ 181
② N-ニトロソ化合物 ━━━ 181
③ 過酸化脂質 ━━━ 181
④ ベンゾ［a］ピレン ━━━ 183
⑤ ヘテロサイクリックアミン ━━━ 184
⑥ アクリルアミド ━━━ 185
⑦ トランス脂肪酸 ━━━ 186

E 混入異物 ━━━ 187
① 異物の定義と種類 ━━━ 187
② 異物混入と衛生 ━━━ 187
③ 異物混入の原因とその防止 ━━━ 188

●練習問題 ━━━ 190

第7章 食品添加物 ━━━ 191

A 食品添加物のメリットとデメリット
━━━ 川添禎浩 191
① 食品添加物のメリット ━━━ 191
② 食品添加物のデメリット ━━━ 192

B 安全性評価 ━━━ 192
① 毒性試験 ━━━ 194
② 最大無毒性量 ━━━ 197
③ 一日摂取許容量 ━━━ 198
④ 使用基準 ━━━ 199

C 食品衛生法による分類と表示
━━━ 平野将司 200
① 食品添加物の指定制度 ━━━ 200
② 食品添加物の規格および基準 ━━━ 202
③ 食品添加物の表示 ━━━ 203

D 主な食品添加物の種類と用途 ━━━ 204
① 保存料 ━━━ 205
② 防カビ剤 ━━━ 206
③ 殺菌料 ━━━ 208
④ 酸化防止剤 ━━━ 山元涼子 209
⑤ 着色料 ━━━ 211
⑥ 発色剤 ━━━ 214
⑦ 漂白剤 ━━━ 215
⑧ 甘味料 ━━━ 216
⑨ 調味料 ━━━ 216
⑩ 香　料 ━━━ 219
⑪ 栄養強化剤 ━━━ 219
⑫ その他の食品添加物 ━━━ 219

●練習問題 ━━━ 221

第8章 食品衛生管理 ━━━ 223

A HACCPに沿った衛生管理
━━━ 岸本満, 林一也 223
① 食品安全の確保 ━━━ 223
② HACCPとは ━━━ 224
③ 危害要因とは ━━━ 225

x 目 次

④ HACCPに沿った衛生管理の制度化 ……… 225
⑤ HACCPによる衛生管理の基本構造 ……… 226
⑥ HACCP 7原則と12手順 ……… 226

B HACCPに基づく衛生管理の例 229
① 一般的な衛生管理に関する基準 ……… 229
② HACCPに基づく衛生管理の構築 ……… 230

C ISO22000 234
① ISOとは ……… 234
② ISO22000とは ……… 237

D 家庭における衛生管理 清水利朗 238
① 清潔に保つ ……… 239
② 生の食品と加熱済み食品とを分ける ……… 241
③ よく加熱する ……… 241
④ 安全な温度に保つ ……… 242
⑤ 安全な水と原材料を使う ……… 242

E 洗 剤 有薗幸司 243
① 界面活性剤 ……… 245
② 台所用洗剤 ……… 247
③ 殺菌・消毒剤 ……… 248

F 衛生動物 251
① 衛生動物の影響 ……… 251
② 衛生動物の種類と特徴 ……… 252

● 練習問題 ……… 253

第9章 食品用器具および容器包装
六鹿元雄 255

A 器具・容器包装と法規制 255

B 材質の判別 256

C 器具・容器包装による食品汚染 258
① 缶詰におけるスズの溶出 ……… 258
② ポリカーボネート食器や缶詰からのビスフェノールAの溶出 ……… 259
③ ポリ塩化ビニル製器具・容器包装および玩具からのフタル酸エステルの溶出 ……… 260
④ ポリ塩化ビニル製ラップフィルムからの溶出物 ……… 261

D 器具・容器包装に由来する環境問題とその対応 261
① 残留性有機汚染物質の低減化 ……… 261
② 材質や原材料の変化 ……… 262
③ 器具・容器包装の再利用の推進 ……… 262

● 練習問題 ……… 264

第10章 食品の安全性問題
265

A 輸入食品 瀧口益史 265
① 輸入食品の現状 ……… 265
② 監視体制 ……… 267

B 残留農薬のポジティブリスト制度 270
① 残留農薬に関するポジティブリスト制度の概要 ……… 271
② 農薬の残留基準策定の考え方 ……… 272
③ 残留農薬の監視・指導 ……… 274

C 無(減)農薬栽培食品 274
① 有機JAS規格 ……… 274
② 特別栽培農産物 ……… 275
③ 減農薬栽培食品および無農薬栽培食品の表示禁止 ……… 276

D 遺伝子組換え食品 穐山 浩 277
① 遺伝子組換え食品とは ……… 277
② わが国における遺伝子組換え食品の安全性評価 ……… 278
③ 遺伝子組換え食品の表示行政と制度 ……… 278
④ 遺伝子組換え食品の義務表示 ……… 280
⑤ ゲノム編集食品 ……… 280

E 放射線照射食品 堤 智昭, 米谷民雄 281
① 放射線照射食品とは ……… 281
② 世界における放射線照射対象食品 ……… 281
③ わが国における放射線照射対象食品 ……… 281
④ 放射線照射食品の検知法 ……… 282
⑤ 最近の放射線照射の違反事例 ……… 283

● 練習問題 ……… 285

付 録 287

参考図書 297

練習問題解答 301

索 引 305

コラム

法律を読むのは難しい？	臼井宗一	13
細菌の分類	松崎弘美	32
バクテリオファージ		34
衛生観念の喪失	奈良一寛	43
食品への放射線照射		52
七竈（ナナカマド）		53
東日本大震災における原発事故		53
茄子（ナス）の成分		56
ユッケと牛肝臓の生食禁止	林　一也	79
耐性菌とは		87
乳児ボツリヌス症		89
パンデミック化する食中毒		100
様変わりする食中毒	奈良一寛	103
と畜場法による寄生虫の規制	福島　聡	107
残留性有機汚染物質に関するストックホルム条約		
（POPs条約）	堤　智昭, 米谷民雄	162
油症事件		169
イタイイタイ病		171

水俣病と第二水俣病（新潟水俣病）		172
ヒ素中毒事件		175
放射性物質に関わる単位		179
加工肉の発がん性について	石橋弘志	182
薬物代謝と代謝活性化		185
食用油中のグリシドール脂肪酸エステル		188
実質安全量	川添禎浩	199
乳酸菌による食品保存—バイオプリザベーション—		
	松崎弘美	209
災害時の食品衛生	山元涼子	243
水道水の殺菌の条件	有薗幸司	244
界面活性剤の生分解	有薗幸司	247
抗体を用いた残留農薬分析	三宅司郎	276
農業生産工程管理（GAP）	福島　聡	277
培養肉	穐山　浩	280
弱い電子線による食品の照射		
	堤　智昭, 米谷民雄	284

1 食品の安全とは

A 食品の安全とは

　近年，食品加工技術の進歩が大量生産を，交通機関の発達が遠隔地への大量輸送を可能にし，また各種添加物の発達が保存期間の長期化ももたらした．一方では，パンデミックな食中毒や食品汚染物事故も多発してきている．そのため食品の安全性は，多数の要因が複雑に絡みあうことで見えにくくなってきており，国民は食生活の「安全確保」のありかたに関心を深める一方で，不安も高めている．そこで，食品衛生に関する正しい科学的知識を身につける必要がある．

　食品衛生とは食品が食べる人にとって安全であるための原理・原則と，方法・実際について学ぶものである．WHOでは食品衛生を "all measures necessary for ensuring the safety, wholesomeness and soundness of food at all stages from its growth, production, or manufacture until its final consumption." 「栽培（生育），生産，製造から最終的に人に消費されるまでのすべての段階における食品の安全性，完全性，健全性を保障するのに必要なあらゆる手段」と定義している．

B ゆらぐ食の安全とリスクコミュニケーション

　前述したように，近年われわれの食生活を取り巻く環境は大きく変貌し，社会構造や生活習慣の変化とともに加工食品の占める割合が増え，多種多様な食品が入手できる環境にある．生産現場では100％安全な生産ライン衛生管理を求められ，HACCPシステム（p.224参照）にはじまり**トレーサビリティ***の導入等，これまでになく安全な食品を生産しているとの自負もある．一方で，食材のみならず加工食品の輸入の増大とそれに関わる事故により，消費者の食品の安全性に対する社会的関心（不安感）は高まっている．その背景として，日本では，元来製品はすべて100％完璧なものであると思い込み，食品に関しても「口にする食品として販売されているものは100％安全である」との食のゼロリスク神話を信じてきた経緯がある．しかし，この食のゼロリスク神話は崩壊しており，食品には一定のリスクがあるという事実を容認することを近年消費者は求められ，当惑している．

　食品には一定のリスクがあることを容認するための情報量さらにその内容を理解する知識や価値観については個人差が大きく，消費者の行動や心理は多様である．食に関する情報を集めれば集めるほど，不安材料が多くなり，

* トレーサビリティ
食品の流通を，生産段階から最終的に消費される段階まで追跡できること，またはそれを可能にする制度のことを指す．「追跡可能性」ともいう．わが国では牛海綿状脳症（BSE）の発生に対応して牛肉トレーサビリティ法が成立し，インターネット等を介して牛の飼料や衛生管理の記録等が確認できる．

科学的な説明だけでは不安を解消できず当惑している消費者に対して，一方的な情報提供でなく正確な理解力を高め，わかりやすい情報提供につながるリスクコミュニケーション（p.7参照）手法の開発や実施が強く望まれている．

　そのようななかFAO/WHOは残留農薬や食品汚染物等の健康リスクをはじめ，有害性確認，用量・反応効果，ばく露評価，リスク評価の原則と手法を確立してきており，近年は**フードチェーン***プロセス中の微生物による汚染と増殖を考慮した確率論的リスク評価を開発している．この過程でFAO/WHOは1995年には科学的な**リスク評価**と**リスク管理**だけでなく，関係者間の**リスクコミュニケーション**が必須なことを明確にした．食品安全に関わる**リスクアナリシス**の適用を提唱した（**図2-1**参照）．わが国でも2001年に発生したBSE問題をきっかけとして食品安全行政が見直され，2003年5月に食品安全基本法が公布され，あわせて諸法律が制定，改正された．これに伴い食品安全委員会が内閣府に設置され，新しい食品安全行政に科学的なリスク分析の手法が導入された．この詳細については第2章に記されている．

> ***フードチェーン**
> 食品の一次生産から最終消費までの，流通・加工・販売といった一連の流れを指す．肉や魚，野菜といった生鮮食品や牛乳等の要冷蔵食品の鮮度を維持し，品質の劣化を防ぐため，産地から消費地まで低温の状態で流通させる仕組みのことをとくにコールドチェーン（低温流通機構，低温物流体系）という．

C　リスク回避のための食のリテラシー向上

　食料自給率（カロリーベース）は40%まで低下し，食品の生産や製造・加工が国外で行われる場合も多く，食品のリスクを最小化するためには，輸入食品の入国時の水際での安全性監視の充実のみならず，国際的な安全基準の整合性を求めていかなければならない．食品のリスクは，①原材料や使用・残留農薬情報等の品質管理，衛生管理等の生産・製造者が担保すべき，100%安全を心掛けることが求められる食品リスク，②原産地，食品添加物，消費期限，賞味期限等商品表示から消費者が自ら許容しうるかどうか判断できるリスク，③調理や食べ方で消費者自ら避けることができるリスク等を考慮すべきであり，これらの食関連リスクを認識する必要性がある．一方で，リスク回避のための手段や仕組みを整備することにより，かえって人々の注意が散漫になり，危険や事故のリスクが高まってしまう，**モラルハザード***に陥る可能性が指摘されている．すなわち，安全対策環境が整っていることを知り，実体験すると，自らのリスク回避の心掛けが低下し，該当するリスクがかえって高くなり，安心感から事故が起きる確率が増加する．品質管理や衛生管理が十分行われているシステムの食品製造者だけでなく，消費者もいつのまにかこの食のモラルハザードに陥り，自ら食の安全性を確認することを忘れかけていないだろうか．科学的安全と経験的安全と安心の妥協点は，個人・組織の意識や知識のレベルに依存する．そのため，食の安全と安心を同じ概念でとらえてきたことを見直し，科学的安全と経験的安全をもとに多くの食のリスクを自ら回避する力や素養，すなわち，食の**リテラシー***を養育し，高めていかなければならない．

> ***モラルハザード**
> 保険やセーフティネットの整備により，リスク回避のインセンティブが低下し，かえってリスクが上昇すること．個人の倫理の問題ではないことに注意が必要．

> ***リテラシー**
> 知識を組み合わせて使いこなす力．「情報活用能力」．

D 地産地消と食の安全

その土地でとれた食材をその地域で消費するという「地産地消」は，生産者の顔が見え，食料輸入に係る**フード・マイレージ**（輸入相手国別の食料輸入量×当該国からわが国までの輸送距離で計算，p.266参照）試算でも輸送距離が短く，CO_2排泄量等の環境への負荷が小さいことが指摘されている．確かに，旬の食材を「地産地消」する場合，遠隔地に運ぶための輸送エネルギーや，冷凍・加工等に要するエネルギーはそれほど必要としない．一方で，いかに「地産地消」でも，年間を通して需要のある食材の場合，その生産，加工，流通に多くのエネルギーが投入されており，それによる環境負荷が思ったより大きくなっていることを見過ごすわけにはいかない．

ライフサイクルアセスメント*（LCA）では，野菜の生産に使われるエネルギー（耕作エネルギー，肥料エネルギー，農薬エネルギー，加温エネルギー，保冷・乾燥エネルギー）および流通に要するエネルギー（輸送エネルギー，保冷エネルギー）等を加味し，環境への影響を定量的に評価する．たとえば，生産エネルギーでは旬の白菜約700 kJ/kgに比べ，最近消費が伸び年間を通じて需要のあるトマトの場合，冬期温室栽培では約34,000 kJ/kgとなり，その約60%が加温エネルギーである．一方，流通に要するエネルギーによる1 km当たりの環境負荷は，運搬用自家用トラックが群を抜いて大きく9.5 kJ/kg，運搬用営業用トラックでも3.0 kJ/kgである．船舶では0.52 kJ/kgであり，輸送による環境負荷よりも生産時（温室の温度管理にかかる燃料）の環境負荷のほうが大きい．一方で食品廃棄物に関わるエネルギー負荷も問題となる．

食の安全と安心について社会的関心は高く，それを支える食品衛生学を修める意義は大きい．しかし，食品の安全性を裏付ける科学的知識を習得するだけでなく，これを有効に使いこなす知恵も重要である．

＊ライフサイクルアセスメント
ある製品の原材料の採取から製造，使用，処分にいたる全過程（生涯）を通じて関わる環境への影響を定量的に評価する方法．

2 食品衛生と法規

A 食品の安全性確保とリスクアナリシス

　食品の安全とは，食品を食べた人の健康に悪い影響を与えないことであり，食品衛生，食品の安全確保は消費者の健康保護を目的とする．従来は問題が起こってから取り上げられ，対策がたてられることが少なくなかった．それにより，問題の拡大を防ぐことはできるが，健康被害を未然に防ぐことはできなかった．そこで，牛海綿状脳症（BSE）が問題となった2000年頃から注目されるようになったのが**リスクアナリシス**（risk analysis，リスク分析）である（図2-1）．

●リスクアナリシス

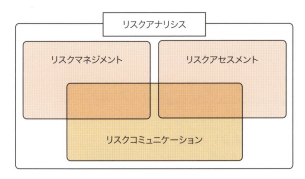

図2-1 リスクアナリシス

　リスクアナリシスは，もともと保険や投資，金融の分野で始まった手法であり，将来の損失や悪影響等の**リスク**（risk）の可能性やレベルを推定し，それを防止したり低減する措置をとることをいう．リスクアナリシスは，通常リスクアセスメント，リスクマネジメント，リスクコミュニケーションの3要素からなる．食品衛生におけるそれぞれの役割を以下に示す．

1 リスクアセスメント

▶ ハザードの特定，ハザードの特性評価，ばく露評価，リスクの判定の4つのステップからなる

　リスクアセスメント（risk assessment，リスク評価）はリスクアナリシスの科学的基盤となるものであり，科学データを用いてリスクがどの程度であるかを推定する．食品に存在し健康に悪影響を与える可能性のある**ハザード**（hazard，危害要因）の特定，ハザードの特性評価，ばく露評価，リスクの判定の4つのステップからなる（図2-2）．

●リスクアセスメント

●ハザード

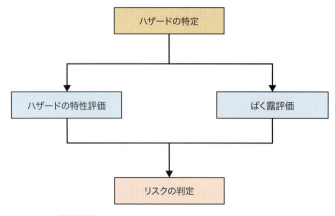

図2-2 リスクアセスメントの基本ステップ

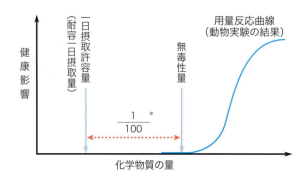

図2-3 一日摂取許容量（耐容一日摂取量）の設定
＊安全係数または不確実係数を100とした場合．

　ハザードの特定では，多くの情報を収集・整理することにより，ハザードとなりうる生物学的，化学的，物理的な因子を見つけ出し，それがどのようなものであるか明らかにする．これをもとにリスクアセスメントが進められる．ハザードの例としては以下のようなものがある．
- 生物学的ハザード：細菌，毒素を産生する微生物，カビ，寄生虫，ウイルス等
- 化学的ハザード：自然毒，残留農薬，残留動物薬，汚染物質等
- 物理的ハザード：金属片，ガラス，石，土等

　ハザードの特性評価では，特定されたハザードによる健康への悪影響に関連する毒性試験，疫学調査等のデータを，定性的または定量的に解析する．化学物質の場合には，毒性と投与量との間に相関関係がなければならない．それらの毒性が現れなくなる最大量を**無毒性量**（no observed adverse effect level, **NOAEL**）といい，安全係数で割ることにより**一日摂取許容量**（acceptable daily intake, **ADI**）または**耐容一日摂取量**（tolerable daily intake, **TDI**）を求める（**図2-3**）．これらは，特定の物質を生涯にわたり毎日摂取し続けても影響が出ないと考えられる1日当たりの量を，体重1 kg当た

りで示した値である（単位：主にmg/kg体重／日）．安全係数は，一般には種間差10×個体差10＝100が用いられるが，データの不確実性により大きくしたり，ヒトのデータや感受性の高い指標等に基づく場合は小さくすることもある．人が意図的に使用する物質（食品添加物，残留農薬等）では一日摂取許容量，非意図的に食品に混入する食品汚染物では耐容一日摂取量を用いる．蓄積性のある物質では1週間や1ヵ月当たりで示し，解析に利用したデータが十分でない場合には暫定（provisional）を最初につける[1]．

ハザードの**ばく露評価**は，そのハザードを実際にどれくらい摂取しているか，新規物質の場合はどれくらい摂取する可能性があるかを，マーケットバスケット方式[2]や陰膳方式[3]等の摂取量調査，個別食品の実態調査，食品や当該物質の生産量，使用量等から推定し，**推定一日摂取量**（**EDI**）を求める．数値化できない場合には定性的にレベルを示す．

リスクの判定は，ハザードの特定，ハザードの特性評価，ばく露評価をもとに，一定集団における健康への悪影響が生じる可能性と影響の程度を判定する．

2 リスクマネジメント

▶ リスクアセスメントの結果に基づき，関係者と協議のうえハザードの管理を行う

リスクマネジメント（risk management，リスク管理）は，まず最初に問題を見出しリスクアセスメントを依頼することから始まる．リスクアセスメントの終了後，その結果とそれ以外の要因を考慮し，関係者と協議を行い，実施可能な政策を検討し，最終的に管理事項を決定して実施に移す．その後，管理結果を調査し，実施した手段の効果を評価する．さらに，必要があれば管理事項の見直しを行う．食品衛生では，厚生労働省，農林水産省，消費者庁，地方自治体，または食品企業が実施する場合が多い．

● リスクマネジメント

3 リスクコミュニケーション

▶ 適切なリスクアナリシスのために情報や意見を広く集め，多くの人に理解してもらう

リスクコミュニケーション（risk communication）は，リスクアナリシスの全過程において，リスクアセスメントやリスクマネジメントの担当者，消費者，生産者，業界，学会，その他の利害団体等が，リスク，リスク関連要因，リスク認識等に関する情報や意見をお互いに交換することである．リス

● リスクコミュニケーション

---

[1] 耐容週間摂取量(tolerable weekly intake, TWI)，暫定耐容月間摂取量(provisional tolerable monthly intake, PTMI)

[2] スーパー等の小売り店で食品を購入して，製品ごとまたは一定の割合で混合してハザードの定量を行い，その結果に食品の喫食量を乗じて一日摂取量を推定する．

[3] 対象者の1日分の食事と同じものを別途用意し，混合してハザードの定量を行い，一日摂取量を推定する．

8   2. 食品衛生と法規

クアセスメントの結果やリスクマネジメントの決定事項の公表も含まれる.
リスクアナリシスが適切に行われるための情報や意見を少しでも多く集める
だけでなく,問題を多くの人に理解してもらうという効果もある.

B 食品安全基本法と食品衛生法

　1945年に第2次世界大戦が終了した後,日本の食料不足は深刻であった.
そのため,工業用メチルアルコール（第4章参照）を混ぜた酒や,火薬の原
料であるパラニトロオルトトルイジンを甘味料に代用する等の危険な食品が
出回り,多数の中毒患者や死者が出た.一方で,明治時代から続いていた食
品衛生に関する法律は,新憲法の制定とともに失効した.そこで,食品衛生
の新しい総合的な取締法として1947年に**食品衛生法**が制定され,その後た
びたび改正され現在に至っている.

　一方,2001年には日本でも牛海綿状脳症（BSE,第5章参照）が発生し,
食品の安全に対する国民の不安が高まり大きな社会問題となった.そのため,
食品安全の新しい理念,関係者の責務と役割,施策策定の基本方針等を定め
た**食品安全基本法**が2003年に制定された.この法律は新しく制定されたも
のではあるが,食品衛生法より上位の法律として位置付けられている.

1 食品安全基本法

▶ 食品の安全確保において,国民の健康の保護が最も重要である

　食品安全基本法（付録参照）の概要を**図2-4**に示す.食品の安全確保にお
いて,国民の健康の保護が最も重要であるという基本認識の下に,農林水産
物の生産から食品の販売に至る食品供給工程の各段階において,国際的動向,
国民の意見に十分配慮しつつ科学的知見に基づいて,国民の健康への悪影響
が未然に防止されるように必要な措置を講じなければならないということを,
基本理念としている.

　また,施策の策定に関わる基本的な方針としてリスクアナリシス（リスク
分析）が導入された.リスクアセスメント（リスク評価）として食品健康影
響評価の実施を定めるとともに,施策の策定（リスクマネジメント）にあ
たっては,健康影響評価の結果に基づいて行う,関係者相互間の情報および
意見の交換（リスクコミュニケーション）を促進する等を定めている.

　さらに,食品健康影響評価を行う機関として**食品安全委員会**を設置するこ
とを定め,その役割や組織について詳細に規定している.この法律に基づき
2003年内閣府に食品安全委員会が設置された.

● 食品安全基本法

B. 食品安全基本法と食品衛生法　9

目的（第1条）
食品の安全性の確保に関し，基本理念を定め，関係者の責務及び役割を明らかにするとともに，施策の策定に係る基本的な方針を定めることにより，食品の安全性の確保に関する施策を総合的に推進する

基本理念（第3〜5条）
①国民の健康の保護が最も重要であるという基本的認識の下に，食品の安全性の確保のために必要な措置が講じられること
②食品供給行程の各段階において，食品の安全性の確保のために必要な措置が適切に講じられること
③国際的動向及び国民の意見に配慮しつつ科学的知見に基づき，食品の安全性の確保のために必要な措置が講じられること

関係者の責務・役割（第6〜9条）

●国の責務
基本理念にのっとり，食品の安全性の確保に関する施策を総合的に策定・実施する

●地方公共団体の責務
基本理念にのっとり，国との適切な役割分担を踏まえ，施策を策定・実施する

●食品関連事業者の責務
基本理念にのっとり，
・食品の安全性の確保について一義的な責任を有することを認識し，必要な措置を適切に講ずる
・正確かつ適切な情報の提供に努める
・国等が実施する施策に協力する

●消費者の役割
食品の安全性確保に関し知識と理解を深めるとともに，施策について意見を表明するように努めることによって，食品の安全性の確保に積極的な役割を果たす

施策の策定に係る基本的な方針（第11〜21条）

①「食品健康影響評価（リスク評価）」の実施
・施策の策定にあたっては，原則として食品健康影響評価を実施
・緊急を要する場合は，施策を暫定的に策定，その後遅滞なく，食品健康影響評価を実施
・評価は，その時点の水準の科学的知見に基づいて，客観的かつ中立公正に実施
②国民の食生活の状況等を考慮するとともに，食品健康影響評価結果に基づいた施策を策定（リスク管理）
③情報の提供，意見を述べる機会の付与，その他の関係者相互間の情報及び意見の交換の促進（リスクコミュニケーション）

①緊急の事態への対処・発生の防止に関する体制の整備等
②関係行政機関の相互の密接な連携の下での施策の策定
③試験研究の体制の整備，研究開発の推進，研究者の養成等
④国の内外の情報の収集，整理，活用等
⑤表示制度の適切な運用の確保等
⑥教育・学習の振興及び広報活動の充実
⑦環境に及ぼす影響に配慮した施策の策定

措置の実施に関する基本的事項（第21条）
●政府は，上記により講じられる措置の実施に関する基本的事項*を策定
●内閣総理大臣は食品安全委員会の意見を聴いて，基本的事項の案を作成
*食品健康影響評価の実施，緊急事態等への対処に関する事項等

食品安全委員会の設置（第22〜38条）
①所掌事務等
・関係大臣の諮問に応じ，又は自ら食品健康影響評価を実施（リスク評価）
・食品健康影響評価の結果に基づき，関係大臣に報告
・食品健康影響評価の結果に基づく施策の実施状況を監視し，関係大臣に勧告
・調査審議を行い，関係行政機関の長に意見を述べる（緊急時等）
・調査研究の実施
・関係者相互間の情報・意見の交換につき，自ら実施・関係行政機関の取組みの調整（リスクコミュニケーション）
②組織等
・委員7名で構成（3名は非常勤）
・有識者から内閣総理大臣が両議院の同意を得て任命（任期3年）
・委員長は互選で常勤の委員から選出
・専門委員や事務局の設置

図2-4　食品安全基本法の概要

2 食品衛生法

▶ 飲食に起因する衛生上の危害を防止し，国民の健康を保護することを目的とする

　食品衛生法（付録参照）は，食品の安全確保のために，公衆衛生の見地から必要な規制その他の措置を講ずることにより，飲食に起因する衛生上の危害の発生を防止し，国民の健康の保護を図ることを目的とすることが第1条に記載されている．

　第4条では食品衛生法における用語が定義されている．**食品**とはすべての飲食物をいうが，医薬品医療機器等法に規定する医薬品，医薬部外品および再生医療等製品は含まない．**添加物**とは食品の製造の過程においてまたは食品の加工や保存の目的で，食品に添加，混和，浸潤等により使用するものをいう．また，**食品衛生**とは食品，添加物，器具および容器包装を対象とする飲食に関する衛生をいう．その他，天然香料，器具，容器包装，営業，営業者，登録検査機関についても定義されている．

　第5〜14条で食品および添加物について，清潔で衛生的でなければならないという取扱原則，規格基準の制定，新開発食品，特定食品，病肉等の販売禁止，添加物の販売等の制限，総合衛生管理製造過程の承認等を定めてい

●食品衛生法

る．また，第15〜18条では器具および容器包装について取扱原則，規格基準の制定等を規定している．

第19および20条は表示や広告，第21〜24条は食品添加物公定書および監視指導，第25〜30条は食品等の検査の内容や輸入品の届け出，検査施設，食品衛生監視員，第31〜47条では国が指定する検査施設である登録検査機関，第48〜61条は食品衛生管理者の設置や営業許可等の営業に関する事項を定めている．そのほかに，第63〜66条では食中毒の届出や調査，第68条では食品，添加物，器具・容器包装等の規定の厚生労働大臣および内閣総理大臣が規定するおもちゃへの準用，第81〜89条で罰則等が定められている．

このように食品衛生法では食品衛生に関わる様々な事項が規定されており，さらに，食品衛生法施行令，食品衛生法施行規則，各種法令，告示，通知等により具体的な施策が示されている．そのうち規格基準とその試験法については，食品，添加物等の規格基準（昭和34年厚生省告示第370号）に主に収載されている．食品衛生法に合致しない食品，添加物，器具・容器包装は，製造，輸入，販売，使用等が禁止され，違反が見つかれば廃棄，回収，積み戻し等の命令が出され，市場に流通しないように措置される．また，違反行為者には罰金が課される．

Ⓒ 食品衛生関連法規

食品の安全は，「農場から食卓まで」といわれる．農林水産物の生産，採取，食品の加工，製造，流通，消費等，食品供給行程のあらゆる段階で，安全のために適切な措置がなされる必要があるという意味である．このためわが国では，生産や加工，製造等の段階で食品の安全を守るための様々な規制が行われている（図2-5）．

食品安全基本法では，食品の生産，加工，製造等に関連する法律に基づく規格や基準を制定，変更するにあたって，食品安全委員会によるリスク評価

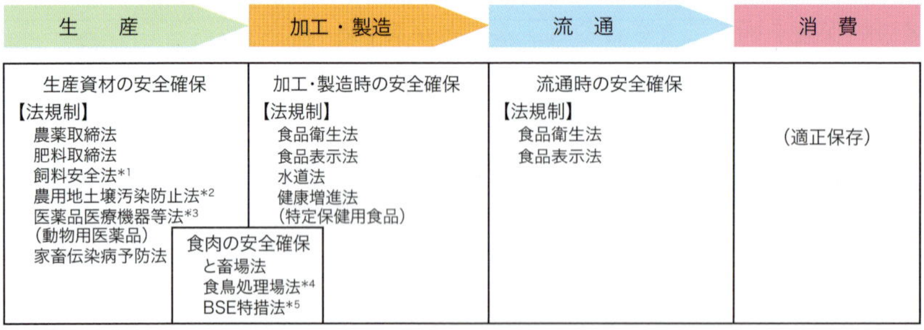

生　産	加工・製造	流　通	消　費
生産資材の安全確保 【法規制】 農薬取締法 肥料取締法 飼料安全法*1 農用地土壌汚染防止法*2 医薬品医療機器等法*3 （動物用医薬品） 家畜伝染病予防法	加工・製造時の安全確保 【法規制】 食品衛生法 食品表示法 水道法 健康増進法 （特定保健用食品） 食肉の安全確保と畜場法 食鳥処理場法*4 BSE特措法*5	流通時の安全確保 【法規制】 食品衛生法 食品表示法	（適正保存）

図2-5 食品供給行程の各段階と食品衛生関連法規

*1 飼料の安全性の確保及び品質の改善に関する法律
*2 農用地の土壌の汚染防止等に関する法律
*3 医薬品，医療機器等の品質，有効性及び安全性の確保等に関する法律
*4 食鳥処理の事業の規制及び食鳥検査に関する法律
*5 牛海綿状脳症対策特別措置法

C. 食品衛生関連法規　11

表2-1　食品衛生関連法規

適用	法律名	食品健康影響評価が必要な項目
法令に基づく規格や基準の制定，改廃あるいは許可などにあたって食品健康影響評価が必要な法律[*1]	食品衛生法	食品添加物の指定，食品または添加物の基準の制定等
	農薬取締法	農薬の公定規格の制定，改廃等
	肥料取締法	普通肥料の公定規格の制定，改廃等
	家畜伝染病予防法	家畜伝染病，届出伝染病の制定，改廃等
	飼料安全法	飼料添加物の指定等
	医薬品医療機器等法	動物用医薬品の製造販売の承認等
	農用地土壌汚染防止法	特定有害物質の制定，改廃等
	と畜場法	と畜場の衛生管理基準，衛生措置基準，と畜検査の方法等
	食鳥処理場法	食鳥処理場の衛生管理の基準，食鳥検査の方法等
	水道法	水道水質基準の制定，改廃
	ダイオキシン類対策特別措置法	ダイオキシン類の耐容一日摂取量の制定，改廃
	牛海綿状脳症対策特別措置法	検査の対象となるウシの月齢の制定，改廃
	食品衛生法及び栄養改善法の一部を改正する法律	既存添加物名簿の訂正
	健康増進法	特定保健用食品の表示許可

適用	法律名	法律の概要
資格制度	調理師法	調理技術の合理的な発達を図り，国民の食生活の向上に資することを目的
	製菓衛生師法	菓子製造業に従事する者の資質を向上させ，公衆衛生の向上及び増進に寄与することを目的
食品表示	食品表示法	食品の安全性および消費者の選択の機会の確保のため食品の表示の基準を制定 栄養機能食品，機能性表示食品の表示を規定
	健康増進法	特別用途表示の許可

[*1] 健康増進法以外は食品安全基本法第24条の規定に基づき食品健康影響評価が義務付けられている．健康増進法については，健康増進法に規定する特別用途表示の許可等に関する内閣府令で食品健康影響評価が義務付けられている．

を義務付けている（表2-1）．こうした規格や基準が食品の安全確保に密接に関係しているためである．

　食品衛生関連法規としては，これらの企画や基準に加え，調理師法や製菓衛生師法等の食品衛生に関係する資格を規定した法律，さらに表示制度に係る法律等がある．

1 生産段階における安全確保を図るための法律

▶ 農薬，肥料，飼料による健康への悪影響防止のために各種の法律が存在する

　生産段階における食品の安全確保を図るための法律には，**農薬取締法，肥料取締法，飼料の安全性の確保及び品質の改善に関する法律（飼料安全法），医薬品，医療機器等の品質，有効性及び安全性の確保等に関する法律（医薬品医療機器等法），農用地の土壌の汚染防止等に関する法律（農用地土壌汚**

●医薬品医療機器等法

染防止法），**家畜伝染病予防法**等がある．これらの法律は，農薬，肥料，飼料，土壌および動物用医薬品等について，それらが農林水産物へ悪影響を与えないと同時に，食品への残留あるいは有害物質の混入によって人に健康影響が生じることを防止することを目的としている．

農薬取締法は，農業生産の安定と国民の健康の保護等を図るため，農薬の製造等にあたっては農林水産大臣への登録制にするとともに，農薬の散布時期や散布回数，散布濃度等，使用方法を定めている．農薬の使用方法を守れば，食品衛生法で定める残留農薬基準に適合するよう両法を関連付けて規制している．

肥料取締法，飼料安全法，医薬品医療機器等法（動物用医薬品）等は，肥料等を通じた有害物質の混入や動物用医薬品等の食品への残留を防ぐため，登録，検定あるいは製造承認といった規制や使用方法の制限等を定めている．

農用地土壌汚染防止法は，農作物の適切な生育環境を確保し安全な農作物を生産するため，カドミウム等の有害物質による農用地の汚染の防止や有害物質の除去等について規定している．

家畜伝染病予防法は，家畜伝染病の発生による経済的損害を防ぐと同時に，人獣共通感染症によるヒトの健康被害を防ぐため，家畜伝染病の防疫対策を規定している．

② 食肉の安全確保を図るための法律

▶ と畜場法，食鳥処理場法，牛海綿状脳症対策特別措置法等がある

食肉の安全確保を図るための法律には，**と畜場法**，**食鳥処理の事業の規制及び食鳥検査に関する法律**（**食鳥処理場法**），**牛海綿状脳症対策特別措置法**等がある．

食肉の生産過程においては，獣畜や食鳥をと殺解体しなければならない．食肉は，と殺解体時に獣畜自身の腸内細菌等で汚染される可能性が高いため，と畜場法や食鳥処理場法で微生物汚染対策のための規制が行われている．また，疾病を有する獣畜や食鳥が食用となることを防ぐため，と畜検査や食鳥検査が実施されている．さらに，牛海綿状脳症（BSE）対策として，ウシを対象に回腸の一部等廃棄すべき特定部位等について規制が行われている（第5章参照）．

と畜場法では，と畜場の設置を許可制とし（第4条），施設の構造設備基準（第5条），施設を衛生的に管理するための基準（第6条）等が定められている．また，と殺解体時における衛生を確保するため，危害要因分析重要管理点（HACCP）に基づく衛生管理（第9条）や一定の知識を有する衛生管理責任者（第7条）の設置を義務付けている．さらに，疾病獣畜の排除を目的として，都道府県等の職員であると畜検査員によって，ウシ，ウマ，ブタ，めん羊，ヤギを対象に1頭ごとにと畜検査（第14条）が行われている．

食鳥処理場法は，ニワトリ，アヒル，七面鳥を対象とし，と畜場法と同様

> **コラム** 法律を読むのは難しい？

　法律というと難しいというイメージがある．しかし，法治国家であるわが国では権利，義務はすべて法律に書いてあり，法律が読めるようになることは重要である．

　法律は，読む人それぞれによって解釈が違わないよう合理的に書かれているため，落ち着いて読めば誰でも理解できるようになる．そのときに注意しなければならないのは，法律そのものを読むことに加え，政令（施行令），省令（施行規則）も併せて読まなければならないということである．法律は国会で審議され，その議決を経て制定される．したがって，あまり細かいことまでは規定せず，詳細は政令や省令に委任し，時代の変化等に柔軟に対応できるようにしてある．政令は内閣が，省令は所管の大臣が制定する．法律に「政令で定める」と書いてあればその部分を内閣が決め，「省令で定める」と書いてあれば所管の大臣が決めることになる．

　法律を読むときは，政令，省令を参照しながら読まないと全体がわからない．このようなコツを踏まえて，ぜひ法律に挑戦してほしい．

に施設の許可制，構造設備基準および食鳥処理衛生管理者の設置等の規制を行っている．食鳥処理場においてもHACCPによる衛生管理を義務付けている（第11条）．また，都道府県等の職員（獣医師）によって食鳥検査が行われている．

③ 水の安全確保を図るための法律

▶ 清浄で豊富低廉な飲用水の供給を目的に，水道法が定められている

　飲用水の安全確保を図るため**水道法**がある．水は生命の維持になくてはならないものである．一方，飲用水が微生物あるいは有害物質によって汚染されると，広範囲に健康被害が起きる可能性がある．

　水道法は清浄にして豊富低廉な水の供給を図ることを目的としている．水道事業を認可制（第6条）とし，水道事業の永続性を確保するため経営主体を原則として市町村に限定している（第6条第2項）．水道施設については施設基準（第5条）を守る必要があり，供給する水については病原微生物や有害物質等に関する水質基準（第4条）を遵守するとともに，消毒その他衛生上必要な措置（第22条）を講じなければならない．さらに，定期および臨時の水質検査（第20条）を義務付けている（水道水の殺菌・消毒基準についてはp.244のコラム参照）．

　なお，食品製造施設等が井戸水を使用する場合は，各都道府県の制定する食品衛生法施行条例によって，飲用適の水の使用が義務付けられている．

4 食品衛生に関わる資格制度を定めた法律

▶ 食品衛生に係る者を定める法律として調理師法，製菓衛生師法がある

調理師法，**製菓衛生師法**は，調理や菓子製造に従事する者の資質の向上を図るため，その資格について定めた法律である．

調理師免許は，厚生労働大臣の指定した調理師養成施設において調理，栄養および衛生に関して必要な知識および技能を修得した者，あるいは2年間の実務経験ののち都道府県知事が行う調理師試験に合格した者に与えられる．

製菓衛生師免許は，都道府県知事が行う製菓衛生師試験に合格した者に与えられる．

調理師，製菓衛生師は名称独占資格であるが，業務独占資格ではない*.

＊名称独占と業務独占の違いは「無資格でその資格名称を名乗って罰せられるか」「無資格でその業務を行って罰せられるか」である．

D 食品衛生行政組織

国の食品衛生行政組織は，リスク評価機関とリスク管理機関に分かれる．リスク評価機関は，食品安全基本法の規定（第22条）に基づき設置された食品安全委員会である．リスク管理機関から独立し，科学的，中立的にリスク評価を行っている．リスク管理機関は農林水産省，厚生労働省，消費者庁等である．これらの省庁は，各種の食品衛生関連法規の運用を通じてリスク管理を行っている．併せて，消費者庁は，食品衛生関連の省庁が行うリスクコミュニケーションの調整や消費者事故（食品事故）の情報収集，分析等，全体調整機能を果たしている（**図2-6**）．

一方，地方自治体は第一線において食品の安全確保のための活動を行っている．都道府県，指定都市，中核市，政令市，特別区等，地方自治体の衛生部局が食品製造施設等の監視指導を，また農政部局が安全な農林畜水産物の生産について指導を行っている．

1 食品安全委員会

▶ 食品健康影響評価を科学的，中立的，かつ公正に行う機関である

食品安全基本法第22条の規定に基づき，リスク評価機関として内閣府に**食品安全委員会**が設置されている．食品安全委員会は，食品の安全性に関するリスク評価である食品健康影響評価を科学的，中立的，かつ公正に行う機関である．リスク評価の過程で様々な圧力によって判断がゆがめられないようにするため，リスク管理機関から独立して設置されている．委員は科学者等の7名で構成されており，食品の安全性の確保に関して優れた識見を有する者のうちから，衆参両議院の同意を得て，内閣総理大臣が任命することとされている．食品安全委員会のもとに微生物・ウイルス専門調査会，添加物

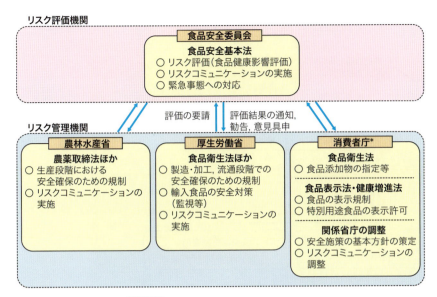

図2-6 食品安全に係る中央行政組織

＊消費者庁は，消費者安全法等に基づき食品安全に係る各省庁の調整と同時に，食品衛生法に基づき食品添加物の指定等を行っている．また，食品表示法に基づく食品表示の規制（機能性表示食品の届出受理を含む）や健康増進法に基づく特別用途食品の許可を所管し，リスク管理機関としての役割も果たしている．
〔食品安全委員会の資料を参考に作成〕

専門調査会，農薬専門調査会等，16の専門調査会（2023年現在）が設置されており，専門的な立場で審議を行っている．

また，リスク評価機関としてリスクコミュニケーションにも積極的に取り組んでおり，食品健康影響評価結果等について事業者や消費者を対象に意見交換会を開催している．

2 厚生労働省

▶ 健康・生活衛生局と検疫所を中心に食品安全行政を担う

厚生労働省は，食品の製造・加工・流通段階における安全確保を担うリスク管理機関である．地方自治体の食品衛生担当部局とともに，食品の安全確保に大きな役割を果たしている（**図2-7**）．

厚生労働省健康・生活衛生局食品監視安全課は，全国の地方自治体と連携し食品衛生監視行政を担っている．食品の広域流通に伴い，食中毒事故等の大規模・広域化に対応するため食中毒事件情報等の迅速な収集や，都道府県等をまたぐ広域対応等に対する取り組みを行っている．また，全国の海空港に設置されている**検疫所**において，食品の輸入届出の受理や輸入食品の監視指導，モニタリング検査や命令検査等，輸入食品の安全確保に大きな役割を果たしている．さらに食品取扱施設に義務付けられたHACCPについてその推進を図っている．

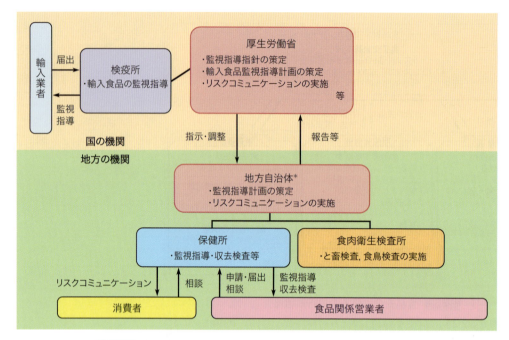

図2-7 食品衛生法の運用に係る厚生労働省と地方自治体の関係

＊ 地域保健法第五条の規定により，都道府県，指定都市，中核市，政令市（2024年現在5市），特別区のそれぞれが保健所を設置し，食品衛生法の事務を行っている．

　リスク管理機関として，食品安全施策の決定や監視指導の状況についてリスクコミュニケーションを実施している．

3 農林水産省

▶ 消費・安全局を中心に，生産段階での食品安全確保を担う

　農林水産省は，消費・安全局を中心に生産段階での食品の安全確保を担うリスク管理機関である．農薬の適正使用や肥料，飼料の安全確保，土壌汚染防止対策，あるいは家畜伝染病の予防等を通して，安全な農林水産物の生産，供給を図っている．また，農林水産物の安全対策等に関するリスクコミュニケーションを実施している．

　食品の供給行程の各段階で安全確保が行われることが重要であり，生産段階での安全について農林水産省の果たす役割は大きい．

4 消費者庁

▶ 食品衛生基準行政，食品表示規制，食品安全施策の総合調整等を行う

　消費者庁は，内閣府に設置されている．食品衛生法の規定に基づき食品添加物の指定や食品，添加物等の規格基準，器具容器包装の規格基準の策定等，

食品衛生基準行政を担っている．また，食品表示法に基づき食品（加工食品，生鮮食品）や添加物の表示規制を行っている．特定保健用食品の許可や機能性表示食品の届出等の受理等についても業務としている．

また，食品の安全施策の実施に関する基本的な事項の策定，公表（食品安全基本法第21条），リスクコミュニケーションの総合調整（消費者庁及び消費者委員会設置法第4条），重大消費者事故等の情報の収集，分析（消費者安全法第12条，第13条）等食品の安全に係る省庁の調整を行っている．

5 地方自治体

▶ 保健所による監視指導のほか，農林水産物の生産振興等も行う

地方自治体の衛生部局は，食品の製造，販売現場での監視指導や衛生教育等を通じ，食品の安全確保を担っている．さらに，農林水産部局では農家指導等を通じ安全な農林水産物の生産の振興を図っている．都道府県等は第一線で食品営業施設への立ち入り検査や農家指導等を行っており，食品の安全確保について果たす役割はきわめて重要である．

地域保健法では都道府県，指定都市（20市），中核市（62市），地域保健法施行令で指定された保健所を独自につくることができる市（5市），特別区（東京23区）に保健所を設置することを義務付けている．保健所は食品関係営業施設の監視指導や流通する食品の収去検査，食中毒予防等のための衛生教育等を行っている．これらの業務を行う職員として**食品衛生監視員**が配置されている（食品衛生監視員についてはp.269参照）．監視指導や収去検査は，地方自治体の食品衛生担当主幹課が毎年度作成する食品衛生監視指導計画に基づき実施されている．とくに事故発生時等の緊急時には厚生労働省との緊密な連携や都道府県間の広域的な連携のもとに監視や検査が実施されている．また，消費者に最も身近なリスク管理機関として，リスクコミュニケーションを積極的に行っている．さらに，食肉衛生検査所を設置し，と畜検査や食鳥検査を通じて安全な食肉の供給確保を図っている．

● 食品衛生監視員

E 食品表示法

食品の表示は，消費者が個々の食品の情報を知る重要な手段となっている．2009年に消費者庁が設置され，それまで農林水産省が所管していたJAS法（旧 農林物資の規格化及び品質表示の適正化に関する法律），厚生労働省が所管していた食品衛生法と健康増進法の表示の部分を，消費者庁が担当することになった．これらの3つの法律には内容の重複部分や用語の不統一等があったことから，3つの法律の表示関係の部分を抜き出して一元化した法律として，**食品表示法**が2013年6月28日に公布，2015年4月1日に施行された（**図2-8**）．なお，3つの法律の表示関係以外の部分は，引き続き各法律に残

● 食品表示法

18   2. 食品衛生と法規

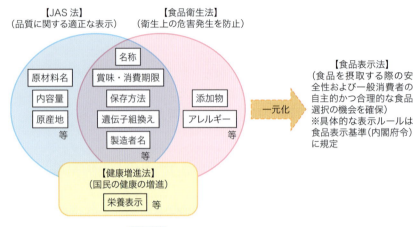

図2-8 食品表示法の創設の概略

〔消費者庁：食品表示法の概要（https://www.caa.go.jp/policies/policy/food_labeling/food_labeling_act/pdf/130621_gaiyo.pdf）（最終アクセス2024年9月11日）を参考に作成〕

されている．

　食品表示法の目的は，「食品を摂取する際の安全性の確保及び一般消費者の自主的かつ合理的な食品選択の機会を確保」すること，基本理念は，「食品表示の適正確保のための施策は，消費者基本法に基づく消費者政策の一環として，消費者の権利（安全確保，選択の機会確保，必要な情報の提供）の尊重と消費者の自立の支援」となっている．

1 食品表示基準

▶ 食品表示法に基づき，食品表示の細かなルールを定めている

　食品表示基準（内閣府令）は，食品表示の細かいルールを食品表示法（法律）に基づいて定めたものである．

　食品表示基準は2015年4月1日に施行され，食品および食品関連事業者等の区分ごとに，表示事項および遵守事項が定められている．原則として，すべてのあらかじめ包装された加工食品，生鮮食品および添加物に適用される（**表2-2**）．表示事項と新たなポイントのなかで，栄養成分表示の義務化および新たに機能性表示食品制度が創設された点が注目できる（**表2-3**）．

　食品関連事業者等は，食品表示基準に従った表示がなされていない食品を販売してはならない．

a 食品表示によって提供されている情報

　食品表示において提供されている情報と各項目の関係は以下の3つに分類できる．

- 食品の素性・内容を明らかにする情報：名称
- 安全性確保に関する情報：アレルゲン，保存の方法，期限表示もしくは

表2-2　生鮮食品および加工食品の表示事項の概要

生鮮食品	農産物 畜産物 水産物	「名称」，「原産地」等
	玄米及び 精米	「名称」，「原料玄米」，「内容量」，「調製時期，精米時期または輸入時期」，「食品関連事業者の名称，住所及び電話番号」
加工食品 （容器包装に入れられた ものが対象）		「名称」，「保存の方法」，「消費期限又は賞味期限」，「原材料名」，「添加物」，「内容量又は固形量及び内容総量」，「栄養成分の量及び熱量」，「食品関連事業者の氏名または名称，住所」，「製造所または加工所の所在地および製造者又は加工者の氏名または名称」等

〔消費者庁：知っておきたい食品の表示（令和6年9月版）を参考に作成〕

表2-3　食品表示基準による表示事項と新たな制度のポイント

表示事項	新たな制度のポイント
● 名称 ● 原産地（生鮮食品） ● 原材料名 ● アレルゲン ● 遺伝子組換え表示 ● 添加物 ● 内容量 ● 消費期限，賞味期限 ● 保存方法 ● 原産国（輸入品） ● 原料原産地（対象品目） ● 事業者の名称及び所在地 ● 栄養成分及び熱量（対象成分），等	①加工食品と生鮮食品の区分の統一 ②製造所固有記号の使用に係るルールの改善 ③アレルギー表示に係るルールの改善 ④栄養成分表示の義務化 ⑤栄養強調表示に係るルールの改善 ⑥原材料名表示等に係るルールの変更 ⑦販売用に供する添加物の表示に係るルールの改善 ⑧通知等に記載されている表示ルールの一部を規定 ⑨表示レイアウトの改善 ⑩新たな機能性表示制度（機能性表示食品）の創設

消費・賞味期限
● 消費者の自主的合理的な選択の機会を確保する情報：原材料，添加物，栄養成分の量及び熱量，原産地，遺伝子組換え作物

　実際の加工食品の表示例を**図2-9**に示した．**原材料**は，最も一般的な名称で，使用した重量の割合の多い順に表示される．**添加物**も物質名で用途名とともに使用した重量の高い順で表示されるが，**図2-9**のように添加物の項目名を分けて表示する方法と，原材料名欄に両方を明確に区別して表示する方法（スラッシュなどの記号の使用あるいは改行等）がある．

　原材料や添加物のなかに**アレルゲン**を含む場合，**特定原材料**はすべて表示される〔**図2-9**では，落花生，しょうゆ（大豆・小麦を含む），卵黄（卵を含む）が該当〕．特定原材料には，卵，乳，小麦，落花生，えび，そば，かに，**くるみ***の8品目がある．また，表示が勧められているもの（特定原材料に準ずるもの）には大豆等20品目がある．アレルゲンの表示は，個々の原材料の直後に括弧書きする方法が原則であるが，そのような表示が困難な場合は，例外的に，「原材料名A，B，C（一部に卵・豚肉・大豆を含む）」のように原材料の直後にまとめて括弧書きすることができる．

　期限表示には，**消費期限**と**賞味期限**があり，いずれも「未開封の状態で，保存方法に表示されている方法で保存した場合の期限」である．消費期限は，「品質の劣化に伴い安全性を欠くこととなるおそれがないと認められる期限

***くるみ**
2025年3月末まで表示猶予措置．

名称	豆菓子
原材料	落花生, 米粉, でん粉, 植物油, しょうゆ（大豆・小麦を含む）, 食塩, 砂糖, 卵黄（卵を含む）, 香辛料
添加物	調味料（アミノ酸等）, 着色料（カラメル, 紅麹, カロチノイド）, 酸化防止剤（ビタミンC）
内容量	100 g
賞味期限	2024.6.20
保存方法	直射日光を避け, 常温で保存してください.
製造者	○○食品株式会社 東京都千代田区 ×××-△△

図2-9 加工食品の表示例

色文字は特定原材料となっているアレルゲンを示す.
〔消費者庁：知っておきたい食品の表示（令和6年9月版），
p.6の図より作成〕

を示す年月日のこと」，賞味期限は，「期待されるすべての品質の保持が十分に可能であると認められる期限を示す年月日のこと」（製造日から賞味期限までの期間が3ヵ月を超えるものについては「年月」で表示可）である．消費期限を過ぎた食品は，食品衛生上の問題が生ずる可能性があるため食べないほうがよい．一方，賞味期限はいわゆる「おいしく食べられる期限」の表示のため，賞味期限を過ぎた食品であっても，必ずしもすぐに食べられなくなるわけではない．また，砂糖や食塩等品質の変化がきわめて少ないものでは期間表示が省略されている．

b 栄養成分表示

食品表示法の施行によって**栄養成分表示**が，原則として義務付けとなった．

表示は，100 g，100 mL，1食分，1包装，その他の1単位のいずれかで行う．表示する成分等は規定されており（**表2-4**），それらは**義務表示対象**，**推奨表示対象**，その他に分けられる（**図2-10**）．熱量，たんぱく質，脂質，炭水化物，食塩相当量は義務表示対象であり，この順に表示しなければならない．なお，炭水化物は当該食品の質量から，たんぱく質，脂質，灰分および水分の量を控除して算定されるもので，食物繊維と糖質からなる．炭水化物，食物繊維，糖質，糖類の関係を**図2-11**に示した．

栄養成分表示を省略できる食品（水や香辛料等），栄養成分表示を必要としない食品（小規模の事業者が販売した食品等）もある．また，成分値を分析値ではなく，栄養成分表示の近くに「推定値」および「この表示値は，目安です．」と記載して，「合理的な推定により得られた値」で表示できる場合もある．

c 機能性表示食品

食品表示法の施行により新たな食品の機能性表示制度として，**機能性表示食品**が導入された．

これにより健康の維持・増進をうたえる食品（保健機能食品）は，特定保

表2-4 食品表示基準に規定する栄養成分および熱量

量，たんぱく質，脂質，飽和脂肪酸，n-3系脂肪酸，n-6系脂肪酸，コレステロール，炭水化物，糖質，糖類（糖類は単糖類または二糖類であって糖アルコールでないものに限る），食物繊維，ミネラル類（亜鉛，カリウム，カルシウム，クロム，セレン，鉄，銅，ナトリウム，マグネシウム，マンガン，モリブデン，ヨウ素，リン），ビタミン（ビタミンA，ビタミンD，ビタミンK，ビタミンE，ビタミンB$_1$，ビタミンB$_2$，ビタミンB$_6$，ビタミンB$_{12}$，ナイアシン，パントテン酸，ビオチン，葉酸，ビタミンC）

栄養成分表示	表示単位	
熱量	◯ kcal	← 表示単位は，100 g，100 mL，1袋，1食分その他1単位当たりのいずれかで表示（1食分の場合は1食分の量を併記）．
たんぱく質	◯ g	
脂質	◯ g	
－ 飽和脂肪酸	◯ g	
－ n-3系脂肪酸	◯ g	
－ n-6系脂肪酸	◯ g	← 糖質または食物繊維の量のいずれかを表示しようとするときは，糖質および食物繊維の量の両方を表示．
コレステロール	◯ mg	
炭水化物	◯ g	
－ 糖質	◯ g	← 糖類は，単糖類または二糖類であって糖アルコールでないもの
－ 糖類	◯ g	
－ 食物繊維	◯ g	← ナトリウムの量の表示は食塩相当量に換算して表示．ナトリウムの表示は，ナトリウム塩を添加していない食品（たとえば，お茶）に限って任意で表示できるが，ナトリウムの量と食塩相当量は必ずセットで表示．
食塩相当量	◯ g	
カルシウム	◯ mg	
ビタミンB$_1$	◯ mg	
食品表示基準に定められていない成分	◯ mg	← 食品表示基準に定められていない成分の表示は，区別して表示しなければならない（たとえば，コラーゲン等）

図2-10 栄養成分等の表示例

色文字の項目（熱量，たんぱく質，脂質，炭水化物，食塩相当量）は義務表示事項．糖類，糖質，コレステロール，ビタミン，ミネラル類は任意表示．飽和脂肪酸および食物繊維は任意表示だが推奨されている表示．

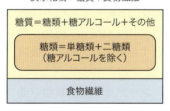

図2-11 炭水化物，食物繊維，糖質，糖類の関係

炭水化物は糖質と食物繊維からなり，糖類は単糖類または二糖類であって糖アルコールでないものである．

健用食品，栄養機能食品，機能性表示食品から構成されることとなった．

　機能性表示食品は，「疾病に罹患していない者（未成年者，妊産婦（妊娠を計画している者を含む．）及び授乳婦を除く．）に対し，機能性関与成分によって健康の維持及び増進に資する特定の保健の目的（疾病リスクの低減に係るものを除く．）が期待できる旨を科学的根拠に基づいて容器包装に表示するもの」である．ただし，特別用途食品，栄養機能食品，アルコールを含有する飲料，ナトリウム・糖分等の過剰な摂取につながる食品は除かれている．事業者は，安全性・機能性の根拠に関する情報，生産・製造・品質の管理に関する情報，健康被害の情報収集体制その他必要な事項を，販売日の

60日前までに消費者庁長官に届け出る必要がある．消費者庁に届け出られた情報は消費者庁のホームページから公開されている．

d 食品表示に関する調べ方

食品表示法の施行により，表示に関する様々なルールの改善や見直しが随時行われている．詳細な情報および最新の情報は，消費者庁のホームページのなかの「食品表示について」（https://www.caa.go.jp/policies/policy/food_labeling/information/）から公開されている．

F 食品の国際規格

1 コーデックス規格

▶ コーデックス委員会が定める食品の国際標準規格である

コーデックス規格（国際食品規格）は，コーデックス委員会（Codex Alimentarius Commission, CAC）が定める規格，勧告，ガイドラインの総称である．コーデックス委員会は，消費者の健康保護と食品の公正な貿易の確保を目的として，1963年に国際的な政府間機関としてFAOとWHOにより設置された．2024年6月現在の加盟国は188ヵ国および1地域（欧州連合，EU）で，事務局はローマのFAO本部におかれている．なお，FAO（国際連合食糧農業機関，Food and Agriculture Organization of the United Nations）は世界の食糧生産と分配の改善および生活向上を通して飢餓の撲滅の達成を目的とし，WHO（世界保健機関，World Health Organization）は基本的人権の1つである人間の健康の達成を目的とする国際連合の専門機関である．

コーデックス委員会の組織図を図2-12に示す．コーデックス委員会の最終決定は毎年1回開催される総会で行われ，執行委員会と事務局がこれを補佐する．執行委員会は総会の議長，3副議長，6地域調整部会の議長国および各地域（アフリカ，アジア，欧州，ラテンアメリカ・カリブ海，近東，北米，南西太平洋）から選ばれた代表からなる．

その下には3つに分類される部会が存在する．一般問題部会は食品全般に横断的に適用できる規格基準，実施規範等の検討を行う部会で，一般原則部会，食品添加物部会，食品汚染物質部会，食品表示部会等，10部会ある．個別食品部会は食品ごとの規格について検討を行う部会で，生鮮果実・野菜部会，油脂部会，魚類・水産製品部会等，12部会ある．また，地域的な食品の規格や管理等に関する問題の議論や提言等を行う部会として，アフリカ，アジア，欧州，ラテンアメリカ・カリブ海，近東，北米・南西太平洋の6部会ある．総会とこれらの部会には希望するすべての加盟国が参加することができる．また，非政府組織もオブザーバーとして参加できる．

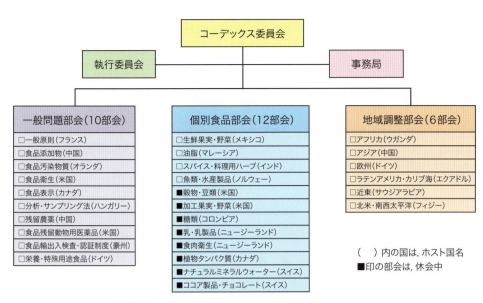

図2-12 コーデックス委員会組織図（2024年6月現在）

　そのほかに，コーデックス委員会から独立して，FAO/WHO合同食品添加物専門家会議（JECFA；食品添加物のほか，汚染物質および動物用医薬品も対象），FAO/WHO合同残留農薬専門家会議（JMPR），FAO/WHO合同微生物学的リスク評価専門家会議（JEMRA）が設置されている．これらの会議では，コーデックス委員会からの諮問により安全性評価を行うとともに，添加物規格，農薬や動物用医薬品の最大残留基準値，ガイドライン等を作成して答申する．参加する委員は，国や機関の代表ではなく専門家として個人の立場で審議することが求められる．

　コーデックス規格には，多数の規格，規範，ガイドライン等があるが，大きく分けて2つのタイプがある．1つは，農畜産物の生産段階から私たちの食卓に並ぶまで，すべての段階で守られるべき安全に関する規格基準，そのための行政機関に対するガイドライン等である．たとえば，食品添加物，汚染物・自然毒，残留農薬，残留動物用医薬品等に関する一般規格のほか，食品衛生の一般原則に関する実施規範，食品の微生物基準設定と適用のための原則等がある．もう1つは食品の品質や表示，検査法等，公正な貿易や流通を促進するための規格基準である．包装食品の表示に関する一般規格，食品の国際貿易における倫理規範，栄養表示に関するガイドライン，サンプリングに関するガイドライン，外国の公的検査認証制度の評価実施に関する原則およびガイドライン等がある．

　これらのコーデックス規格は，**世界貿易機関**（World Trade Organization, **WTO**）の衛生植物検疫措置の適用に関する協定（SPS協定, p.268参照）により国際基準に位置付けられており，各国が国内の食品規格を設定する際には考慮することが求められる．そのため，コーデックス委員会の各部会では自国の事情や権益を守るための議論が行われることもある．しかし，各国が

協力して消費者の安全性を重視した国際食品規格をつくり上げることにより，食品の安全性向上に果たす役割は大きい．

2 ISO規格

▶ 国際標準化機構（ISO）が策定する国際標準規格である

ISO規格は，国際標準化機構（International Organization for Standardization, ISO）が策定する電気・通信および電子技術分野を除く全産業分野における国際的な標準規格である．ISOは民間の非政府組織であり，わが国は日本産業標準調査会が会員となっている．なお，ISOは英語の略称ではなく，ギリシャ語の平等を意味するisosを語源とする．

ISO 22000「食品安全マネジメントシステム」は，食品関連業者が安全な食品を生産・流通・販売するために，HACCP（hazard analysis and critical control point, 危害要因分析重要管理点）の食品衛生管理手法をもとにしたマネジメントシステムを運用するための必要事項を規定している．この規格の認証対象となるのは，農業や漁業といった一次産品から小売，製造・加工に利用する機材，途中の運送等，フードチェーンに直接・間接的に関わるすべての組織のマネジメントシステムであり，個々の製品に対してではない（第8章参照）．

一方，食品の安全性に関わる製品規格としてはISO 4531「食品と接触するホウロウ製品からの溶出—試験方法および限度値」，ISO 6486「食品と接触する陶磁器製品，ガラスセラミック製品及びガラス製食器—鉛及びカドミウムの溶出」，ISO 7086「食品と接触するガラス製中空容器—鉛及びカドミウムの溶出」が，製品からの鉛およびカドミウムの溶出試験法とそれらの規格値を定めている．

練習問題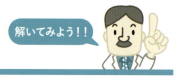

以下の問題について，正しいものには○，誤っているものには×をつけなさい．

- Q1 食品安全基本法は戦後の混乱期における食品の安全性に関する不安を解消するために制定された．
- Q2 食品衛生法でいう食品衛生とは，食品，添加物，器具・容器包装を対象とした飲食に関する衛生をいう．
- Q3 リスクアナリシスはリスクアセスメント，リスクマネジメント，リスクコミュニケーションの3要素からなる．
- Q4 一日摂取許容量は，特定の物質を生涯にわたり毎日摂取し続けても影響が出ないと考えられる1日当たりの摂取量である．
- Q5 農薬取締法は，農薬の品質の適正化を通じ農業生産の安定を図ることが目的である．
- Q6 農林水産大臣は食品中の農薬の残留基準を定めている．
- Q7 農林水産食品のリスク評価は農林水産大臣が行う．
- Q8 食品安全委員会はリスク評価の結果に基づき食品添加物の使用基準を決めている．
- Q9 厚生労働省は検疫所に食品衛生監視員を配置し輸入食品の監視指導を実施している．
- Q10 食品表示法は厚生労働省が所管している．
- Q11 食品表示法は，JAS法，食品衛生法，健康増進法の表示の部分を抜き出して一元化した法律である．
- Q12 食品表示基準は，食品表示法（法律）に基づいて表示の細かいルールを定めた内閣府令である．
- Q13 コーデックス規格は，国際連合食糧農業機関（FAO）が定める規格，勧告，ガイドラインの総称である．
- Q14 ISO 22000は，食品業者が安全な食品を供給するためのマネジメントシステムを運用するための必要事項を規定している．

3 食品の変質

　水と食物は人の生命にとって不可欠であり，それらは安全・安心であることが絶対条件である．しかし，食品の生産，加工，流通，輸送，販売，保存，消費までの過程において，農薬，抗菌薬，病原微生物，有害元素，ダイオキシン類，放射性物質，内分泌かく乱物質，さらに，寄生虫，原虫等様々な有害化学物質・有害生物が混入するおそれがある．これらは食品の外部汚染といえる（第6章参照）．

　さらに，生産から消費の過程において汚染微生物が生育して，食品成分を分解することによって生成された代謝産物の臭気が，また，食品成分，とくに油脂や油脂成分の化学的変化によって生じた有害物質等が蓄積することもある．これらによって，食品は本来の形状，成分，色調，風味等を失い，可食性がなくなる状態にまで変質する．このような，食品の微生物による変質・分解や油脂成分の化学的変質は，食品の内部汚染といえる．

　新鮮な食品も外部からの有害物質・有害生物の侵襲と内部からの変質の進行の両面によって，可食性が失われる．したがって，食品の生産から消費にいたるまでの一貫した衛生管理と品質管理が重要である．

Ⓐ 微生物

　微生物は微小な生きものの呼び名であって，分類学上の特定の生物を指す言葉ではない．そして，この微生物は自然環境のいたるところに存在する．土壌，海水，淡水，空中等あらゆる場所に生息しており，私たちの口や腸のなかにも存在する．つまり，微生物がいないところはないと考えるべきであり，むしろ微生物がいないところ（無菌状態）をつくるのは困難である．このように，微生物は私たちの身近ないたるところの環境に存在しているにもかかわらず，それに気づくことはできない．それは，微生物が目に見えないからである．微生物が私たちの目に触れるのは微生物が集団を形成するときである．たとえば，長い期間放置していたパンに青カビの生育を認める場合，これは空気中に存在するカビの胞子がパンの上に定着して集団発生していることを意味し，その集団を肉眼で見ることができる．微生物の大きさを**表3-1**にまとめた．

1 分類と命名法

▶ **分子系統解析により生物は3ドメインに分類され，命名法は二命名法が用いられる**

　生物界を動物界と植物界の二界に大別したのはリンネ（C. von Linne）で

表3-1 微生物の大きさ

微生物名	おおよその大きさ
原生動物（ゾウリムシ）	40 μm
カビ（コウジカビの菌糸）	5〜6 μm
酵母（パン酵母）	5〜7 μm
細菌（大腸菌）	0.5 μm
ウイルス（タバコモザイクウイルス）	0.015 μm

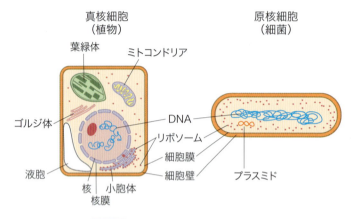

図3-1 真核細胞と原核細胞の構造

表3-2 原核生物と真核生物の違い

項　目	原核生物	真核生物
生物の例	細菌，古細菌，ラン藻類	動物，植物，原虫，真菌類（カビ，酵母，キノコ）
核　膜	−	＋
染色体	1本（環状DNA）	複数（長い線状DNA）
核小体	−	＋
有糸分裂	−	＋
ミトコンドリア	−	＋
リボソーム	70S（50S + 30S）	80S（60S + 40S）
葉緑体	−	＋（植物） −（動物）
ゴルジ体	−	＋
小胞体	−	＋
リソソーム	−	＋
細胞骨格	−	＋
細胞壁	＋（ペプチドグリカン）*	−（動物，原虫） ＋（植物：セルロース等） ＋（真菌類：グルカン等）

＊マイコプラズマは細胞壁をもたない．古細菌は真正細菌のような細胞壁をもたない．

あり，それ以来，微生物は下等植物に分類されてきた．その後，ヘッケル（E.H. Haeckel）は，微生物は組織分化の程度が低いことから，動物界にも植物界にも属さない第三の界として原生生物界に分類することを提唱した．さらに，ホイッタカー（R.H. Whittaker）は細胞構造の違い（図3-1，表3-2）

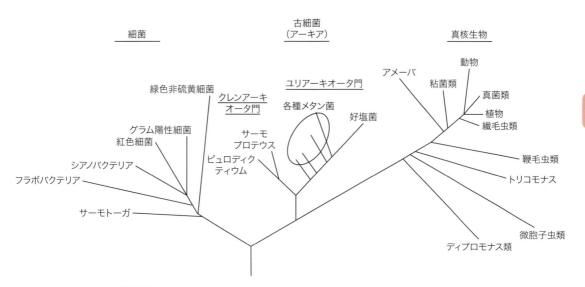

図3-2 16S rRNAの塩基配列に基づいた3ドメイン説における系統樹

〔Olsen GJ, Woese CR: Ribosomal RNA: a key to phylogeny. FASEB J **7**: 113-123, 1993より引用〕

から生物界を真核生物と原核生物に大きく分け，さらに動物界，植物界，菌界，原生生物界，モネラ界（原核生物界）の五界に区分した（1969）．このなかで微生物は，菌界，原生生物界，モネラ界にわたっている．

近年になり，古細菌（Archaebacteria）と呼ばれる生物が発見された．これらは生息している場所が海底の熱水噴出孔やイオウの充満した温泉等，いわゆる極限環境から発見されていて，エネルギー源もメタンやイオウ等を酸化あるいは還元して，その際に生じるエネルギーで生育している．太古の地球大気環境下で生育すると考えられたため，Archae（ギリシア語の太古・始原）＋ Bacteria（細菌）と名付けられ，ウーズ（C.R. Woese）らは原核生物を細菌界と古細菌界に分類する六界説を提唱した（1977年）．その後，分子生物学の発展に伴い，生物の分類および系統進化は分子レベルで議論されるようになり，リボソームRNA（rRNA）の塩基配列を用いて系統樹を作成すると，古細菌は真正細菌よりも真核生物に近いことが明らかになり，1990年に六界説の提唱者であるウーズが3ドメイン説〔（真正）細菌，古細菌，真核生物〕を発表した（図3-2）．この際，Archaebacteriaと呼ばれてきた生物群に対して，Archaeaという名称が与えられ，細菌と区別するためにbacteriaが外された．Archaeaの和訳として古細菌の使用は不適切であると考え，アーキアと呼ぶことが推奨されている．現在では，生物を3つのドメインに分類し，さらに門（phylum），綱（class），目（order），科（family），属（genus），種（species），株（strain）と階層化して分類する．

食品に関係するものは，主として真菌類と細菌類に属している．また，ウイルスは細胞形態をもたないが，遺伝情報をもち，他の生物を宿主として増殖するので，微生物として取り扱う場合が多い．

微生物の学名はラテン語で属名と種小名を組み合わせたリンネの二命名法

30 　3. 食品の変質

による国際命名規約に従ってつけられている．たとえば，*Escherichia coli* は大腸菌の学名で，*Escherichia* が属名，*coli* が種小名（種の形容語）であり，合わせて1つの種を表す．属名は大文字で始め，種小名は小文字で書く．正式な学名を書くときには斜体（イタリック）を用いる．属名を略して *E. coli* とも表記される．

2 真菌類

> カビ，酵母，キノコ等があり，鞭毛菌（ツボカビ）類，接合菌類，子嚢菌類，担子菌類，不完全菌類に分類される

　真菌類は真核細胞で，従属栄養型（p.37参照）の微生物群である．糖質やタンパク質等の有機化合物を栄養として生育するため，腐生または寄生のかたちで自然界に広く分布している．その増殖様式から，カビ（糸状菌），酵母，キノコ等に分けられるが，これらは総称であって微生物を分類するうえで学問的に定義された言葉ではなく，分類学上はすべて同じ真菌類に属する．カビ，酵母，キノコの真菌類は，その種類によって，それぞれツボカビ類，接合菌類，子嚢菌類，担子菌類，不完全菌類に分類されているが分子系統解析等で大きく変わってきている．

　カビは枝分かれした糸状の菌糸からなり，これが多数集まったものを**菌糸体**という．菌糸は一般に無色で，野菜や果物，食物等に生えて栄養を吸収し成長する．このような菌糸を栄養菌糸と呼び，これがある程度成長すると空気中に立ち上がって伸びる気中菌糸を生じ，その先端に有性的あるいは無性的に胞子を形成する．カビが黄，緑，青，黒色に見えるのは胞子のもつ色素による．また，生活環に有性生殖が見つからない真菌類を不完全菌類として取り扱っているが，研究が進み有性生殖が見つかれば，しかるべき分類群に分類されることになる．この不完全菌類のなかには，清酒，味噌，しょうゆ，みりん等，伝統的発酵醸造食品の製造に用いられる黄コウジカビ（*Aspergillus oryzae*）等が含まれるが系統的には子嚢菌の一群に属している．

　酵母は単細胞性の真核生物で，細胞の形は球形や卵形等がある．多くの酵母は出芽によって増殖するが，細菌のように分裂によって増殖するものもある．「酵母」は分類群の呼び名ではなく総称であり，子嚢菌類，担子菌類，不完全菌類にそれぞれ属する有胞子酵母，射出胞子酵母，無胞子酵母に分類される．清酒，ビール，ワイン，パン等の製造に利用される酵母は有胞子酵母に分類される *Saccharomyces cerevisiae*，あるいはその変種である．

　キノコは担子菌類に属し，菌糸の融合による二核性二次菌糸から三次菌糸の子実体（キノコ）を形成するものの総称である．

3 細菌類

▶ 球菌，桿菌，らせん菌に大別される原核生物である

　細菌は原核生物に属し，**ペプチドグリカン**からなる細胞壁をもち，大部分は分裂によって増殖する．カビや酵母に比べて小さく（**表3-1**），また人の目につきにくいところに繁殖するので，日常その集落（コロニー）を目で見ることはほとんど不可能である．しかしながら，長く室温で放置した牛乳が凝固したり，古くなった魚や肉が悪臭を放つようになるのは，細菌がそれらに繁殖した結果起こる現象であり，このような食品の悪変という現象を通じて，われわれは間接的に細菌の存在を知ることができる．また，ある種の細菌は食中毒の原因ともなる．細菌はあらゆる場所に生息しており，海，河川，土，空中はもちろんのこと，熱い温泉等の，普通は生物が生きることはできないような場所でも細菌を見つけることができる．ヒトや動物の皮膚，粘膜，消化管等にも常に細菌が存在（常在菌）している．

　細菌の種はきわめて多く（既知種のみでも3,000種以上），分類を行ううえで必要なそれらの性質も明らかにされていない部分が多いため，完全に体系的な分類を行うことは大変難しい．また，環境中に存在する微生物のメタゲノム解析により，現在知られている微生物よりはるかに多くの，生きているが培養できない微生物（viable but nonculture, VBNC）群が見つかっている．今日，最もよく利用される分類形式は，バージェイ（D.H. Bergey）のものである．細菌分類の基準となる主な項目は以下の通りである．

a　細胞の形態
　細菌は細胞の形から，球菌（coccus），桿菌（bacillus），らせん菌（spirillum）の3つに大別できる（**図3-3**）．また，運動器官の鞭毛をもち運動する桿菌やらせん菌がある（**図3-4**）．

b　細胞の構造
　細菌はリン脂質からなる細胞膜に包まれた原核細胞で，細胞質には細胞小器官のような構造体はなく，核膜に包まれていない染色体が細胞のなかにある．細胞膜の外側には細胞壁があり，ペプチドグリカン，**リポ多糖**（lipopolysaccharide, LPS），リン脂質，タンパク質からなる．ただし，マイコプラズマ（Mycoplasma）は細胞壁をもたない．細菌は**グラム染色**により**グラム陽性菌**と**グラム陰性菌**に分けることができるが，これは細胞壁構造の差異による．グラム陽性菌の細胞壁は細胞膜の外側に厚いペプチドグリカンの層と，タイコ酸，タンパク質，多糖からなるが，グラム陰性菌の細胞壁は陽性菌よりも薄いペプチドグリカン層とその外側にリポ多糖（LPS）を構成成分とする外膜からなる．グラム陰性菌がグラム染色で染まらないのは，外膜があるために染色試薬（クリスタルバイオレット等）が細胞質まで達しないためといわれている．外膜にはグラム陰性菌に特有のLPSが存在し，細菌が

● リポ多糖

● グラム染色

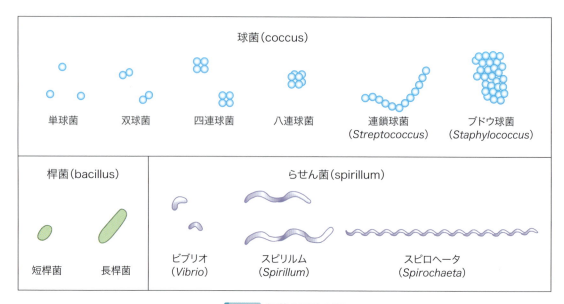

図3-3 細菌の細胞の形

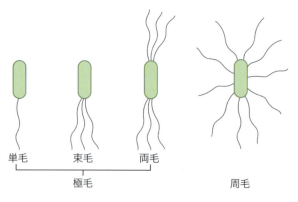

図3-4 鞭毛の種類

コラム 細菌の分類

　バージェイ（D.H. Bergey）の『細菌同定便覧』（"Bergey's Manual Determinative Bacteriology"）にまとめられているものである．この便覧は第9版（1994年）が出版されており，これまでも定期的に改訂を重ねてきているが，昨今の16S rRNA の塩基配列をはじめとする分子生物学的同定技術の発展により，これまで培養できなかった新種の微生物が次々と報告されているため，分類体系のまとめが追いついていないのが現状である．しかしながら，バージェイの便覧は今でも細菌分類の主導的な役割を担っている．なお，"Bergey's Manual of Systematic Bacteriology" の第2版では，16S rRNA の塩基配列に基づく系統分類がなされている．

死滅したときに放出されるLPSは内毒素（エンドトキシン）活性を示し，発熱や**エンドトキシンショック**[*]の原因となる．

c 芽胞形成能

　バシラス属とクロトストリジウム属は細胞内に**芽胞**（**内生胞子**ともいう）を形成する（真菌類の胞子とは役割は異なる）．これらの細菌は，栄養や水分の枯渇によって生育条件が悪くなると，細胞のなかに1個の芽胞を形成する．芽胞は休眠状態にあり，熱，乾燥，放射線等に強く，増殖に適する環境に遭遇すると発芽して栄養細胞となり増殖する．そのため，これらの細菌芽胞が食品中に残存していて，常温のまま放置されたり，製造後の保管が悪かったりすると腐敗が進行し，食中毒の原因にもなる．

d rRNA遺伝子の塩基配列

　微生物は培養条件の違いにより細胞形態や脂肪酸組成が変化する例もある．そこで，基本的には不変のDNAが分類指標のターゲットになってきた．そのなかでも，タンパク質合成機能をもつリボソームを構成するrRNAの塩基配列の保存性が高く，遺伝子構造の変化が起こる可能性がないため，この塩基配列を比較・解析し，分岐の順序を推定するのである．通常，細菌の場合は1,500～1,800塩基の長さをもつ16S rRNA遺伝子を決定する（rRNAそのものではなく，その遺伝子であるDNAを対象とするのが一般的である．酵母等の真菌類は18S rRNA遺伝子を解析する）．16S rRNAのなかに共通な塩基配列保存領域が少なくとも10ヵ所存在しており，これらの領域に相同性のある，または相補的な配列をもつオリゴヌクレオチドを，共通なPCR（ポリメラーゼ連鎖反応）プライマーやDNA塩基配列決定のプライマーとして用いることができ，その遺伝子を増幅，塩基配列を決定して既知種と比較する．現在では，微生物分類・同定においてこの方法は必須となっている．また，PCRはごく微量のDNAであっても目的遺伝子を増幅することができるため，微生物を培養しなくても少量のDNAの抽出さえできれば，微生物の同定・分類を行うことが可能となってきた．また，これにより培養が困難な難培養微生物の検出や同定も可能となり，これまで知られていない未知種の微生物が続々と発見されている．

4 ウイルス

> **生物の生活細胞に侵入し，そこで増殖する偏性細胞内寄生体である**

　ウイルス（virus）とはラテン語で「毒」を意味する．ウイルスは，動物，植物，細菌等あらゆる生物の生活細胞に侵入し，そのなかでのみ増殖可能な偏性細胞内寄生体であると定義されている．ウイルスは細菌や一般の生物のような細胞構造をもたないが，遺伝子を有し（通常2本鎖DNAあるいは1本鎖RNAのいずれかをもつ），これがタンパク質の殻（カプシド）で覆われ

＊エンドトキシンショック
グラム陰性菌が破壊される際等に遊離した，細胞壁に含まれる内毒素が，血中に入り生体の免疫反応を過剰に引き起こすことで起こるショック症状．具体的には発熱，血圧低下等の急性症状のほか，血栓形成の亢進により重篤な症状を引き起こす．

● **芽胞**

● **ウイルス**

> **コラム　バクテリオファージ**
>
> 　細菌に寄生するウイルスをバクテリオファージ（または単に**ファージ**）と呼び，その増殖様式からビルレントファージとテンペレートファージに分類される．ビルレントファージは，ファージが感染すると細菌内で増殖し，最終的には完全に溶菌させて宿主細菌を死滅させるものである．一方，テンペレートファージの場合，ファージが感染しても一部の細菌を除いて増殖が起こらず，部分的にしか溶菌を起こさない．このとき，ファージの増殖が起こらない細菌の内部では，ファージはゲノムDNAとして（プロファージと呼ばれる）安定した状態で保存されており，細菌が分裂する際も子孫に伝達されていく．このような現象は溶原化と呼ばれ，プロファージを保有する細菌を溶原菌と呼ぶ．プロファージのゲノムは溶原菌のゲノムに組み込まれたり，あるいはプラスミドとして宿主のゲノムとは独立して細胞内に存在する．

ている構造をしている．さらにカプシドの外側にウイルス膜（エンベロープ）を有するものもある．ウイルスのうちDNAウイルスは安定で変異しにくいが，インフルエンザウイルスやコロナウイルスのようなRNAウイルスは安定性が低く，容易に変異する．

B 食品の腐敗

1 食品における微生物の増殖

▶ 温度，酸素，pH，水分活性，栄養源等の条件がある

　微生物が生育（増殖）するためには，エネルギー源と，必要な元素を含み菌体構成成分の素材となる栄養分を取り入れなければいけない．そのため，炭素源（糖，アルコール，有機酸等），窒素源（タンパク質，ペプチド，アミノ酸，アンモニウム塩，硝酸塩等），無機塩類（リン，イオウ，金属イオン等），そして，ビタミン（一般的に微生物自身が生合成できることが多いが，ビタミン要求性を示す菌種には必要）等が必要となる．食品はこれらの栄養素を十分に満たしているため，食品は微生物の好適な培地ともいえる．したがって，食品の適切な管理がなされないと容易に腐敗等へ進むのである．
　微生物の生育条件は微生物の種類によって異なるため，それらの特徴を知り食品保存との関連を考えなければならない．
　細菌の増殖は，分裂によって行われる．1回の分裂に要する時間を分裂時間（**世代時間**，generation time）という．増殖のための環境条件が整えば，それは腸炎ビブリオで約10分，大腸菌では約20分である．初発菌数が10であったとしても，10分の分裂時間で分裂を繰り返した場合，3時間後の理論

●世代時間

的菌数は腸炎ビブリオでは10×2^{18}（= 262,1440）になる．細菌が増殖するための環境条件には以下がある．

a 温度（temperature）

　微生物の**生育至適温度**（optimum growth temperature）や生育可能な温度域は種類によって異なる．細菌は生育温度特性から，表3-3に示すように，低温性細菌（psychrophilic bacteria），中温性細菌（mesophilic bacteria）および高温性細菌（thermophilic bacteria）の3つに分けられる．図3-5は *Lactobacillus plantarum* の各温度における増殖曲線を示した．本菌は50℃でも生育が認められる．

　低温にすることにより微生物の生育を抑制することができるが，殺菌効果はほとんどない．そのため，冷蔵庫の温度管理が悪いと食品が腐敗することがある．一般に細菌芽胞や高温性細菌以外は，63℃，30分程度の加熱でほぼ死滅する．細菌芽胞は耐熱性が高く（120℃以上での加熱が必要），食品が細菌芽胞に汚染されている場合は注意が必要である．

b 酸素（oxygen）

　微生物はその生育にとって遊離酸素の必要性から好気性菌，嫌気性菌，偏性嫌気性菌および通性嫌気性菌等に分けられる（表3-4）．好気性菌は呼吸で，嫌気性菌は発酵によってエネルギーを獲得する．通性嫌気性菌は酸素の

●生育至適温度

表3-3 細菌の生育と温度

分類	生育至適温度	分離される環境	主な微生物
低温性細菌	15〜25℃	海水，河川水，土壌	シュードモナス属細菌 ビブリオ属細菌
中温性細菌	25〜40℃	ヒトや動物の糞便	腸内細菌科の細菌 多くの食中毒細菌
高温性細菌	50〜60℃	温泉	*B. stearothermophilus* *B. coagulans*

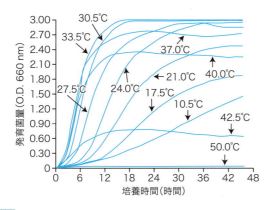

図3-5 *Lactobacillus plantarum* の生育に及ぼす培養温度の影響

表3-4 酸素の要求性による細菌の分類

酸素の要求度による分類	代表的な菌種	検出される食品
好気性菌	カビ類，シュードモナス属細菌，枯草菌	パン表面，干物表面
微好気性菌	カンピロバクター	鶏肉，ビニール袋密閉食品
通性嫌気性菌	大腸菌，腸内細菌科の細菌，腸炎ビブリオ	食肉，魚
偏性嫌気性菌	ボツリヌス菌，ウェルシュ菌	缶詰，ハム・ソーセージ

有無に関係なく生育できる．また，大気よりも酵素分圧が低いほうが生育の
よい菌種を微好気性菌として扱う．たとえば食中毒菌のカンピロバクター・
ジェジュニ／コリ（*Campylobacter jejuni/coli*）は大気中（酸素濃度約
21％）では生育できないが，同3〜15％では生育可能である．培養の場合，
酸素5％，二酸化炭素10％で培養する．

　微生物の生育における酸素の必要性を考えた場合，好気性菌であれば脱酸
素剤，真空包装，ガス置換包装を利用すれば，微生物の生育を抑えることが
できる．一方，缶詰等で殺菌が不十分で嫌気性菌が生残しているとそのなか
で増殖することになる．

c pH

　菌は一般に中性〜微アルカリ性で良好に生育するが，菌種によって増殖可
能なpHは異なる．酢酸菌，乳酸菌，カビおよび酵母は酸性を好む．なお，
pH3.0以下の強酸性やpH10.0以上の強アルカリ性の環境では多くの微生物の
生育が抑制される．表3-5に微生物の増殖とpHの関係を示した．

d 水分活性（water activity，Aw）

● 水分活性

　一般に，食品中の水分は食品成分と結合している結合水（bound water）
と，結合していない自由水（free water）がある．微生物が利用できる水は
自由水である．食塩や砂糖濃度の高い食品は，食塩や砂糖が水分子と結合し，
結合水となるために微生物は利用できない．食品中の自由水の含有率を水分
活性と呼ぶ．次式によって算出される．

$$Aw = P/Po$$

（Aw：水分活性，P：密閉した容器における食品の飽和水蒸気圧，Po：密
　閉した容器のなかの純水の飽和水蒸気圧）

　したがって，水の水分活性は1となり，食品は水分以外のものを含んでい
るので，水分活性値は小さくなる．一般に，水分活性と微生物の生育は表
3-6のように示される．また，各種食品の水分活性値は表3-7の通りである．
　なお，食肉製品の規格基準は以下の通りである．
「成分規格として乾燥食肉製品の水分活性は0.87未満．さらに，同保存基準
として非加熱食肉製品は同0.95以上のものは4℃以下保存，特定加熱食肉製
品は同0.95以上のものは4℃以下保存，同0.95未満のものは10℃以下保存．」

B. 食品の腐敗　37

■表3-5 微生物の増殖とpH

微生物の種類	至適pH
大腸菌, サルモネラ属菌	中性〜微アルカリ性
コレラ菌, 腸炎ビブリオ	アルカリ性(pH 8.5〜9.0)
真菌	酸性(pH 5.0〜6.0)
乳酸菌	酸性(pH 5.0〜6.0)

■表3-6 水分活性と微生物の生育の関係

微生物の種類	微生物が生育できる水分活性
多くの微生物	0.90 以上で生育
細菌	0.94〜0.99
酵母	0.88 以上
カビ	0.80 以上

■表3-7 各種食品の水分活性

食品名	水分活性	食品名	水分活性
豚肉(生)	0.98	イチゴジャム	0.80
ます寿司(富山)	0.974	市販味噌	0.80
食パン	0.96	自家製味噌	0.75
かぶら寿司(富山)	0.958	果物(乾燥品)	0.65
あんパンの漉しあん	0.931	ドライフルーツ(パイナップル)	0.505
ハム・ソーセージ	0.90	ドライフルーツ(レーズン)	0.499
いずし	0.93	乾パン	0.208
鮭(塩鮭, 甘口)	0.89	クッキー	0.185
ようかん(粒あん)	0.834	ラスク	0.161

e 栄養源 (nutrition)

　微生物は独立栄養菌または無機栄養菌, あるいは従属栄養菌または有機栄養菌の2つに分けられる. 独立栄養菌の生育は炭素源と無機塩類といった無機物のみを栄養物質とする. 従属栄養菌は有機物と無機物の両方を必要とし, さらに生育素 (growth factor) を必要とするものがある. また, 太陽エネルギーを利用できる光合成細菌と無機物の酸化や有機物をエネルギー源とする化学合成細菌がある. したがって細菌は, エネルギー源と利用する主な炭素源により, 光合成独立栄養細菌, 光合成従属栄養細菌, 化学合成独立栄養細菌, 化学合成従属栄養細菌の4つに分類される. 細菌の多くは有機物に依存する化学合成従属栄養細菌で, 食中毒細菌や腐敗細菌も同様に化学合成従属栄養菌に属する. 食品は微生物の生育にとって必要な炭素源, タンパク源, 生育素を含んでいる. 微生物は各種糖分解酵素, タンパク質分解酵素, 脂肪分解酵素等を有し, それらを活性化して栄養源を分解し菌体内に取り込んで生育・増殖する.

f 細菌の増殖曲線 (growth curve)

　上述したような各条件が整うと**図3-6**に示したような, **増殖曲線** (growth curve) を描く. 増殖曲線は大きく分けると3つに区分される.

● 増殖曲線

1) 誘導期 (lag phase)

　分裂の準備段階で, 置かれた環境の温度, 栄養素や酸素の量等に適応し, 増殖するために努力している時期である. したがって, 菌体内では分裂に必要な様々な酵素の活性化が進み始め, 化学変化が起こっている.

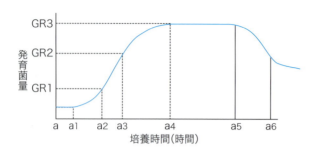

図3-6 細菌の増殖曲線

a⟷a1 誘導期, a1⟷a2 増殖加速期, a2⟷a3 対数期, a3⟷a4 増殖減退期, a4⟷a5 定常期, a5⟷a6 死滅加速期, a6 →死滅期

2) **対数期（対数増殖期，logarithmic growth phase）**

分裂が始まり，細菌数が指数関数的に増加する時期である．置かれた環境に適応し，栄養素を利用し，代謝産物を生成している．

3) **定常期（静止期，stationary phase）**

盛んな分裂は収まり，緩やかな分裂の時期になる．これは，代謝産物の蓄積による菌の死滅，栄養素の不足による菌の分裂の速度低下等が起き，増殖した菌と死滅した菌がほぼ同量となり，一定の菌量となった時期である．

4) **死滅期（death phase）**

時間の経過とともに代謝産物が蓄積し，pHが変化したり，有害代謝産物により菌の死滅がみられたりする．分裂によって増加する菌よりも，死滅する菌のほうが多くなる時期である．

2 腐　敗

▶ 主にタンパク質が分解され，様々な代謝産物が生成することにより起きる

生活環境のいたるところに微生物は存在している．したがって，食品が微生物の汚染を受けることは避けられない．**腐敗**とは一般に微生物が原因となって食品が「腐る」状態にまで変質し，可食性を失った状態をいう．この時の食品は，におい，色調および味が変化し，さらに，食品の軟化，ガス発生，ネトの発生等を生じる．しかし，わが国や中国等の納豆，味噌，しょうゆ，塩辛，東南アジアのテンペ，魚しょう，塩辛，なれずし，小エビ塩辛ペースト，中国の腐乳および韓国のキムチ等の食品は，微生物の酵素の働きを利用して製造した加工食品である．これらの食品に関与する微生物は人間にとって有益であり，このような食品は**発酵食品**と呼ばれる．しかし，腐敗と発酵は微生物側からみればともに，微生物の酵素等の働きによって食品の分解が進行したものである．さらに，国や地域の食生活習慣や伝統食品として，タンパク質の分解が著しく進み，アンモニア臭の強い食品を好んで食べる人々もいるが，その国以外またはその地域外の人間からみればそれは腐敗の強く進行した食品と判断される．

●腐敗

B. 食品の腐敗　39

表3-8 食品の腐敗臭の原因物質

揮発性アミン	アンモニア，トリメチルアミン，ジメチルアミン
低級脂肪酸	ギ酸，酪酸，カプロン酸，酢酸
カルボニル化合物	ケトン，アルデヒド
イオウ化合物	インドール，硫化水素，スカトール，メチルメルカプタン

このようにみると，腐敗に対する考え方は人種，食品に対する価値観，国，地域，食生活習慣，さらには，時代によっても変化するものと考えられる．

なお，腐敗は狭義には微生物の産生する酵素が食品中のタンパク質を分解して，低分子の物質に分解される現象をいう．変敗，酸敗という言葉もあるが，**変敗**は脂質や糖質類が微生物等によって変質する場合をいう．**酸敗**は油脂や油脂成分が酸素等の影響で変質した場合をいう．

腐敗は前述したように主として食品のタンパク質を微生物が産生するタンパク質分解酵素により分解し，様々な代謝産物が生成されること，すなわち，タンパク質の変質によって起こると考えられる．

腐敗臭には**表3-8**に示すような原因物質がある．

腐敗に関与する微生物としてはバシラス属，クロストリジウム属細菌等がある．クロストリジウム属細菌は，デンプン等の炭水化物の多い食品では，嫌気発酵でグルコースから酪酸を多量に生成する．また，魚肉等のタンパク質の多い食品では，グルタミン酸から酪酸を生成する．

腐敗の化学反応は脱アミノ反応，アミノ酸の脱炭酸反応，およびこの両反応等によって引き起こされる．

その反応は以下の通りである．

a 脱アミノ反応

アミノ酸からアミノ基（NH_2）が遊離してアンモニアを生ずる反応で，食品が中性ないしはアルカリ性のときに生じる．この反応は，好気性微生物や通性嫌気性微生物が食品表面で増殖した場合に生じる．

脱アミノ反応

$$\underset{\text{グリシン}}{\overset{\overset{\displaystyle NH_2}{|}}{CH_2COOH}} \longrightarrow \underset{\text{酢酸}}{CH_3COOH} + NH_3$$

$$\underset{\text{アラニン}}{\overset{\overset{\displaystyle NH_2}{|}}{CH_3CHCOOH}} \longrightarrow \underset{\text{ピルビン酸}}{CH_3COCOOH} + NH_3$$

b アミノ酸の脱炭酸反応

この反応は酸性の食品中で細菌が増殖したときに生じる．アミノ酸は分子構造中にカルボン酸とアミンをもつ．脱炭酸によってカルボン酸が抜けると，後にはアミンが残る．これが腐敗アミンである．

脱炭酸反応

HC=CCH₂CH NH₂COOH　　→　　HC=CCH₂CH₂NH₂ + CO₂
 N NH   N NH
  CH   ヒスチジン   CH   ヒスタミン

HO─⟨⟩─CH₂CHNH₂COOH　→　HO─⟨⟩─CH₂CH₂NH₂ + CO₂

　　　チロシン　　　　　　　　　　　　　チラミン

C 脱アミノ反応と脱炭酸反応の併用作用

脱アミノ反応と脱炭酸反応が併用して起こる場合がある．

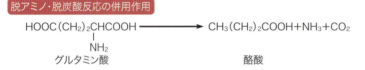

3 微生物による食品の腐敗

▶ 食品の環境により，それぞれ特徴をもつ微生物（腐敗微生物）が関与する

　食品に付着する微生物の種類は，その食品の生育・生産の環境に大きな影響を受ける．

　たとえば，農産物には土壌微生物が，魚介類には河川水や海水由来の水生微生物が，食肉類および鶏卵の表面等には腸内細菌科の細菌等が付着している．また，空気中にも様々な微生物が浮遊しており，食品の表面に付着する．

　また，食品の性状からみると，魚の干物，パンおよびもち等の比較的水分の少ない食品および漬物，魚の塩蔵食品，味噌および塩辛等の食塩濃度の高い食品には，水分活性（p.36参照）が低くても生育可能な細菌，カビおよび酵母類が生育する．一方，鮮魚，精肉および野菜類には，水分活性が低いと生育できない微生物が付着している．

　さらに，表面積の広い食品には好気性菌が，缶詰・瓶詰および真空パック食品等嫌気状態であり滅菌が不十分な場合には嫌気性菌が繁殖しやすく，腐敗や食中毒の原因となる．

　以上のように，食品にはそれぞれ，特有の微生物が生息しているが，加工，販売，保存等の過程で，さらに，多種の微生物の汚染を受ける．このような微生物のうち，食品の腐敗に関与する微生物を**腐敗微生物**と呼ぶ．この呼称は微生物の分類学的なものではなく，その機能からみた呼称である．

4 主な腐敗微生物

▶ バシラス属細菌，スタフィロコッカス属細菌，クロストリジウム属細菌，ミクロコッカス属細菌，シュードモナス属細菌，ビブリオ属細菌，腸内細菌科等がある

a バシラス（*Bacillus*）属細菌

本菌属細菌はグラム陽性の有芽胞細菌で，土壌等自然界に広く分布している．また，タンパク質分解酵素とデンプン分解酵素をもち，12%食塩濃度でも生育が認められる**耐塩菌**種もある．本菌属で病原性を有するものには人畜共通感染症である炭疽の原因菌である炭疽菌（*B.anthracis*）や食中毒原因菌であるセレウス菌（*B.cereus*）がある．有用菌としては納豆菌（*B.subtilis var. natto*）が知られる．その他に，**枯草菌**（*B.subtilis*），*B.stearothermophillus*，*B.megaterium* 等がある．

●耐塩菌

●枯草菌

図3-7に *Lactobacillus plantarum* の生育に及ぼす塩化ナトリウム濃度の影響を示した．8%塩化ナトリウムで生育が抑制されている．

b スタフィロコッカス（*Staphylococcus*）属細菌

本菌属細菌はグラム陽性の無芽胞のブドウ状の球菌で，自然界，ヒトの皮膚，鼻腔等に分布している．デンプン分解酵素を有し，食塩に対する抵抗性も強い．本菌属の黄色ブドウ球菌（*Staphylococcus aureus*）は食中毒の原因菌である．

c クロストリジウム（*Clostridium*）属細菌

本菌属細菌はグラム陽性の有芽胞細菌で，酸素の存在下では生育が不可能な嫌気性菌である．タンパク質分解活性が強く，食中毒菌としてはボツリヌス菌（*C.botulinum*），ウェルシュ菌（*C.perfringens*）が知られる．また，破傷風菌（*C.tetani*）も本菌属細菌である．缶詰食品，真空パック食品等の酸素が遮断された食品の腐敗の原因菌となる．

法的な規制としては，食肉製品の成分規格として，特定加熱食肉製品および加熱食肉製品は本菌属細菌数が1,000/g以下とされている．

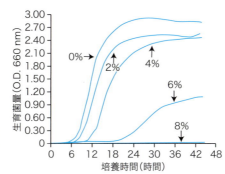

図3-7 *Lactobacillus plantarum* の生育に及ぼす塩化ナトリウム濃度の影響
（普通ブイヨン35℃培養）

d　ミクロコッカス（*Micrococcus*）属細菌

　本菌属細菌はグラム陽性の無芽胞の球菌で，自然界等に分布する．粘質物や色素を産生する種もいる．食肉加工品および鮮魚類の腐敗の原因菌となる．

e　シュードモナス（*Pseudomonas*）属細菌

　本菌属細菌はグラム陰性無芽胞の桿菌で，水，土壌等自然界に広く分布し，蛍光色素生産や石油類を分解するものもある．生育至適温度は25〜30℃にある．低温で生育する種もいる．鮮魚類の腐敗の原因菌となる．

f　ビブリオ（*Vibrio*）属細菌

　本菌属細菌はグラム陰性無芽胞の桿菌で，海水中に分布する水生細菌である．生育至適温度は30℃前後にある．食中毒原因菌として，腸炎ビブリオ（*Vibrio parahaemolyticus*）が知られる．本菌は1〜8%食塩濃度で増殖しやすい好塩細菌である（至適塩濃度2〜3%）．なお，至適条件下では分裂時間が10分ときわめて短い．

g　腸内細菌科（*Family Enterobacteriaceae*）の細菌

　大腸菌（*Escherichia coli*）属，サルモネラ（*Salmonella*）属，赤痢菌（*Shigella*）属，エンテロバクター（*Enterobacter*）属，クレブシエラ（*Klebsiella*）属はいずれも腸内細菌科の細菌である．大腸菌は食品衛生上においては糞便の汚染指標菌として取り扱われている．食品から大腸菌が検出されることは，大腸菌自体が糞便由来という観点から，その食品の大便による直接ないしは間接的な汚染を意味することになる．食品衛生上の大腸菌群は，*E.coli*型，*C.freundii*型および*K.aerogenes*型等に分類される．ヒトや動物の糞便からは*E.coli*型が，土壌や河川等からは*K.aerogenes*型が主として分離される．

h　その他

　コリネバクテリウム（*Corynebacterium*），セラチア（*Serratia*），アクロモバクター（*Achromobacter*），アセトバクター（*Acetobacter*），アルカリゲネス（*Alcaligenes*），エロモナス（*Aeromonas*），フラボバクテリウム（*Frabobacterium*）等の菌種が知られる．

コラム 衛生観念の喪失

　駅の階段や通路，電車の床，歩道等に座っている若者を多くみかける．成人式帰りの振袖姿で駅の階段に腰をおろしている者をみたこともある．20年程前のことだがサンフランシスコからバークレー方面に行く地下鉄（バート）で，ホームに座り込み，読書や勉強する男女の学生を多くみた．いずれ日本もこうなるのかなと当時思っていたが，今現実となった．また，インスタントラーメンを食べながら信号待ちをしている若者もみるが，アイスクリームを食べながら歩くのと同じ感覚なのであろうか．さらに，ペットボトル入りの飲み物をもち歩き，ラッパ飲みし，その飲み残しをまた飲んでいる者をよくみる．一度口をつけた飲み物には相当数の微生物が入り込むものと思われるし，唾液や食べ物のカスも入るであろう．これを気温の高いときにもち歩くことは，細菌の増殖が著しいと思う．マナーはともかくとして，このような行動はきわめて不衛生な状態といえよう．

　また，最近，研修旅行や卒業旅行で東南アジアに出かける高校生や大学生が多いが，帰国後，赤痢患者が出たということをよく聞く．出発にあたって，引率教員からは生ものを食べないように，生水を飲まないように十分注意を受けているはずであるが，守られないようである．

C 油脂の酸敗

1 油脂の酸化

▶ 化学的反応（自動酸化）であり，酸敗，劣化と呼ばれる

　揚げ物に使用した油，魚の干物，ポテトチップ，かりんとう等のスナック菓子を，湿気が多い場所，日光が直接当たる場所，暑い所に包装せず空気にさらして置いた場合や，さらに，長期にわたって保存した場合，その油脂成分が変質し有害な物質を生成する．それは不快な臭いや味を呈し，変色し，商品としての価値を失い経済的損失につながる．原因は油脂成分の不飽和脂肪酸が酸化されて，過酸化物を生じ，さらに，不飽和のヒドロペルオキシド等を生じたものであり，これらの現象を**自動酸化**と呼んでいる．

● 自動酸化

　このように，油脂が酸化され，変質を起こす現象は化学的変化であり，**油脂の酸敗**，**劣化**と呼ぶ（図3-8）．この酸化過程は，反応速度が遅い誘導期間があり，次いで，指数関数的に進行し，反応が停止する．このような，食品の酸化に対しては法律上の規制が設けられている．また，その防止のために酸化防止剤の使用が認められており，対象食品および使用量等が設定されている．

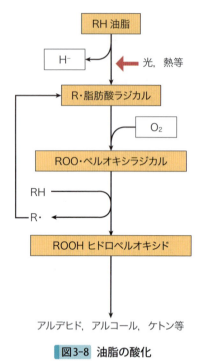

図3-8 油脂の酸化

2 油脂の酸化の原因

▶ 主に空気中の酸素による．温度，水分，pH，金属，光の影響を受ける

　食品中の油脂の酸化が進行する大きな要因としては空気中の酸素がある．さらに，食品の保存温度，水分，pH，金属および光の影響等が挙げられる．

a 酸素の影響
　空気成分の酸素が油脂を劣化させる原因の大きな要素の1つとなっている．酸素が食品成分中の油脂と結合して酸化反応を起こすので，食品と酸素の接触をできるだけ防ぐ必要がある．そのためには，酸化しやすい食品に対しては真空包装，ガス置換包装，脱酸素剤封入包装等の工夫が必要である．また，食品の表面積を小さくし，空気に触れないようにすることも重要である．

b 温度の影響
　油脂および食品の油脂成分の酸化の進行は，温度が高いほど早いので，食品製造時の加熱状態，食品保存時の温度管理は大きな影響を与える．食品の製造過程で油を使用する食品は，その油の品質劣化が進行していないかどうかをチェックする必要がある．使用頻度が多くなれば酸化を促進し，劣化が早く進む．

c 光の影響

　直射日光，照明の蛍光灯等の光線は油の劣化を進行させる．波長が短いほど酸化は強く進行するので，紫外線のほうが赤外線よりも与える影響が強い．したがって，油脂を含む食品を陳列，保存する場合には，紫外線カットフィルムだけでは酸化は抑えられない．アルミ箔等で覆い，完全に光を遮断する．

d 水　　分

　乾燥食品等の場合，その水分含量が油脂の酸化に影響を与える．一般に，表面の水分が空気との接触を妨げるためと考えられている．

e 金属の影響

　銅，鉄，マンガン，ニッケル等の金属と，油脂を含む食品が接触すると，これらの金属が酸化の触媒として作用し，油脂の劣化を進行させる．食品の製造から保存までの過程において，金属と接触するようなことは避ける必要がある．

3 油脂の酸化の判定

▶ 酸価，過酸化物価等の測定が行われている

　油脂の酸敗の程度の判定には，化学的な方法として，酸価，過酸化物価，ヨウ素価等の測定が行われる．

a 酸価（acid value，AV）

　油脂1g中に含まれている遊離脂肪酸量を中和するのに必要な水酸化カリウム（KOH）のミリグラム数で表したものである．天ぷら等の揚げ油の劣化判定の指標として測定される．一般に，油脂の変質が進行すると，グリセリン脂肪エステルの分解が進んで，各種の遊離脂肪酸が生成される．正常の植物性油脂のAVは0.1 ～ 0.7，動物性の油脂のAVは0.5 ～ 2.5である．

b 過酸化物価（peroxide value，POV）の測定

　油脂から生成された過酸化物を，ヨウ化カリウムと反応させ，生成した遊離ヨウ素をチオ硫酸ナトリウムで滴定して，油脂1kg中のミリグラム当量で表したものである．食用の可否判断の目安の値は3である．POVは変敗の初期に増加するが，二次生成物に変化するため減少する．食用油には動物由来と植物由来のものがあるが，植物油のほうが不飽和脂肪酸が多いので酸化しやすい．

　即席麺類と油脂で処理した菓子については規格基準が設定されている（**表3-9**）．

46　3. 食品の変質

表3-9 即席麺類と油脂処理した菓子の規格基準

区分		規格基準	備考
即席麺類	成分規格 保存基準	含有油脂：AV が 3 以下，または POV が 30 以下 直射日光を避けて保存	麺を油脂で処理したものに限る
油脂で処理 した菓子 （指導要領）	製品の管理	製品中に含まれる油脂の AV が 3 を超え，かつ POV が 30 を超えないこと 製品中に含まれる油脂の AV が 5 を超え，または POV が 50 を超えないこと	製造過程において油脂で揚げ，炒め る，吹き付ける，または塗布する等 の処理を施した菓子をいう．粗脂肪と して 10％（W/W）以上を含むもの

c チオバルビツール酸価（thiobarbituric acid value, TBA）

　油脂の変敗の二次酸化によって生じたカルボニル化合物を，チオバルビ
ツール酸と反応させ，生成した赤色色素を比色定量して測定される．油脂の
酸化に伴い上昇する．

d カルボニル価（carbonyl value, CA）

　油脂1kg中に含まれるカルボニル化合物をミリグラム当量数で表したも
のである．油脂の変敗の進行に伴い生成したヒドロペルオキシドは，さらに
酸化すると，カルボニル化合物のアルデヒドやケトンを生成するため，カル
ボニル価は上昇する．油脂酸化の指標として用いられる．

4 トランス型不飽和脂肪酸 （p.186参照）

▶ 心疾患の危険因子であり，摂取量に注意が必要である

　不飽和脂肪酸の二重結合のほとんどはシス型といわれるが，水素が炭素の
反対側につくトランス型の構造をもつものがある．このうち，健康への影響
が考えられるのが摂取量の多いとされる部分水素添加油脂中のトランス脂肪
酸である．この主な成分はオレイン酸のトランス型異性体であるエライジン
酸であり，この多量摂取がLDLコレステロール値を上昇，HDLコレステ
ロール値を低下させ，心疾患の危険因子となると考えられる．WHO（世界
保健機関）とFAO（国際連合食糧農業機関）は1日当たりの総エネルギー
摂取量の1％未満をトランス脂肪酸の摂取目安とした指針を発表している．
2018年，WHOは，加工食品を製造するときにできるトランス脂肪酸を減ら
すための行動計画を公表し，各国政府に対し，2023年までに加工食品を製
造するときにできるトランス脂肪酸を減らすよう呼びかけた．

　日本人のトランス脂肪酸摂取量は，1日当たりのエネルギー摂取量の0.3％
程度（内閣府，食品安全委員会報告）と少ないが，脂質摂取量には個人差が
あるので，脂質を多くとることには注意が必要である．なお，「日本人の食
事摂取基準（2025年版）」では，「日本人においてもトランス脂肪酸の摂取
量は1％エネルギー未満に留めることが望ましく，1％エネルギー未満でも
できるだけ低く留めることが望ましいと考えられる」と記されている．また，

2015年4月1日に食品表示法が施行された．これは食品衛生法，JAS法および健康増進法の食品表示に関する規定を統合したものである．この新しい食品表示制度においては，食品中のトランス脂肪酸について，表示の義務や含有量に関する基準値は設定されていない．

a トランス脂肪酸の定義

本指針によるトランス脂肪酸の定義は，コーデックス委員会において採択されたものと同様に「少なくとも1つ以上のメチレン基で隔てられたトランス型の非共役炭素−炭素二重結合をもつ単価不飽和脂肪酸および多価不飽和脂肪酸のすべての幾何異性体」としている．

b トランス脂肪酸が含まれる主な食品

マーガリン，ファットスプレッド，ショートニング，これらを用いたパン，ケーキ，ドーナツ等の菓子類，また，高温処理した植物油にも微量含まれている．さらに，反芻動物の第1胃に多量の微生物が存在するが，その微生物によってトランス脂肪酸がつくられる．牛肉，羊肉，牛乳，乳製品に微量のトランス脂肪酸が含まれる．

c トランス脂肪酸の食品表示

トランス脂肪酸の含有量を表示する場合は，栄養表示基準に定める一般表示事項に加え，飽和脂肪酸およびコレステロールの含有量を表示する．その名称は「トランス脂肪酸」とし，他の栄養成分と同様に枠内に表示する．

単位は，100 gもしくは100 mLまたは，1食分，1包装その他の1単位当たりの含有量を一定の値により記載し，単位はグラム（g）とする．認められる誤差範囲はプラス20％とする．0 gと表示できるのは，原則としてトランス脂肪酸が含まれない場合に限られるが，食品100 g当たり（清涼飲料水等にあっては100 mL当たり）のトランス脂肪酸含有量が0.3 g未満である場合には，0 gと表示しても差し支えない．

含まない旨の表示は，食品100 g当たり（清涼飲料水等にあっては100 mL当たり）のトランス脂肪酸含有量が0.3 g未満である場合，および食品100 g当たりの飽和脂肪酸量が1.5 g（清涼飲料水等にあっては100 mL当たりの飽和脂肪酸の量が0.75 g）未満，または当該食品の熱量のうち，飽和脂肪酸に由来するものが当該食品の熱量の10％未満である場合には，「無」「ゼロ」「ノン」「フリー」，その他これに類する表示ができる．

D 食品の変質の防止法

食品の変質防止のためには，食品中の微生物の生育を阻止することおよび食品の酸化を防止すること等が必要である．その方法としては冷蔵・冷凍，塩蔵や砂糖漬，紫外線による殺菌，食品添加物の利用などがある．これらの

48 3. 食品の変質

方法は食品の種類, 形状, 成分および法的な規制等によって異なる. 食品の特性を損なわないような, 適切な変質防止方法でなくてはならない.

1 冷蔵・冷凍法

▶ 低温保存には冷蔵・冷凍保存のほか, チルド保存等がある

中温性細菌は10℃以下の培養では, 増殖が著しく阻害されるが, 低温性細菌の場合は同温度では数日で増殖を開始する. 野菜類, 鮮魚介類には土壌, 河川や海水由来の低温性細菌等が付着しているため, 冷蔵庫等での低温保存においても食品の品質劣化は進行する.

食品を0～10℃で保存することを**冷蔵**保存, 食品を氷結点以下の温度で保存することを**冷凍**保存と呼ぶ. 鮮度保持を目的として冷蔵するために, できるだけ低温のほうが望ましく, 凍結することはさらに保存効果が高くなる. しかしその場合, 最大氷結晶生成帯（-1～-5℃）をできるだけ早く通過させることが必要である. それによって, 食品細胞の損傷が防げて, ドリップが少なくて済み, 味を落とさないで済む. 急速冷凍で30分以内に最大氷結晶生成帯を通過させることが重要である.

●冷蔵
●冷凍

野菜類は細胞が生きているため, 冷蔵庫に入れる場合は, 野菜室で保存することによって細胞の活性化を抑制し, 鮮度の保持ができる. なお, カット野菜は鮮度が落ちやすいので, 冷蔵保存する必要がある. バナナ, キウイ, パイナップル等は常温で保存するほうがよい. 冷蔵庫の温度は, 開閉による温度の上昇を考慮すると5℃前後が望ましい. 食品汚染微生物は, この温度では生育する可能性があるので, 冷蔵庫は食品を長期間保存する場所ではない.

食品衛生法で保存基準が決められている食品では冷蔵とは10℃以下で保存, 冷凍とは-15℃以下で保存と温度帯を決めている. また, JAS法で保存基準が決められている食品では, 冷蔵とは10℃以下で保存, 冷凍とは-15℃以下で保存, チルドとは5℃以下で保存とされている. さらに, 日本工業規格（JIS）ではチルドは0℃, 氷温は-1℃, パーシャルは-3℃近辺を指す.

食品が凍り始める直前の温度帯をチルドといい, 食肉や魚等の生鮮食品, 発酵食品, 乳製品の保存に適する.

冷蔵庫には**表3-10**に示すような機能がある機種が多い.

2 乾燥法（脱水法）

▶ 自然乾燥法と人工乾燥法がある

微生物の種類によって水分要求量は異なる. 一般に, カビ・酵母は水分量が少なくても生育可能であるが, 細菌はその生育にとって多くの水分量を必

D. 食品の変質の防止法　49

表3-10 冷蔵庫の機能

温度等	保存形態	食品
5℃前後	冷蔵	一般食品
0℃前後	チルド	刺身の保存等
−5℃	ソフトフリージング (パーシャルフリージング)	切り身, 干物
−18℃	冷凍	冷凍食品
野菜保存	冷蔵	野菜類

要とする. 水と微生物の生育との関係は水分活性で説明できる (p.36, 水分活性の項を参照).

　乾燥法には, 天日および陰干し等による自然乾燥法 (魚の干物, 干し柿等の製造に用いられる), および人工乾燥法 (減圧, 凍結等) の方法がある.

3 塩蔵・砂糖漬

▶ 耐塩性・好塩性および好浸透圧性微生物の存在には注意が必要である

　高濃度の食塩や砂糖で食品を漬け込むことは保存性を高める. これは食塩および砂糖の添加によって, 微生物の利用できる自由水を奪うこと (水分活性の低下), 浸透圧を高めることにより, 微生物の生育を抑制しているのである. これが, 古くから経験的に行われてきた**塩蔵**や砂糖漬 (**糖蔵**) である. 一般に5％食塩濃度を超えると微生物の生育は抑制される. しかし, 腸炎ビブリオのように, 1〜8％食塩濃度で生育する好塩性細菌も存在する. また, 黄色ブドウ球菌のように10％食塩濃度でも生育の認められる耐塩性細菌も存在する. さらに, 自然環境から分離頻度の高いバシラス属細菌も耐塩性を有するものがある. 増殖に15％以上の食塩が必要な好塩性微生物や好浸透圧微生物も存在する.

●塩蔵
●糖蔵

4 燻煙法

▶ 殺菌とともに風味付けの効果もある

　食肉加工製品や魚類加工食品製造等の際に用いられる. これは, サクラ, ナラ, クヌギ等の木で燻すことによって, 煙のなかに含まれる各種アルデヒド類やフェノール類, 有機酸類, アルコール類等を肉の内部に吸収させ, 殺菌するものである. なお, 同時に風味付けの効果もある.

5 加熱法

▶ 食品別に様々な加熱条件がある

　加熱することによって微生物を殺菌し，食品の変質を防止することである．しかし，食品中の微生物，とくにバシラス属やクロストリジウム属のような有芽胞細菌を殺菌するには，121℃以上で，最低15分以上の時間が必要である．以下に，身近な食品である牛乳，缶詰食品および食肉製品について加熱の条件等を挙げる．

a 牛　乳
　牛乳の殺菌は以下のような方法で行われている．
①低温殺菌（low temperature long time, LTLT）：63～65℃，30分間の加熱処理であり，この条件ではすべての微生物を死滅させるには不十分である．主な目的は原乳に存在する病原微生物を殺菌することにある．
②高温短時間殺菌（high temperature short time, HTST）：72℃以上，15秒間以上加熱処理する方法である．低温殺菌と同様な熱効果を有する．
③超高温殺菌（ultra-high temperature time, UHT）：120～130℃，2～3秒間加熱処理する方法である．
④**LL牛乳**（long life milk）：130～150℃，数秒間加熱処理した牛乳を滅菌したカートン紙容器に無菌的に充填したものである．本処理によって，常温においても長期間保存可能なため，災害時の重要な食料としても適している．

●LL牛乳

b 缶詰食品
　缶詰食品の殺菌は，食品の酸性度によって異なっている．第1群のpH5.3以上の非酸性および第2群のpH5.3～4.5の弱酸性食品は，120℃以上の高温で行う．また，第3群のトマト製品等および第4群のみかん等の酸性および強酸性食品は，100℃以下の温度で行うことになっている．なお，缶詰食品の変質の原因は，クロストリジウム属細菌等の嫌気性菌による場合が多い．検査は打缶棒で叩いて，なかにガスがあるか等を判定して行う．

c 食肉製品
　食肉製品には成分規格の一般規格として，亜硝酸根0.070 g/kg以下，個別規格として，乾燥食肉製品では水分活性0.87未満，*E. coli*陰性（0.1 g×5中，EC培地法），さらに非加熱食肉製品では，サルモネラ属菌，黄色ブドウ球菌等の細菌学的な基準が設定されている．また，保存基準としては，加熱食肉製品には10℃以下で保存することが定められている．ただし，「気密性の容器包装に充填した後，製品の中心部の温度を120℃で4分間加熱する方法またはこれと同等以上の効力を有する方法により殺菌したものにあっては，この限りではない」とある．

6 紫外線

▶ 水のほか，空気，まな板等の殺菌にも使用される

　波長260nm付近が最も殺菌作用が強い（図3-9）．紫外線による殺菌は食品の表面のみであり，深部には効果がない．したがって，食品にはあまり使用されないが，水の殺菌には利用される．紫外線は調理室の空気，まな板等の調理器具の殺菌に使用される．紫外線の殺菌効果は微生物によっても異なり，グラム陽性の有芽胞菌やカビは抵抗性をもつ．

7 放射線（第10章参照）

▶ わが国では，ジャガイモの発芽防止に使用される

　食品一般の規格基準の保存基準には，「食品保存の目的で，食品に放射線を照射しないこと」とある．食品では，ジャガイモの加工基準として，発芽防止の目的で放射線を照射することが認められている．しかし，その方法はコバルト60のγ線，ジャガイモの吸収線量は150Gy以下，さらに，照射加工したジャガイモには再照射しないことと決められている．

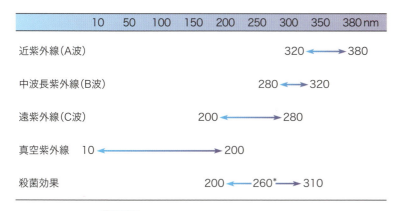

図3-9 紫外線（10～380 nm）の波長

＊最も強い殺菌効果．

〔角野 猛：栄養・健康科学シリーズ　食品衛生学，第3版，谷村顕雄ほか（編），南江堂，2003より引用〕

コラム　食品への放射線照射

　放射線の種類はα線，β線，γ線，X線，中性子線がある．これらの放射線のうちγ線の照射が日本では1972年にジャガイモに許可され，その2年後から実用化が始まった．食品への照射の目的としては発芽防止，殺虫，殺菌，滅菌等がある．放射線照射は食品の温度が上がらないため，生鮮食品や冷凍食品の処理が可能であること，薬剤の使用による残留毒性や環境汚染の問題がないこと，食品の内部まで均一に処理することが可能であること，密封包装後の処理が可能であること等のメリットがあるが，コストが高い，食品によって向き・不向きがある，放射線というイメージが悪い等のデメリットがある．

　世界各国の食品照射の実用化状況をみると，2017年の処理量はアジアで多く，中国では55万トン，ベトナムでは11万トンとなっている．日本では最高時2万トンを超えていたが，徐々に減少し0.5万トンとなっている．

　1979年，米国ペンシルベニア州のスリーマイル島原子力発電所の原子力事故，1986年旧ソ連のチェルノブイリ原子力発電所事故，そして，2011年3月11日の東北地方太平洋沖地震による地震と津波の影響による東京電力福島第一原子力発電所で発生した炉心溶融で，一連の放射性物質の放出を伴った原子力事故は，多くの食品汚染や環境汚染を生じ，食品の放射能汚染の怖さを身にしみて感じさせることとなった．

　放射線の食品への有効利用と食品の放射能汚染の脅威が一緒に考えられてしまうところに怖さがある．

8 食品添加物

▶ 保存料，防カビ剤，殺菌料，酸化防止剤等がある

　食品添加物として指定添加物，既存添加物，天然香料，一般飲食物添加物がそれぞれ指定されている．これらのうち，食品の保存目的では保存料，防カビ剤，殺菌料および酸化防止剤等が指定されている．具体的な品目等は，第7章を参照．

9 真空包装

▶ 好気性微生物の生育を抑制する

　食品を減圧等の条件で，プラスチック容器等に密封包装するもので，好気性の微生物の生育を抑制することを目的とする．また，容器内に脱酸素剤を封入して容器内の酸素を吸収，除去する方法がとられている．

コラム 七竈（ナナカマド）

　ナナカマドは山野に自生する樹木で，秋になると紅葉し，ナンテン，ピラカンサスと同様に赤い実をつける．

　ナナカマド（七竈）は文字通り，7回かまどに入れても燃えにくいということから名前が付いたとされる．ナナカマドの実の成分にはソルビン酸が含まれていることが知られる．ちなみに，学名は *Sorbus commixta* である．ソルビン酸は食品添加物の保存料として魚肉練り製品，漬物，ジャム等の多くの食品に使用が認められている．ソルビン酸のADI（一日摂取許容量）は12.5〜25 mg/kgである．したがって，体重50 kgの人のADIは625〜1,325 mgであり，きわめて安全性の高いものと考えられる．

　日本では昔は漬物にナナカマドの枝を入れて保存性を高めていたとのことである．当時は科学的根拠は不明であったろうが，生活の知恵として利用されていたのである．

コラム 東日本大震災における原発事故

　東日本大震災は2011年3月11日の午後発生し，東北地方を中心に大きな被害に見舞われた．とくに，沿岸地域では大津波により膨大な人的被害があり，さらに，原子力発電所の壊滅的損壊が起きて一帯は放射能により汚染された．ここでは，福島県内の放射能汚染関連について食品の安全・安心の面から記してみたいと思う．

　2011年の原発事故による放射能汚染は福島県内外にみられる．福島県では農林水産物のモニタリング検査，米の全量全袋検査，肉牛の全頭検査，自家消費野菜の検査を徹底して行っている．また，家庭で収穫された柿，イチジク等の検査も持ち込みで行うことができる．

　一般食品の放射性セシウムの基準値は日本では100ベクレル/kgであるが，この値はEU，米国，コーデックス基準値よりも厳しい値をとっており，基準値を超過したものは出荷できないことになっている．ちなみに，ある一般家庭に実った柿の放射性セシウムは検出限界以下であった．

　消費者庁の「風評被害に関する消費者意識の実態調査（第17回）」（2024年2月実施）によると，食品の購入に際して食品の産地を「気にする」または「どちらかといえば気にする」と回答した人の合計は57.1％，その理由として最も多いのは「産地によって品質（味）が異なるから」で25.2％，「放射性物質の含まれていない食品を買いたいから」と回答した人は9.3％であった．なお，食品中の放射性物質を気にする人のうち，福島県産品の購入をためらう人は4.9％であった．

　原発事故による放射性物質による食品汚染は日本では未体験のことであり，人体への影響についての不安感・不信感は依然として根深い問題となっているが，とくに栄養士，管理栄養士として食の専門家を目指す方々には食の安全に関する正しい知識と客観的な判断が求められる．

E 鮮度・腐敗・酸敗の判定法

食品に付着または内部に侵入した微生物は，食品の水分，栄養素等を利用して増殖を続けると，食品成分は分解され，様々な代謝産物を生成する．食品中の代謝産物の量を官能検査および化学的検査によって測定し，一定値以上を鮮度の劣化したものと判断する．

1 生菌数の測定

▶ **食品中の生菌数が10^7/g以上になると初期腐敗段階とされる**

日常口にする食品には無菌な食品はほとんどみられない．食品中には生存している細菌とすでに死滅している細菌が混在する．これらの数が多いことはその食品は衛生細菌学的に良好とはいえない．生菌数（食品中の生存している細菌数）を測定することで，食品の鮮度の判定を行う．液体食品の場合は1 mL，固形食品の場合は1 g中の菌数として表す．一般に，食品中の生菌数が10^7/g以上になると**初期腐敗**の段階に入ったといえる．なお，食材の衛生的な取り扱いがなされなかった場合は，製造直後の食品でもこの程度の生菌数が検出される場合がある．**表3-11**には市販弁当の飯と惣菜の生菌数を示した．初期腐敗の判定法としては，臭気や外観等の変化を検査する官能検査，pHの測定，および以下の方法がある．

2 揮発性塩基窒素（volatile basic nitrogen, VBN）量の測定

▶ **VBN 15〜20 mg%が新鮮な魚の目安となる**

魚肉や食肉のタンパク質は，時間の経過とともに自己消化や微生物の産生する酵素によって，ペプチド，アミノ酸に分解される．さらに，分解が進むとアンモニア態窒素や揮発性アミンが生成される．したがって，生成されたVBNの量によって鮮度を判定することができる．なお，VBNは魚の種類，部位によっても異なるので注意が必要である．とくに，サメやエイは，元来

表3-11 市販弁当の生菌数

食品名	生菌数(g)	食品名	生菌数(g)
飯	$10^2 \sim 10^3$	シュウマイ	$10^0 \sim 10^2$
卵	$10^2 \sim 10^3$	キャベツ	$10^3 \sim 10^4$
コロッケ	$10^0 \sim 10^2$	キンピラゴボウ	$10^0 \sim 10^2$
フライ	$10^0 \sim 10^2$	スパゲッティ	$10^0 \sim 10^2$
天ぷら(野菜)	$10^0 \sim 10^2$	佃煮	$10^0 \sim 10^2$
煮物	$10^2 \sim 10^3$	漬物	$10^2 \sim 10^3$

尿素含有量が多く，鮮度がよくてもアンモニアが検出される場合は適用できない．新鮮な魚のVBN量は，15～20 mg%である．鮮度判定目安は，5～10 mg%（とくに鮮度のよい魚肉），30～40 mg%（初期腐敗の魚肉），50 mg%以上（腐敗した魚肉）である．

3 K値

▶ K値15～35%が新鮮な魚の目安となる

K値とは，魚の活きのよさを示す生鮮度判定恒数である．魚の死後硬直に関与するATP（アデノシン三リン酸）は，ADP（アデノシン二リン酸），AMP（アデノシン一リン酸），イノシン酸（IMP），ヒポキサンチン（Hx）に分解される．このことから，新鮮な魚肉はATP，ADP等が多いが，鮮度が落ちてくると，イノシン酸〔さらに分解してイノシン（HxR）〕，Hxが増加してくる．

K値は以下の式で示される

$$K値 = \frac{HxR + Hx}{ATP + ADP + AMP + IMP + HxR + Hx} \times 100$$

新鮮な魚は15～35%で刺身等の生食用には20%以下，調理加工用の魚は20～60%であり，60%以上は初期腐敗と判定される．

4 トリメチルアミン（TMA）量

▶ TMA 4～5 mg/100 gで鮮度が落ちたと評価できる

魚介類の鮮度判定の方法として，TMA量を測定する方法がある．これは魚介類中に含まれるトリメチルアミンオキシドが，TMAに変わることを利用した指標で，微生物のもつ還元酵素の働きによるものである．TMA量が4～5 mg/100 gになると鮮度が落ちたと判定される．

5 水素イオン濃度（pH）

▶ 食肉，魚肉は鮮度が落ちると一度pHが低下する

食肉や魚肉のようなタンパク質性の食品は微生物が増殖し鮮度が落ちると，生成された有機酸によってpHは一度低下する．しかし，時間の経過とともに，アンモニア等の生成によって上昇し，アルカリ性を示すようになる．なお，豆腐やサラダ等は生菌数の増加とともにpHは低下する．**図3-10**には10℃で保存した豆腐の生菌数とpHの関係を示した．

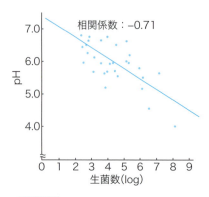

図3-10 豆腐の生菌数とpHの関係

 コラム 茄子（ナス）の成分

　「一富士，二鷹，三茄子」ということわざがある．初夢にみる縁起のよいものとされる．一は富士山，二は愛宕山を指す．三の茄子は野菜であるが，初茄子は値段が高いからである．また，「秋茄子は嫁に食わすな」のことわざがあるが，文字通りにとると「秋茄子は美味しいので嫁にやるな」という，嫁いびりの故事とされるが，反対に「茄子は体を冷やし，種が少ないので，子宝に恵まれない」という意味もある．茄子は色から分けると黒茄子，白茄子，青茄子が，形や大きさから分けると卵型茄子，中長茄子，長茄子，米茄子，山丸茄子，丸茄子，大長茄子等，様々である．今，各地で伝統野菜が地域起こし等の目的で使われている．ある地域の伝統野菜の1つである茄子について遊離アミノ酸組成の分析では，この茄子には多量のγ-アミノ酪酸が検出された．γ-アミノ酪酸は血圧降下作用や精神安定作用が知られる機能性物質である．茄子やトマトはγ-アミノ酪酸が多いことが知られるが，この茄子では一般的な茄子の1.5倍以上の量が認められ，本特徴を活かした料理法，加工法が検討されている．

練習問題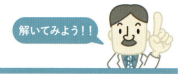

以下の問題について，正しいものには○，誤っているものには×をつけなさい．

- **Q1** 運動性の細菌はペプチドグリカンでできた鞭毛をもっている．
- **Q2** 微生物による食品変化のうち，細菌によるものを腐敗といい，乳酸菌や酵母によるものを発酵という．
- **Q3** サルモネラ菌による食中毒の原因食品は，主に魚卵およびその加工品である．
- **Q4** ボツリヌス菌は，偏性嫌気性のグラム陽性芽胞形成細菌である．
- **Q5** 高温性細菌の増殖至適温度は30℃である．
- **Q6** カビは，0℃以下でも増殖する．
- **Q7** 好気性菌は，生育に酸素が必要である．
- **Q8** 微好気性菌は，酸素の有無に関係なく生育できる．
- **Q9** 通性嫌気性菌は，酸素が3〜15%でよく生育する．
- **Q10** 食品に含まれる水分のうち微生物が利用できるのは自由水である．
- **Q11** 食品のpHを5.0にすると細菌は死滅する．
- **Q12** pHの低下を利用して保存効果を高めるが，同じpHの場合は無機酸よりも有機酸のほうが保存効果は高い．
- **Q13** 水分活性の低下は，微生物による腐敗を促進する．
- **Q14** 水分活性が0.5以下でも一般細菌は増殖する．
- **Q15** 細菌の増殖曲線は，誘導期，対数期（対数増殖期），定常期，死滅期の4段階よりなる．
- **Q16** 細菌によってヒスチジンからヒスタミンが生成する反応は脱炭酸反応である．
- **Q17** 食品の腐敗に偏性嫌気性菌のクロストリジウム属細菌は関係しない．
- **Q18** バシラス属細菌は，10%の食塩濃度で死滅しない．
- **Q19** 腸炎ビブリオは水生微生物であり，夏季（7〜9月）には淡水中で活発に増殖する．
- **Q20** 腸炎ビブリオは，食塩濃度が1〜8%で良好に生育する好塩細菌である．
- **Q21** 多価不飽和脂肪酸は，飽和脂肪酸よりも自動酸化が進行しにくい．
- **Q22** 過酸化脂質は，分解されるとアルデヒドやケトンを生じる．

Q23 油脂の酸化は，光や金属で促進される．

Q24 過酸化物価は，油脂の酸化における初期の指標となる．

Q25 油脂の酸敗が進行すると，カルボニル価は大きくなる．

Q26 トランス脂肪酸の摂取量が多いと LDL コレステロール値を上昇させ，心疾患の危険因子となると考えられている．

Q27 コーデックス委員会では，共役トランス型結合を 1 個以上もつ不飽和脂肪酸と定義している．

Q28 冷蔵法では，保存性が低下する野菜類がある．

Q29 食品衛生法では，冷凍食品の保存基準は－15℃以下と規定されている．

Q30 食品を氷結晶生成帯（－1～－5℃）以下に凍結すれば，微生物の増殖は抑制されるが，死滅するとは限らない．

Q31 乾燥，塩漬け，砂糖漬けは食品の水分活性を低下させ，微生物の生育を抑制することができる．

Q32 燻煙は，食品の脱水・乾燥だけでなく，煙に含まれるアルデヒド類等の化学物質の防腐作用を利用した食品の保存方法である．

Q33 LL 牛乳は，超高温殺菌法で製造される．

Q34 紫外線の 260 nm 付近の照射では，食品の内部まで殺菌できる．

Q35 α 線の透過力は，γ 線の透過力よりも強い．

Q36 ジャガイモの発芽抑制のためにコバルト 60 の使用が認められている．

Q37 ガス置換による保存・貯蔵では，空気を酸素に置換する．

Q38 食品容器内を真空にする保存方法は，酸素が除去されているため好気性菌の増殖抑制には効果があるが，ボツリヌス菌の増殖抑制には効果がない．

Q39 脱酸素剤は，嫌気性菌の増殖抑制に有効である．

Q40 エリソルビン酸は，細菌の増殖抑制の目的で添加される．

Q41 細菌数は一般に，食品 1 g 中の細菌数が 10^7 になると初期腐敗といわれている．

Q42 揮発性塩基窒素は，タンパク質の変質が進行すると減少する．

Q43 食品中の K 値の測定は，主に植物性食品の鮮度の指標に用いられる．

Q44 K 値は，ATP の分解物を定量して求める．

Q45 細菌の還元酵素によって生成されるトリメチルアミンは，魚臭（魚肉の生臭さ）の原因物質である．

4 食中毒

Ⓐ 食中毒とは

1 食中毒の定義

▶ 食中毒とは飲食に起因する健康被害である

食中毒とは，「**飲食に起因する健康被害**」のことで，一般的には，有毒・有害物質を含む食品を摂食することにより，嘔吐，腹痛，下痢，時に発熱等を伴う，急性または亜急性の胃腸炎，神経症状とされている．食中毒の原因となる病因物質には細菌，ウイルス，化学物質，自然毒，寄生虫があり，食中毒事件数の半数が，細菌やウイルスを合わせた微生物によるものである．

食中毒は，飲食に起因するすべての健康障害を含んでいるのではない．栄養失調，消化不良，食品中に混入した鉱物・金属等の異物による物理的障害，農薬や食品添加物，発がん性物質等の微量摂取による慢性疾患等は食中毒として扱われない．また，食品が媒介しない消化器系伝染病や寄生虫等も食中毒として扱われない．

2 食中毒の病因物質

表4-1に，食品衛生法施行規則に示されている27種類の食中毒病因物質を示した．キノコは植物ではない（生物学上は菌類）が，毒キノコによる食中毒は植物性自然毒に，また腐敗細菌により生成されたヒスタミンが原因となるアレルギー様食中毒は化学物質による食中毒に分類される．

3 食中毒統計調査

食中毒統計調査は，食中毒患者ならびにその死者の発生状況を的確に把握するために行われており，食品衛生対策を講じるうえで重要である．厚生労働省は，医師から届け出られた食中毒患者・その疑いがある者，死者を対象とし，当該年の1月から12月までに発病した者を集計し，その結果を日本の食中毒統計として毎年公表している．調査の概要は，食品衛生法により規定されている．

60　4. 食中毒

表4-1　食中毒病因物質の分類

微生物	細菌	1	サルモネラ属菌
		2	ブドウ球菌
		3	ボツリヌス菌
		4	腸炎ビブリオ
		5	腸管出血性大腸菌
		6	その他の病原大腸菌
		7	ウェルシュ菌
		8	セレウス菌
		9	エルシニア・エンテロコリチカ
		10	カンピロバクター・ジェジュニ／コリ
		11	ナグビブリオ
		12	コレラ菌
		13	赤痢菌
		14	チフス菌
		15	パラチフスA菌
		16	その他の細菌：エロモナス・ヒドロフィラ，エロモナス・ソブリア，プレシオモナス・シゲロイデス，ビブリオ・フルビアリス，リステリア・モノサイトゲネス等
	ウイルス	17	ノロウイルス
		18	その他のウイルス：A型肝炎ウイルス等
寄生虫		19	クドア
		20	サルコシスティス
		21	アニサキス
		22	その他の寄生虫：クリプトスポリジウム，サイクロスポラ等
化学物質		23	化学物質：メタノール，ヒスタミン，ヒ素，鉛，カドミウム，銅，アンチモン等の無機質，ヒ素石灰等の無機化合物，有機水銀，ホルマリン，パラチオン等
自然毒		24	植物性自然毒：麦角成分（エルゴタミン），ばれいしょ芽毒生物（ソラニン），生銀杏および生梅の有毒成分（シアン），彼岸花有毒成分（リコリン），毒うつぎ成分（コイアミルチン，ツチン），朝鮮朝顔成分（アトロピン，ヒヨスチアミン，スコポラミン），トリカブトおよびヤマトリカブトの毒成分（アコニチン），毒キノコの毒成分（ムスカリン，アマニチン，ファリン，ランプテロール等），ヤマゴボウの根毒成分（フィトラッカトキシン），ヒルガオ科植物種子（ファルビチン），その他の植物に自然に含まれる毒成分
		25	動物性自然毒：フグ毒（テトロドトキシン），シガテラ毒，麻痺性貝毒（PSP），下痢性貝毒（DSP），テトラミン，神経性貝毒（NSP），ドウモイ酸，その他の動物に自然に含まれる毒成分
その他		26	
不明		27	不明

4 食中毒の届出

▶ **食中毒と診断した医師は，ただちに保健所長に届出しなければならない**

　食品衛生法第58条には，「食品，添加物，器具若しくは容器包装に起因して中毒若しくはその疑いがある者を診断し，又はその死体を検案した医師は，直ちに最寄りの保健所長にその旨を届け出なければならない」とある．この条項は，食中毒患者およびその疑いがある者を診断した**医師は**，24時間以内に最寄りの**保健所長へ届出を行う義務がある**ことを規定している．

　同法第58条には「保健所長は，前項の届出をうけたときその他食中毒患者等が発生していると認められるときは，速やかに都道府県知事等に報告する」とある．これは，医師からの届出を受理した保健所は，食中毒事件票を

作成し，速やかに都道府県知事に報告することを意味している．さらに「都道府県知事は，前項の規定による報告を受けたときは，政令の定めるところにより，厚生労働大臣に報告しなければならない」とある．

以上の経路にしたがって報告された食中毒事件のデータが，最終的に厚生労働省健康・生活衛生局食品監視安全課に集約され，日本の統計が作成されるのである．

B 食中毒の発生状況

1 食中毒統計作成

厚生労働省は，都道府県から出された「食中毒事件調査結果報告書」を取りまとめて食中毒統計として公表している．この食中毒統計は，厚生労働省ホームページ上の食中毒統計資料として随時みることができる．資料は，都道府県別，月別，原因食品別，病因物質別，および施設別につくられており，区分別に事件数，患者数および死者数をみることができる．

食中毒統計は，医師の届出のあった事例についてのみ集計されるため，医師が食中毒と診断しない場合や，患者が病院にかからない場合等を含めると，実際の食中毒事件数および患者数は，統計に表れる数よりはるかに多いと考えられる．

2 年次別発生状況

▶ 食中毒発生件数は，2009年以降，1,000件前後で推移している

年次別食中毒発生状況を**表4-2**に示した．この表から，わが国における食中毒発生状況は，1995年，1996年を境に大きな変化があることがわかる．

a 食中毒事件数

1950年代半ばから1960年代半ばまでの約10年間は，食中毒事件数が2,000件前後であったが，これ以降は漸次減少し，1960年代半ばから1985年までの20年間ほどは1,000件強で推移した．その後はさらに少しずつ減少がみられ，500件強の年が2ヵ年記録される等，1986年から1995年までの10年間の事件数は年間1,000件以下であった．

1996年になると10年ぶりに事件数が1,000件を超え，前年に比べると，1.74倍に跳ね上がった．これは，この年に起きた**腸管出血性大腸菌**（**O157**：H7）による集団食中毒事件の影響が大きいと推測できる．実際的な増加のほかに，食中毒に対する社会の関心が高まったことにより届出件数が増加したためと考えられる．

1997年，1998年の事件数はさらに増加し，1998年においては3,000件を突

表4-2 年次別食中毒発生状況 （1956 〜 2023年）

年次		事件数（件）	患者数（人）	死者数（人）	1事件当たりの患者数（人）	年次		事件数（件）	患者数（人）	死者数（人）	1事件当たりの患者数（人）
1956	S31	1,665	28,286	271	17.0	1994	H6	830	35,735	2	43.1
1958	S33	1,911	31,056	332	16.3	1995	H7	699	26,325	5	37.7
1960	S35	1,877	37,253	218	19.8	1996	H8	1,217	46,327	15	38.1
1962	S37	1,916	38,166	167	19.9	1997	H9	1,960	39,989	8	20.4
1964	S39	2,037	41,638	146	20.4	1998	H10	3,010	46,179	9	15.3
1966	S41	1,400	31,204	117	22.3	1999	H11	2,697	35,214	7	13.1
1968	S43	1,093	33,041	94	30.2	2000	H12	2,247	43,307	4	19.3
1970	S45	1,133	32,516	63	28.7	2001	H13	1,928	25,862	4	13.4
1972	S47	1,405	37,216	37	26.5	2002	H14	1,850	27,629	18	14.9
1973	S48	1,201	36,832	39	30.7	2003	H15	1,585	29,355	6	18.5
1974	S49	1,202	25,986	48	21.6	2004	H16	1,666	28,175	5	16.9
1975	S50	1,783	45,277	52	25.4	2005	H17	1,545	27,019	7	17.5
1976	S51	831	20,933	26	25.2	2006	H18	1,491	39,026	6	26.2
1977	S52	1,276	33,188	30	26.0	2007	H19	1,289	33,477	7	26.0
1978	S53	1,271	30,547	40	24.0	2008	H20	1,369	24,303	4	17.8
1979	S54	1,168	30,161	22	25.8	2009	H21	1,048	20,249	0	19.3
1980	S55	1,001	32,737	23	32.7	2010	H22	1,254	25,972	0	20.7
1981	S56	1,108	30,027	13	27.1	2011	H23	1,062	21,616	11	20.4
1982	S57	923	35,536	12	38.5	2012	H24	1,100	26,699	11	24.3
1983	S58	1,095	37,023	13	33.8	2013	H25	931	20,802	1	22.3
1984	S59	1,047	33,084	21	31.6	2014	H26	976	19,355	2	19.8
1985	S60	1,177	44,102	12	37.5	2015	H27	1,202	22,718	6	18.9
1986	S61	899	35,556	7	39.6	2016	H28	1,139	20,252	14	17.8
1987	S62	840	25,368	5	30.2	2017	H29	1,014	16,464	3	16.2
1988	S63	724	41,439	8	57.2	2018	H30	1,330	17,282	3	13.0
1989	H元	927	36,479	10	39.4	2019	R元	1,061	13,018	4	12.3
1990	H2	926	37,561	5	40.6	2020	R2	887	14,613	3	16.5
1991	H3	782	39,745	6	50.8	2021	R3	717	11,080	2	15.5
1992	H4	557	29,790	6	53.5	2022	R4	962	6,856	5	7.1
1993	H5	550	25,702	10	46.7	2023	R5	1,021	11,803	4	11.6

破した．これは，1997年から食中毒の報告様式が一部変更した（患者1名の事例と2名以上の事例を分けて報告することになり，とくに患者1名の事例が増加したためといわれる）ことと，食品衛生法施行規則の改正で，小型球形ウイルス，腸管出血性大腸菌等が新たに病因物質に指定されたことにより，食中毒事件数が増加した．

2001年から2023年の23年間の事件数は，全体としては減少傾向で1,000〜2,000件で推移しているといえるが，2013年，2014年および2020年，2021年はそれぞれ1,000件を下回っている．2020年，2021年の減少は新型コロナウイルス感染拡大の影響によるものと考えられるが，2022年，2023年では1,000件前後を示しており，以前の状況に戻りつつあると考えられる．

以上のように食中毒事件数は，特定の食中毒事件や，これまでの統計の取り方の変更等により影響を受けるものといえる．

b 食中毒患者数

　1956年からの結果をみると患者数は約2万～4万3,000名で，2001年以降は減少傾向であるようにみえる．その年を象徴するような大規模な食中毒事件が発生すると，それが年間の患者数の急増に表れており，食中毒の変遷をおさえるうえで興味深い．また，1事件当たりの患者数も，患者数1名の事例が別に報告されるようになった1997年には半減したが，その後はあまり減少していない．2021年，2022年の減少は，事件数と同様，新型コロナウイルス感染拡大の影響があると考えられる．

c 食中毒死者数

　死者数は1961年までは毎年200名を超えていたが，1968年には約半減，その後も徐々に減少し，1997年以降は，2002，2011，2012，2016年を除いて10件以内にまで減少した．とくに死者数が多かった先の4年分の病因物質の内訳をみると，腸管出血性大腸菌による死者数が平均8.5名と多いことがわかった．10人以上の食中毒死亡者が出る年は，腸管出血性大腸菌による食中毒事件が発生した年に限られているといえる．

　以上のように，事件数・死者数は減少傾向にあるものの，患者数は格段の減少はみられず，また，1事件当たりの患者数もさほど減少していない．その背景として，食品の大量生産，広域流通および外食産業の普及等による大規模食中毒事例の増加があると考えられる．

3 食中毒病因物質

▶ **事件数は寄生虫が最も多く，患者数は細菌やウイルスであることが多い**

　過去5年（2019年から2023年）における食中毒の発生状況についてみると，細菌およびウイルス等の微生物による食中毒が，事件数は45％弱で，患者数は約90％を占めている．したがって，食中毒の主な病因物質は，患者数では細菌やウイルスであることがわかる．また事件数は寄生虫が年平均425件で，全体の46％を占める．アニサキスだけでも44.2％を占め，これは細菌とウイルスの事件数を合わせた事件数に匹敵する．病因物質別にみると，事件数ではアニサキス，カンピロバクター，ノロウイルスの順で上位を独占している．患者数においては，ノロウイルスが1位である年がほとんどであるが，ほかは，その他の病原大腸菌，ウェルシュ菌，カンピロバクターが続いている．患者数は依然としてノロウイルスが最も多く，食中毒患者数全体の4割を占めている．ノロウイルス対策は，重要な食中毒対策課題となっている．

　1998年から2023年における病因物質分類別の食中毒事件数，患者数の年次推移を**図4-1**，**図4-2**に示した．食中毒事件数と患者数は，ともに緩やかな減少傾向を示している．

　細菌を病因物質とする食中毒は，全体の傾向と同様に，事件数，患者数は

64　4. 食中毒

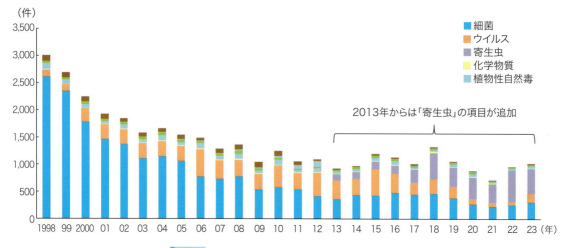

図4-1　病因物質分類別食中毒件数の年次推移

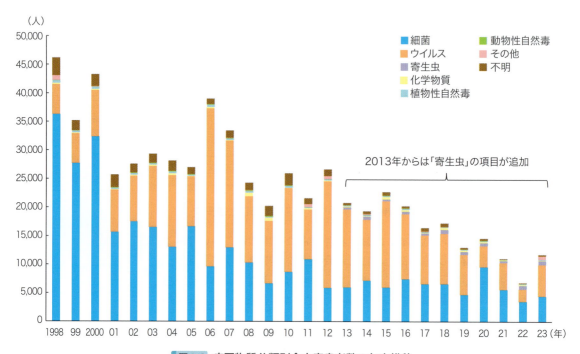

図4-2　病因物質分類別食中毒患者数の年次推移

ともに減少傾向を示し，2010年辺りから500件以内を推移している．一方，ウイルスを病因物質とする食中毒の事件数，患者数はともに増加傾向で，2006年に事件数，患者数において最高値を示した．それ以降は1年から数年おきに流行を繰り返し，新型コロナウイルスの感染拡大の時期に当たる2020年，2022年は急減している．

　次に図4-3に，主な病因物質別食中毒事件の年次推移を示した．それをみると，以前は細菌性食中毒の原因細菌として上位に位置していた腸炎ビブリオやサルモネラ属菌の減少が顕著であることがわかる．また，黄色ブドウ球

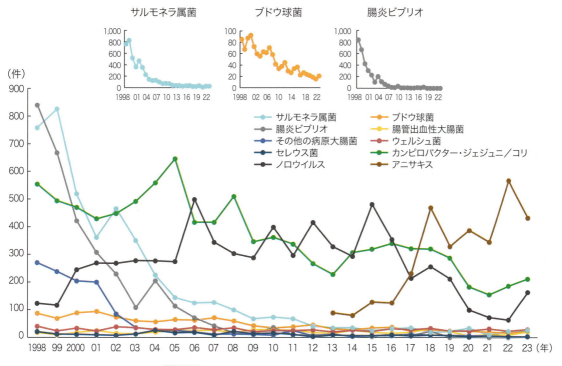

図4-3 主な病因物質別食中毒事件数の年次推移

菌による食中毒も減少している．過去をさかのぼると1984年までは年間200件以上の発生がみられていたが，1985年以降経年的に漸次減少し，1995年には60件となった．件数減少の最大の理由は，原因食品であった「にぎりめし」による食中毒が激減したためであると考えられている．1998年以降も図4-3に示した通り減少傾向が続いているが，2000年に大手メーカーが引き起こした低脂肪乳による大規模な食中毒事件のように，衛生管理上の人為的なミスから想像もできない大事件に発展する可能性を示している．

カンピロバクターによる食中毒事件数は，1997年以降1名事例の届出増加等により大きく増加したが，2005年の645件を境に，400件台から300件台（2009年以降）へと推移している．患者数もまた同様の傾向であった．1事件当たりの平均患者数は5.7名で，細菌性食中毒のなかではボツリヌス菌に次いで少ない．事件数，患者数ともに多いことから，カンピロバクター食中毒は長い間，様々な場所で，かつ小さい単位で頻発してきた食中毒であるということができる．

腸管出血性大腸菌は1998年以降緩やかに増加し，2005年から2014年辺りまででほぼ例年25件前後発生し，それ以降は十数件からほぼ20件以内を推移しているが，腸管出血性大腸菌による食中毒は死亡例が多いという特徴がある．2011年には焼肉店でユッケによる食中毒が発生し5名の死者，2012年には高齢者施設等で白菜の浅漬けによる食中毒で8名の死者，2016年にも高齢者施設施設できゅうりのゆかり和えで10名の死者がそれぞれ出ている．

ウェルシュ菌による食中毒は，1998年以降とくに増減することなく，20件前後から40件弱の間を推移している．しかし，1事件当たりの平均患者数は68名で，他の細菌性食中毒に比べて圧倒的に多く，大規模事例の多いことがわかる．

このように，細菌性食中毒の発生件数は最近減少傾向にあるが大規模事例の発生も多く，また，毎年のように死亡例も発生しているので注意が必要である．1998年から2023年までの1事件当たりの患者数が500名以上の細菌による大規模発生事例についてみると，原因菌の内訳は，サルモネラ属菌10件，ウェルシュ菌10件，病原大腸菌9件（疑い1件を含む），腸炎ビブリオ5件，ブドウ球菌4件，セレウス菌2件，カンピロバクター2件で合計42件発生しており，サルモネラ菌，ウェルシュ菌，病原大腸菌によるものが多い．また最近の事例では2020年に原因食品が海藻サラダ（病原大腸菌O7：H4，患者数2,958名）と仕出し弁当〔毒素原性大腸菌O25（LT産生），患者数2,548名〕の2件，2021年には牛乳〔病原大腸菌OUT（OgGp9）：H18の疑いで，患者数1,896名〕と給食弁当（ノロウイルスGⅡで，患者数2,545名）の2件，また2023年には湧水を使用した食事（カンピロバクター・ジェジュニ／コリで892名），弁当（ブドウ球菌およびセレウス菌で554名）の2件があった．

広域・大規模食中毒事例は最近ではノロウイルスによるものも多く，2017年に刻み海苔（患者数1,084名），2018年に給食弁当（550名），2020年に施設で調製した弁当（559名），2021年に給食弁当（2,545名）が原因食品となった事例等がある．

自然毒による食中毒は，微生物による食中毒と比べ発生件数，患者数ともに少ないものの，死者が出ることが多く，2009年と2010年を除き，数人の死者が毎年のように出ている．

ヒスタミンによる食中毒発生状況を**表4-3**に示した．化学物質による食中毒はさほど多くないが，ヒスタミンによるアレルギー様食中毒は，毎年数件から20件程度，患者数は550名を出している年もある．

2000年からの病因物質別食中毒死者数を**表4-4**に示す．細菌が55名で最も多く，次いで植物性自然毒40名，動物性自然毒が31名と続く．内訳は，腸管出血性大腸菌（38名），フグ類（26名），有毒植物（25名）の順であった．過去5年間（2019年以降）をみると，死者は自然毒が最も多く，植物性自然毒（8人），動物性自然毒（3名），サルモネラ属菌（2名）であった．有毒植物のイヌサフランが最も多く死者（5名）を出しており，フグ（3名），そしてグロリオサ，キノコ等が続いた．

④ 月別発生状況

▶ **食中毒は年間を通して発生がみられる**

最近5年間（2019年から2023年）に発生した食中毒事件（事件数および

表4-3 ヒスタミンによる食中毒発生状況

	1998年	1999年	2000年	2001年	2002年	2003年	2004年	2005年	2006年	2007年	2008年	2009年	2010年
発生件数	9	6	4	4	6	8	8	10	14	7	22	12	6
患者数（名）	154	129	154	85	75	218	162	111	165	73	462	550	32

	2011年	2012年	2013年	2014年	2015年	2016年	2017年	2018年	2019年	2020年	2021年	2022年	2023年
発生件数	7	9	7	7	13	15	8	20	8	13	4	2	4
患者数（名）	206	113	190	61	405	283	74	355	228	219	81	148	77

表4-4 病因物質別食中毒死者数（2000～2023年）

病因物質	死者数	内訳	
動物性自然毒	31	フグ類	26
		アオブダイ（推定）	2
		不明	3
植物性自然毒	40	キノコ類	14
		有毒植物	25
		不明	1
細菌	55	腸管出血性大腸菌	38
		サルモネラ属菌	12
		その他	5
ウイルス	2	ノロウイルス	1
		その他のウイルス	1
不明	2		
合計	130		

患者数）を月別にまとめて**図4-4**に示した.

　食中毒は年間を通して発生しているが，食中毒事件数，患者数それぞれを病因物質別にみると，細菌性食中毒は梅雨時期である5月～6月から高温多湿の7月～9月の間に多発し，ウイルス性食中毒は12月～3月の冬季に発生が多くみられることがわかる．植物性自然毒による食中毒は毒キノコによるものが秋季に集中し，有毒植物によるものが春季に発生していること，またアニサキス等の寄生虫による食中毒は年間を通して発生していることがわかる.

---

5 原因食品

▶ **統計では，原因食品の種別は「その他」が多い**

　2001年には発生した件数のうち原因食品が判明したものは半数に満たなかった（「不明」が56.7%）が，判明率は年々高くなり，2013年から2019年

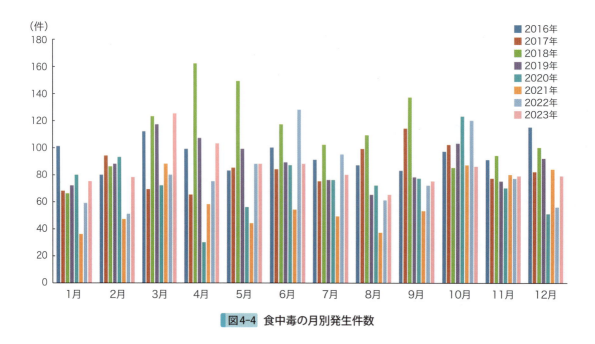

図4-4 食中毒の月別発生件数

（新型コロナウイルス感染症が流行する前年）までは86％前後となった.

原因食品の種別については**表4-5**の分類に従って統計がとられている．**図4-5**に2001年から2023年の原因食品種別発生状況を示した．原因食品が判明したもののうち，2019年までは「その他」に該当するものが最も多かったが，2015年以降から減少し続けている．一方，「魚介類」は2007年辺りから増加傾向を示し，2020年から2022年では「その他の食品」を上回った．「その他」について，過去10年分（2014年〜2023年）の資料をみると，原因食品まで特定できた（食品特定）のは，「その他」全体の4.5％しかないことがわかった．残りの95.5％は食事までの特定（原因食品は特定できなったこと）を示している．これらの数値は，原因食品の特定の難しさを示していると考えられる．

6 原因施設

> 原因施設では，件数，患者数ともに飲食店が最も多い

原因施設別食中毒発生件数の年次推移を**図4-6**に示した．食中毒発生の原因施設は，件数，患者数ともに飲食店が1位で最も多い（2021年を除く）．件数では飲食店，家庭，事業場の順で多く，仕出屋，旅館が続く．患者数は2位以下の順位が年によって違うので，過去5年の総数で比較すると，飲食店の次は仕出屋が多く，旅館，事業所が続き，そして学校，製造所が続く．

飲食店を原因とするものは，近年の外食による食品摂取機会の増加等もあり，増加の傾向であったが，新型コロナウイルスの感染防止対策の影響で，2020年から2022年は急減した．家庭での食中毒は減少傾向であったが2014

表4-5 食中毒原因食品の種別

魚介類	
1 貝類	貝類ならびにこれの調理品または加工品
2 フグ	フグならびにこれの調理品または加工品
3 その他	1および2を除く魚介類ならびにこれの調理品，なお，特に「クジラ」をこの項に入れる
魚介類加工品	
4 魚肉練り製品	かまぼこ，さつまあげ（ねり天ぷら），ちくわ，ごぼうまき，鳴門巻，すまき，魚肉ハム，魚肉，ソーセージ，はんぺん等
5 その他	3の魚介類の加工品．ただし，4の魚肉練り製品を除く．くん製品，乾製品（みりん干，干物，節等），半乾製品（しらす，なまり節等），塩蔵品（たらこ，すじこ，塩辛等を含む），つくだ煮，漬物（粕漬，みそ漬等）等
6 肉類及びその加工品	獣鳥肉の肉，内臓ならびにこれらの調理品または加工品
7 肉類及びその加工品	鳥類の卵ならびにこれらの調理品または加工品（マヨネーズを含む）
8 乳類及びその加工品	哺乳動物（人を除く）乳ならびにこれの調理品または加工品
9 穀類及びその加工品	穀類（豆類を除く）およびこれに類する食品ならびにこれらの調理品または加工品．ただし，菓子類および酒精飲料は除く．そば粉，もち，米飯，ふ，白玉，酒粕，醤油，味噌，パン（菓子パンは除く）等
野菜及びその加工品	
10 豆類	豆類ならびにこれの調理品または加工品．ただし，菓子類は除く．大豆粕，卯の花，豆腐，豆乳，油揚，納豆，氷豆腐，生あん等
11 キノコ類	キノコ類ならびにこれの調理品または加工品
12 その他	10，11を除いたすべての野菜，果物ならびにこれらの調理品または加工品．ただし，菓子類および酒精飲料は除く
13 菓子類	菓子類．ただし，氷菓子は除く．豆菓子（バターピーナッツ，五色豆等），米菓（せんべい，あられ等），餅菓子（大福餅，柏餅等）まんじゅう，どら焼き，ケーキ類，カステラ，シュークリーム，ポテトチップス，ポップコーン，ビスケット類，菓子パン（あんぱん，クリームパン等）等
14 複合調理食品	コロッケ，ギョウザ，シューマイおよび肉と野菜の煮付など食品そのものが2種以上の原料により，いずれをも主とせず混合調理または加工されているもので，そのうちいずれが原因食品であるか判明しないもの
15 その他	1から14までのいずれにも該当しないすべての食品 酒精飲料，氷菓ならびに藻類およびこれらの調理品または加工品等，食品添加物，器具もしくは容器包装
16 不明	

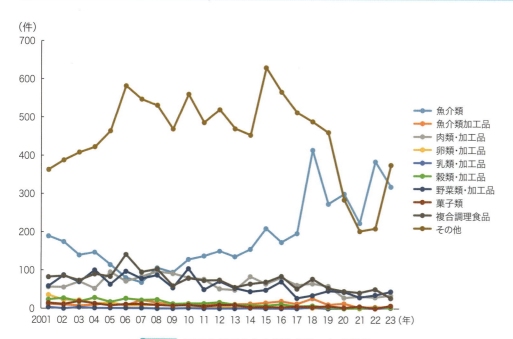

図4-5 原因食品別食中毒発生件数の年次推移

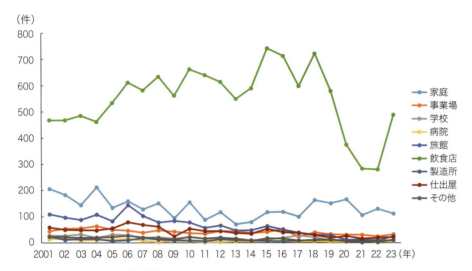

図4-6 原因施設別食中毒発生件数の年次推移

表4-6 細菌性食中毒の発症機序

タイプ		原因菌	発症機序
感染型	侵入型	サルモネラ属菌，腸管病原性大腸菌，腸管組織侵入性大腸菌，カンピロバクター，エルシニア菌，リステリア菌	原因菌による食品の汚染・増殖→経口摂取→腸管内での菌の増殖→細胞へ侵入→発症
	毒素型（生体内毒素型）	腸炎ビブリオ，腸管毒素原性大腸菌，腸管出血性大腸菌，腸管凝集性大腸菌，ナグビブリオ，ウェルシュ菌，セレウス菌（下痢型）	原因菌による食品の汚染・増殖→経口摂取→腸管内での菌の増殖→毒素産生→標的細胞へ作用→発症
毒素型（生体外毒素型）		黄色ブドウ球菌，ボツリヌス菌，セレウス菌（嘔吐型）	原因菌による食品の汚染・増殖→食品内で毒素産生→経口摂取→標的細胞へ作用→発症

年以降は漸増に転じ，件数は2位で依然として高い．さらに食中毒による死者は，フグやキノコの家庭での素人料理が原因となることが多く，家庭で多く発生していることを忘れてはならない．

C 細菌性食中毒

　微生物性食中毒は，細菌性，ウイルス性のほか，近年は寄生虫によるものもある．細菌性食中毒は，細菌が食品に付着・増殖し，それをヒトが経口摂取することで急性胃腸炎を起こしたり，食品内で細菌が産生した毒素が原因で食中毒を起こすが，その発生機序や症状は食中毒細菌の種類により異なる．発症機序は表4-6のように3つに分けることができる．

1 サルモネラ属菌

> 食肉，鶏卵を原因とすることが多い

1980年代前半までは腸炎ビブリオによる食中毒が，発生件数，患者数ともに上位を占めていた．1980年代後半から**サルモネラ属菌**[*]による食中毒感染が増加したが，2000年を境に減少し，最近では発生件数がほぼ年間40件以下となっている．

[*]サルモネラ属菌
名前の由来は，1885年，米国の細菌学者であるD.E. Salmonらがブタからブタコレラ菌を発見したことから名付けられた．

a 菌の性状（表4-7）

サルモネラ属菌は生物学的性状等に基づき分類すると*Salmonella enterica*と*Salmonella bongori*の2菌種に分類され，*Salmonella enterica*はさらに亜種Ⅰ～Ⅵ群に分類される．ヒトや哺乳動物に病原性を有するほとんどが亜種Ⅰの*Salmonella enterica* subsp. *enterica*である．サルモネラ属菌はO抗原（菌株抗体）とH抗原（鞭毛抗原）に対する血清型で分類すると2,500種類以上知られており，感染症法の三類感染症に分類される腸チフスの病原体である腸チフス菌やパラチフスA菌もサルモネラ属菌である．

近年問題になっている食中毒原因菌はエンテリティディス（*Salmonella enterica* subsp. *enterica* serovar Enteritidis[*]，**SE**）とネズミチフス菌（*Salmonella enterica* subsp. *enterica* serovar Typhimurium[*]）であるが，とくに発生件数・患者数の多いものがエンテリティディスである．

[*]*Salmonella enterica* subsp. *enterica*は血清型serovarでさらに分類される．省略して*Salmonella* Enteritidis, S. Typhimurium等と表記されることもある．ただし，S. *Enteritidis*（腸炎菌もしくはゲルトネル菌とも呼ばれる）とはしない．

サルモネラ属菌は腸内細菌科に属するグラム陰性の桿菌で，大部分の菌は周毛性の鞭毛をもっており運動性がある．通性嫌気性で芽胞は形成しない．生育可能温度は6～46℃であり，5℃以下では増殖はしないが死滅もしない．生育至適温度は35～43℃であり，熱に比較的弱く，60℃・30分程度，75℃・1分以上の加熱で死滅する．生育可能pHは3.8～9.5，生育至適pHは6.6～8.2で，pH4以下では増殖できない．乾燥には強い．本菌による食中毒は7～9月の夏場をピークに発生している．

サルモネラ属菌はウシ，ブタ，イヌ，ネコ，ネズミ等の哺乳動物，ニワトリやハト，七面鳥等の鳥類，ヘビ，トカゲ等の爬虫類，カエル，イモリ等の両生類，魚類と，様々な動物の腸管内に生息しているため，これらの排泄物

表4-7 サルモネラ属菌の形態と性質

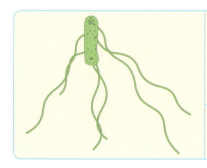

グラム陰性
桿菌（鞭毛あり，運動性あり）
通性嫌気性
芽胞形成：しない
生育至適温度：35～43℃
生育至適pH：6.6～8.2（pH4以下では増殖できない）
熱抵抗性：弱い（60℃・30分程度で死滅）
乾燥に強い
様々な動物が保菌，それらの排泄物に汚染された土壌中等に生息
食中毒のほとんどがエンテリティディスによる
二次汚染による感染が多い

に汚染された土壌，下水や河川，沼等自然界に広く生息している．海外では
ペットとして飼っている爬虫類との接触により本菌に感染し，菌血症，敗血
症，髄膜炎等を引き起こし死亡した報告例もあり，国内でも飼育されている
ミドリガメ等との接触で本菌に感染した報告例がある．

b 原因食品

　牛レバー，鶏肉等の肉類の生食，鶏卵およびその加工品，魚介類（ウナギ，
スッポン），複合調理食品等がある．国内では食肉を生で食べるといった習
慣がほとんどないので，食肉からの発生例はあまり報告されておらず，その
原因食品はSEに汚染された鶏卵やその加工品によるものが多い．

　鶏卵が原因食品の場合，SEに感染したニワトリの卵巣や卵管を介して産
卵された時点ですでに卵内がSEに汚染される場合（インエッグ）と，親鶏
の糞便に汚染され卵殻表面にSEが付着したり，卵殻の外側からなかにSE
が侵入する場合（オンエッグ）の2種類の感染経路が知られている．また本
菌は二次汚染による感染が多く，本菌に汚染された肉や卵から調理器具類等
を介してヒトに感染する．また，健康保菌者の排泄物を通じての感染例も報
告されている．

　1990年以降，鶏卵を原因食品とするSEによる食中毒が多発したため，食
品衛生法改正により，1999年から鶏卵の生食用・加熱用の分類，品質保持
期限，保存方法，また包装場所等の表示が義務付けられた．現在は食品表示
基準（2015年内閣府令10号）にしたがって表示が行われている．鶏卵のSE
汚染は，農場，GPセンター（鶏卵の選別包装施設）での卵殻の洗浄，殺菌
の実施によるオンエッグ汚染の除去や衛生管理によって，現在では市販鶏卵
の汚染は0.0027％程度と推定されている．そのため，鶏卵とその加工品を原
因とするサルモネラ食中毒の年間届出数は0〜2件で推移している．

c 臨床症状 （表4-8）

　潜伏期間は6〜48時間で，一般には摂食後12〜24時間以内に発症するも
のが多いが，摂取した菌量や血清型，また感受性等によって差異がある．本
菌に汚染された食品を経口摂取することにより感染する．感染菌量は10^5〜
10^9個といわれているが，感受性が高い人や免疫力が低下している人では
100個程度で感染することがある．乳幼児や高齢者ほどサルモネラ属菌に対
する感受性が高く，重症になることがあるため，注意が必要である．

　SEによる食中毒の症状は激しい腹痛，嘔吐，38〜40℃の急激な発熱，水
様性の下痢等の胃腸炎症状が特徴である．重症化した場合は膿血便や粘血便
を排泄することがある．一般に経過は短く，2〜3日で症状は治まり1週間
以内には回復がみられる．

　本菌による致死率は低いが，死亡の原因は感染による下痢から起こる重度
の脱水症状や**内毒素***によるショックによるものであり，その原因菌のほと
んどがSEである．

＊内毒素
エンドトキシン(endotoxin)と
もいう．グラム陰性桿菌の細胞
壁に存在する毒素．菌体が破壊
されることで遊離し，これがヒ
トの血液等に入ると免疫反応が
亢進し，発熱やショック症状
（エンドトキシンショック）を引
き起こす．

C. 細菌性食中毒　73

表4-8　サルモネラ属菌による食中毒

主な原因食品	主な症状	主な予防法
食肉（とくに鶏肉）の生食 複合調理食品 鶏卵・その加工品	潜伏期間：6〜48時間 38〜40℃の急な発熱，激しい腹痛， 嘔吐，下痢等の胃腸炎症状 　（重症時は膿血便・粘血便） 1週間以内で回復 致死率は低い	食品の加熱（中心部温度75℃で1分以上）を十分に行う 食肉や鶏卵と他の食品は分けて低温保存 破卵等の摂食を避ける 冷蔵・冷凍でも死滅はしないため長期保存は避ける 二次汚染の予防（手指，調理器具等の洗浄・消毒）

4

食中毒

d 予　防

　サルモネラ属菌はほとんどの動物が保菌しており，完全な除去は困難であるため以下の点に注意する．本菌による食中毒の原因食品となる食肉や鶏卵等は他の食品と分けて保存するようにし，手指や調理器具類の洗浄・消毒は十分に行い，二次汚染に注意する．

　サルモネラ属菌は熱に弱いため，生や半生のものは，食品中の中心温度を75℃・1分以上加熱し十分に熱を通し，なるべく早めに摂食するようにする．また食品中の菌の増殖を防ぐために，冷蔵・冷凍保存も有効であるが，増殖は防げても死滅するわけではないので長期保存は避けるようにする．

　健康保菌者による二次汚染もあることから，早期発見のためにも調理従事者は定期的に検便を受けるようにする．卵の生食は新鮮なものを使用し，ハイリスクグループである乳幼児や高齢者等では，なるべく生卵や半熟卵の摂食および食肉の生食は避けるようにする（近年，生卵の摂食により高齢者が感染・重症化した報告例がある）．殻が割れている破卵や，ひびの入っているひび割れ卵等の摂食は避け，卵の賞味期限は厳守する．

　本菌は乾燥に強いため，使用した調理器具類はしっかり洗浄し，乾燥させるだけでなく消毒を徹底する．

2 腸炎ビブリオ

▶ 寿司や刺身等の魚介類の生食を原因とすることが多い

腸炎ビブリオ*は，1980年代前半まで細菌性食中毒の発生件数・患者数ともに上位で推移していたが，1980年代後半から減少し始めた．しかし1993年頃から急増し，1998年をピークに発生件数および患者数とも年々減少し，最近では発生件数は年間10件以下となっている．これは，食品の低温流通機構（コールドチェーン）の普及によるところが大きい．

*腸炎ビブリオ
1950年10月に大阪府下で発生したしらす干しによる大規模食中毒事件(患者数272名，死亡者数20名)の原因菌として，藤野恒三郎博士らにより発見された菌である．1963年に*Vibrio parahaemolyticus*と命名され，和名は「腸炎ビブリオ」と命名された．

a 菌の性状（表4-9）

腸炎ビブリオ（*Vibrio parahaemolyticus*）は主に沿岸海域や汽水域の海水，海泥中等に生息しており，海水の温度が上昇するにしたがって増殖する．したがって気温の高い夏季には腸炎ビブリオに汚染された魚介類が多くなるため，食中毒の原因となりやすく，魚介類の流通過程における取り扱いにおいては十分に注意しなければならない．

本菌はグラム陰性の短桿菌で，一端に鞭毛をもち運動性がある．芽胞は形成しない．海水中に生息する好塩性の海洋細菌で，生育可能な食塩濃度は1～8％，至適食塩濃度は2～3％である．逆に水道水等の真水では急速に死滅する．生育可能温度は10～42℃であり，生育至適温度は35～37℃である．生育可能pH 4.0～11.0，生育至適pH 7.6～8.0と，比較的酸に弱い．また熱に弱く，60℃・15分加熱で死滅し，沸騰水中ではただちに死滅する．

一般細菌に比べて生育速度が速く，至適条件下での世代交代時間は8～10分間ほどである．発生時期は5～6月頃に増え始め，海水温度が20℃以上になると急激に増殖し，7～9月頃に多発する．本菌の感染菌量は10^6～10^8個と比較的多い．

本菌に汚染された食品を摂食後，菌が小腸粘膜上皮に付着，増殖するが，そこで赤血球を溶血する耐熱性溶血毒（thermostable direct hemolysin，TDH）*やそれに類似したTRH（TDH-related hemolysin）という溶血毒を産生する．この毒素を産生しないものは食中毒を起こさないが，産生するものは食中毒を起こすことが知られているため，本菌による食中毒は毒素によ

*TDHによって起こるβ溶血作用は神奈川県衛生研究所より報告されたので神奈川現象と呼ばれる．

表4-9 腸炎ビブリオの形態と性質

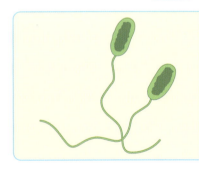

グラム陰性
桿菌（鞭毛あり，運動性あり）
好塩性の海洋細菌（最適食塩濃度2～3％）
芽胞形成：しない
生育至適温度：35～37℃
生育至適pH：7.6～8.0（酸に弱い）
熱抵抗性：弱い（60℃・15分で死滅）

一般細菌に比べ生育速度が速い
沿岸海域，汽水域および海泥中に生息
真水（水道水）で死滅

る作用であると考えられている.

b 原因食品

本菌は海水中等に生息しているので，海産魚介類を寿司や刺身等として生食することが主な原因である．新鮮な魚介類であってもこの菌に汚染されていることがある．また魚介類を調理したまな板や包丁からの二次汚染によるものも多い．イカを使った低塩分の塩辛や，ゆでガニを原因食品とする食中毒も過去に発生している．近年では健康保持・増進のために低塩の食生活が勧められていることもあり，野菜の浅漬け等による発生報告例がある．

c 臨床症状（表4-10）

潜伏期間は8～24時間（平均12時間）で，主症状は激しい腹痛，発熱，嘔吐，下痢等の急性胃腸炎症状であり，時に粘血便になることがある．数日から1週間程度で症状は回復するが，まれに死亡することがあり，敗血症や創傷感染といった腸管外感染も起こすことがある．海水の温度上昇と関連があるため，国内では夏季の発症例が多いが，海外では海水の温度が一定して高い国もあり，季節による発症数の差がみられない地域もあるため，海外旅行者等にも多くみられる食中毒である．

d 予防

近年は魚介類や生鮮食品等を産地から消費地まで低温，冷蔵，冷凍の状態

表4-10 腸炎ビブリオによる食中毒

主な原因食品	主な症状	主な予防法
海産魚介類 魚介類を扱った調理器具類を介しての二次汚染（浅漬け等）	潜伏期間：平均12時間 発熱，腹痛，嘔吐，下痢等の急性胃腸炎症状 数日～1週間程度で回復 腸管外感染（敗血症，創傷感染）あり	真水（水道水）でよく洗浄する 生育速度が速いため常温放置を避け，早めに摂食する 食品の加熱（中心温度75℃で1分間以上）を十分に行う 二次汚染の予防（手指，調理器具等の洗浄・消毒）

で運搬するコールドチェーンが確立・徹底されているため，以前に比べ腸炎ビブリオによる食中毒発生件数や患者数は減少しているが，夏季の刺身や寿司といった魚介類の生食には十分な注意が必要である．

腸炎ビブリオは他の細菌に比べ増殖速度が非常に速い特徴があるため，わずかな時間でも食品を放置せず冷蔵・冷凍するようにする．さらに冷蔵（4℃以下）で菌は増殖しないが，死滅もしないため長期冷蔵保存する際はとくに注意を要する．

本菌は熱に弱いため，中心部まで火をよく通して（60℃・15分）速やかに摂食するようにする．また真水にさらすと速やかに死滅するので，調理する前に魚介類を流水（水道水）で十分に洗い，内臓処理をした後も再度洗うようにする．

本菌による二次汚染を防ぐために手指をよく洗浄し，魚介類を調理したまな板や包丁等の調理器具，使用したふきん等も十分に洗浄・消毒する．魚介類用のまな板とその他を分けることも大切である．

ほとんどの海産魚介類に本菌が付着しているという意識を常にもち，普段から食品の取り扱いや二次汚染に注意する．

3 病原大腸菌

▶ **食肉の生食による腸管出血性大腸菌O157によるものが有名である**

大腸菌はヒトや動物の腸内に生息しており，環境中にも広く存在する菌である．大腸菌には病原性を有するものと有さないものがあり，病原性を有するものを総称して**病原大腸菌***という．

大腸菌はO抗原（菌体抗原）で190種ほど，H抗原（鞭毛抗原）で70種ほどに分類される．1990年代に集団発生した腸管出血性大腸菌O157や近年発生した牛肉の生食による食中毒事件の原因となったO111はよく知られているが，この157や111という数はそれぞれO抗原の157番目や111番目に発見されたことを示す．

国内でも多数の発生報告があり，1990年，埼玉県の幼稚園で汚染された井戸水中のO157による200名以上の集団発生があり，2名の死亡者が出た．1996年には岡山県の小学校給食においてO157による食中毒が集団発生し，患者数10,000名以上，死亡者数2名を出す大規模食中毒が発生したことは有名である．2017年から2019年にかけて，焼肉店や惣菜等が原因となった腸管出血性大腸菌食中毒がおきている．また，2020年には腸管出血性大腸菌を除く，その他の病原大腸菌が食中毒統計の患者数で1位となっている．

近年，国内では焼肉店等の飲食店や食肉販売業者が提供した食肉を生や加熱不足で摂食し感染する事例も多く，死亡者も出ている．この発生を受け，一部の食品の提供・販売が中止になる等，食品業界でも重大な問題として取り上げられている．

＊病原大腸菌
1982年，米国オレゴン州とミシガン州でハンバーガーを原因食品とした腸管出血性大腸菌O157が集団発生したのが始まりとされ，その後も世界各地で発生している．

a 菌の性状（表4-11, 4-12）

病原大腸菌はグラム陰性の桿菌で，鞭毛をもつ．通性嫌気性で，芽胞は形成しない．生育至適温度は37℃前後であり，発育最低温度は約7〜8℃である．熱に弱く，60℃・30分の加熱または75℃・1分以上の加熱で死滅する．生育至適pHは6.0〜7.0であるが，pH4.4でも死滅はしない．国内での発生時期は夏季に多い．病原大腸菌は以下の5種類に分けることができる（**表4-13**）．

① **腸管病原性大腸菌**（enteropathogenic *Escherichia coli*，EPEC）：飲食物中で増殖した本菌を経口摂取後，本菌が小腸粘膜上皮細胞に付着して増殖し，腸炎等を起こす．乳幼児下痢症の原因菌として知られている．潜伏期間は，12〜72時間である．

② **腸管組織侵入性大腸菌**（enteroinvasive *Escherichia coli*，EIEC）：飲食物中で増殖した本菌を経口摂取後，上皮細胞に付着，侵入・増殖し，細胞を破壊して潰瘍等を発症させ，赤痢様の症状を起こす．潜伏期間は，1〜5日でほとんどが3日以内である．

③ **腸管毒素原性大腸菌**（enterotoxigenic *Escherichia coli*，ETEC）：飲食物中で増殖した本菌を経口摂取後，腸粘膜上皮細胞に付着し**エンテロトキシン（腸管毒）**を産出し，激しい腹痛や水様性のコレラ様の下痢を起こす．このエンテロトキシンには熱に弱い易熱性毒素（LT）と耐熱性毒素（ST）があり，両者または一方の毒素を産生する．LTは60℃・30分の加熱で失活するが，STには100℃・15分の加熱にも耐えるものがある．潜伏期間は，12〜72時間である． ●エンテロトキシン

④ **腸管出血性大腸菌**（enterohemorrhagic *Escherichia coli*，EHEC）：近年，小学校の集団食中毒や飲食店でのウシの生肉を使った食品による食中毒発生事件でその名が知られている． ●腸管出血性大腸菌

⑤ **腸管凝集付着性大腸菌**（enteroaggregative *Escherichia coli*，EAggEC）：上皮細胞に付着後，増殖した菌がSTを産生し食中毒を起こす．国内では本菌による食中毒は報告されておらず，主に熱帯地域等の開発途上国において子供の下痢症の原因菌として知られている．潜伏期間はほとんどが3日以内となっている．

以上のなかでEHECは赤痢菌が産生する志賀毒素（Shiga toxin，Stx）に似た毒性の強い**ベロ毒素**（Verotoxin，VT）を産生するためベロ毒素産生性大腸菌（Verocytotoxin-producing *E. coli*，VTEC），または志賀毒素産生性大腸菌（Shiga toxin-producing *E. coli*，STEC）とも呼ばれる．ベロ毒素にはベロ毒素I型（VT1）とベロ毒素II型（VT2）の2種類があり，片方だけを産生する菌と両方を産生する菌とがある．ETECのなかでも，とくにO157：H7は病原性が強く，胃酸等の酸にも強いため感染力が強い． ●ベロ毒素

EHECの潜伏期間は平均4〜8日，主症状は激しい腹痛と繰り返す水様便で，しばらくすると血便がみられる．発熱はほとんどみられないか，あっても多くが一過性となっている．初期症状は風邪の症状に似ているので食中毒と気づかないことや，健康な成人では，まったく症状がないものから，軽い

表4-11 病原大腸菌の形態と性質

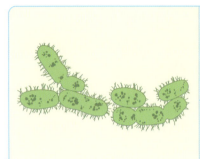

	グラム陰性 桿菌（鞭毛あり） 通性嫌気性 芽胞形成：しない 発育至適温度：37℃前後 発育至適 pH：6.0〜7.0 熱抵抗性：弱い（60℃・30分で死滅）
	発生機序より5種類に分類 （腸管出血性大腸菌（EHEC）） ベロ毒素（VT）を産生 感染能力が高い（少量の菌量で感染） 三類感染症に指定

表4-12 腸管出血性大腸菌（EHEC）による食中毒

主な原因食品	主な症状	主な予防法
牛肉，牛肝臓（牛レバー）等の生食 野菜 ハンバーガー サラダ	潜伏期間：2〜5日 激しい腹痛，水様便および血便 発熱はほとんどみられない 溶血性尿毒症症候群（HUS） けいれん，意識障害等の脳症	食肉の生食は避け，加熱（中心部温度75℃で1分以上）を十分に行う 牛レバーの生食禁止 野菜類はよく洗う 食肉と他の食品は分けて低温保存 二次汚染の予防（手指，調理器具等の洗浄・消毒）

表4-13 病原大腸菌の分類

食中毒型	病原菌名
感染型	1. 腸管病原性大腸菌(EPEC)
	2. 腸管組織侵入性大腸菌(EIEC)
生体内毒素型	3. 腸管毒素原性大腸菌(ETEC)
	4. 腸管出血性大腸菌(EHEC)
	5. 腸管凝集付着性大腸菌(EAggEC)

> **コラム　ユッケと牛肝臓の生食禁止**
>
> 　2011年，飲食店においてユッケ（生の牛肉料理）を食べたことによる集団食中毒（腸管出血性大腸菌O157に感染，5名が死亡）が発生したことを受け，2012年7月，厚生労働省は食品衛生法に基づき，牛肉の生食の基準を定め，さらに牛肝臓（レバー）を生食用として販売・提供することを禁止した．
> 　ウシの肝臓の内部にはO157やO111等の腸管出血性大腸菌が存在することがあり，これに汚染されたものを喫食し食中毒を起こした場合，重篤な疾患である溶血性尿毒症症候群（HUS）や脳症を併発し，死に至ることがある．この菌は，ウシの肝臓が新鮮であっても，また低温保存，衛生管理を徹底しても肝臓内に存在する可能性が残る．現段階では保菌しているウシの選別方法，菌の汚染の検査方法，洗浄や殺菌方法等はなく，加熱（中心温度75℃で1分以上）以外に内部の菌を死滅させる方法がないため，"生食用"としての販売・提供が禁止された．また，ウシの肝臓を販売・提供する際には，中心部まで十分に熱を通し食す必要がある旨の情報を提供するよう促している．
> 　今後の研究により，汚染の検査方法や安全性がわかれば，この規制の見直しを行うと報告されている．

腹痛や下痢のみで終わることも多い．

　EHECは感染力が非常に強く，菌量は100個程度で感染するといわれている．とくに感受性の高い幼児や高齢者では**溶血性尿毒症症候群**（溶血性貧血，血小板減少，急性腎不全を伴う症候群，hemolytic-uremic syndrome, **HUS**）や脳症を発症する場合がある．激しい腹痛や著しい血便となる症状のある場合，6～7%がHUS，脳症等の重症合併症を発症するとされる．これはベロ毒素が主に腎臓等の臓器を破壊するために溶血や急性腎不全を引き起こし，身体の老廃物を体外に排出できなくなり尿毒症が発症するためである．また意識障害やけいれん等の脳症を引き起こし，重症の場合は死に至ることもある．そのため，本菌は感染症法の三類感染症に指定されている．

b 原因食品（表4-12）

　本菌に汚染された食肉や水より感染を起こす．とくに食肉の場合，火を通さずに生食する場合の発症率が高い．発症者の糞便中に大量の菌が排出されるため二次感染を起こすことがある．

c 予　防

　食中毒は本菌に汚染された食肉や水を摂取することにより発症するので，増殖防止のために生ものは早めに調理するようにする．本菌は加熱に弱いため，食肉の生食は避け，中心温度75℃・1分以上で加熱するようにする．また野菜はよく洗うようにし，肉類を使用した調理器具等は十分に洗浄し消毒する．食肉は常に低温保存し，冷蔵庫内では食肉と野菜は場所を分けて保存

する等，二次汚染にも注意する．

4 カンピロバクター

▶ **大部分がカンピロバクター・ジェジュニによるものである**

カンピロバクター*（*Campylobacter*）の名前の由来は，ギリシャ語で"campylo"〔＝カーブした（曲がった）〕というところからきており，カンピロバクターとは「曲がった細菌」を意味している．その名の通り菌体はらせん状の形をしている．

1982年には食品衛生法で食中毒統計の「病因物質」に加えられた．近年，ノロウイルスと並び，食中毒発生件数の上位で推移し，細菌性食中毒の事件数では1位である．

*カンピロバクター
本菌はウシやヒツジ等の流産の原因菌，また腸炎原因菌として古くから知られていたが，1978年に米国で飲料水により約2,000人近くの住民がこの菌に感染したことより世界中に注目されるようになった．

a 菌の性状（表4-14）

カンピロバクターはウシやブタ等の家畜，ニワトリをはじめとする家禽，また野生動物，野鳥等の多くの動物が保菌している．

本菌は17菌種に分類され，ヒトに食中毒を起こすものとして**カンピロバクター・ジェジュニ**（*Campylobacter jejuni*），カンピロバクター・コリ（*Campylobacter coli*）が知られているが，そのほとんどを占めているのがカンピロバクター・ジェジュニのほうである．しかしこれら2つの菌は通常の検査では判別が困難であるため，食中毒統計では併記されている．

本菌はグラム陰性菌でらせん状をしており，鞭毛を菌体の一端または両端にもち，運動性がある．芽胞は形成しない．酸素濃度5～15％で生育する微好気性であり，大気中（酸素濃度約20％）では生育できない．生育可能温度は30～46℃であり，生育至適温度は35～43℃である．25℃以下では増殖しない．乾燥にも弱い．また熱に対しても弱く，60℃・20～30分の加熱で死滅する．生育可能pHは5.5～8.0で，生育至適pHは6.5～7.5である．発症時期は夏季に多くみられる．

感染力が非常に強く，わずか菌量100～数百個で発症する．ヒトからヒトへ感染することはほとんどないが，使用した調理器具等を介しての感染があ

表4-14 カンピロバクターの形態と性質

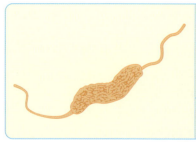

グラム陰性
らせん菌（鞭毛あり，運動性あり）
微好気性（嫌気的で生育できない．大気中で死滅）
芽胞形成：しない
生育至適温度：35～43℃
生育至適pH：6.5～7.5
熱抵抗性：弱い（60℃・30分で死滅）
感染能力が高い（少量の菌量で感染）
乾燥に弱い
ほとんどの動物が保菌

C. 細菌性食中毒　81

る．潜伏期間が長いことや，微好気性であるため大気条件下では死滅してしまう，さらに乾燥に弱いといった性質により，本食中毒の原因食品を特定することは困難とされる．

b 原因食品（表4-15）

ほとんどの動物が常在菌として保菌しており，その糞便から感染する．なかでも鶏のたたき，ササミの刺身，半生状態の焼鳥等の鶏肉関連調理食品や牛レバーの生食，海外では七面鳥，井戸水，湧水，イヌやネコ等のペットからの経口感染例も報告されている．欧米では牛乳を殺菌せずに飲用することによる発生がみられるため原因食品となりうるが，わが国の市販牛乳は加熱殺菌されているため原因食品とはならない．

c 臨床症状

潜伏期間は2～7日と比較的長い．主な症状は発熱，腹痛・嘔吐・下痢等の胃腸炎症状で，発熱は37～38℃であり，血便を伴うこともある．重症になると脱水症状を起こす．ほとんどが2～5日で回復する．まれに偽虫垂炎や腹膜炎，敗血症を起こし，高齢者の場合は菌血症を起こすことがあり，重症になると死亡することがある．本菌に感染した後に，急性の末梢神経麻痺性疾患（手足のしびれや顔面神経麻痺等）である**ギラン・バレー症候群**を発症する場合があることが指摘されている．

●ギラン・バレー症候群

表4-15　カンピロバクターによる食中毒

主な原因食品	主な症状	主な予防法
鶏肉，牛肉，豚肉の生食 井戸水，湧水 海外では乳牛	潜伏期間：2～7日 発熱，腹痛，嘔吐，下痢の胃腸炎症状 血便を伴うことがある 2～5日で回復 高齢者は重症化しやすい 時にギラン・バレー症候群を発症	食肉，とくに鶏肉の生食は避け，加熱（中心部温度75℃で1分以上）を十分に行う 食肉と他の食品は分けて低温保存 二次汚染の予防（手指，調理器具等の洗浄・消毒）

d 予　　防

　鶏肉や牛レバー等の生食は避けるようにする．カンピロバクターは熱や乾燥に弱いため，食肉は中心部まで75℃・1分以上しっかりと火を通してから摂食する．調理器具を介しての二次汚染もあるため，食肉を扱う調理器具とその他とを分けて使用する．使用後のまな板や包丁等の調理器具は十分に洗浄，消毒し，しっかりと乾燥させる．また食肉を扱う前後には十分に手指を洗浄することが重要である．

5 ナグビブリオ

▶ 生化学的性状も形態もコレラ菌と同一であり，その判別は難しい

a 菌の性状

　ナグビブリオ（non-agglutinable *Vibrio*，NAG *Vibrio*）はコレラ菌と判別が難しく，生化学的性状も形態もコレラ菌と同じであるが，コレラ菌の抗血清O1またはO139に凝集しない非O1，非O139（*V. cholerae* non-O1，non-O139）のコレラ菌をナグビブリオという．本菌はグラム陰性の桿菌で1本の鞭毛をもち，通性嫌気性である．コレラ菌と同じく淡水域に生息しているが，とくに淡水と海水が混合した汽水域を好み，河川口やその周辺の泥底に生存しており1～2%の食塩濃度で増殖する．芽胞は形成しないが，コレラ菌に類似した耐熱性のエンテロトキシンを産生する．熱に弱いため低温殺菌でも死滅する．近年の年間発生件数はきわめて低い．旅行者下痢症の原因の1つである．

● ナグビブリオ

b 原因食品

　原因食品は本菌に汚染された水や魚介類，とくにエビやカニ等の甲殻類を介してヒトに感染する．

c 臨床症状

　潜伏期間は1～3日で，主症状は腹痛，嘔吐と水様性の下痢であるが，腸炎ビブリオとは異なり発熱はほとんどみられない．

d 予　　防

　魚介類からの感染があるため，流通過程においては低温を保つようにする．本菌は熱に弱いため，魚介類を食す場合は中心部まで十分に加熱し，調理後は早めに摂食する．また使用した調理器具やふきん等は十分に洗浄，消毒し，しっかりと乾燥させる．

6 エルシニア・エンテロコリチカ

▶ **食肉，とくに豚肉を原因とすることが多い**

a 菌の性状

　エルシニア・エンテロコリチカ*（*Yersinia enterocolitica*）は，腸内細菌科に属するグラム陰性の小桿菌で，周毛性鞭毛をもっており，運動性がある．通性嫌気性であり，芽胞は形成しない．自然界に多く分布する菌で，主にブタやネズミが保菌しているが，イヌやネコといったペットとして飼われている動物も保菌している．ブタ腸炎菌として古くから知られており，これらの動物の糞便から汚染が広がり，井戸水や沢水等が原因となる．

　生育至適温度は25〜30℃で他の菌と比較すると低いのが特徴で，0〜44℃で生育可能であり，5〜10℃の低温でもよく増殖する．非常に少量の菌量で感染し，寒冷に強いため12月，1月の冬季にも発生する．

　1983年に厚生省（当時）より食中毒原因菌として指定された．

*エルシニア・エンテロコリチカ
1972年に静岡県の小学校での集団食中毒よりわが国で初めて本菌が確認され，それ以降も複数の感染報告がなされている．海外においても多数の発症例が報告されている．

b 原因食品（表4-16）

　潜伏期間が長い（半日〜6日，まれに10日以上）ため，原因食品および感染経路の特定は難しいが，食肉，とくに豚肉が原因食品であることが多い．海外では食肉や乳製品等が原因食品として特定されている．

表4-16 エルシニア・エンテロコリチカによる食中毒

主な原因食品	主な症状	主な予防法
食肉（豚肉） 淡水魚介類 湧水，沢水	潜伏期間：2〜5日（まれに10日以上） 高い発熱，腹痛，水様性下痢等の胃腸炎症状 胃腸炎の場合は数日で回復	加熱（中心部温度75℃で1分以上）を十分に行う 寒冷に強く4℃以下でも増殖可能なため，長期低温保存を避け定期的な冷蔵庫内の掃除・消毒を行う 沢水，湧水，井戸水等の飲用を避ける

c 臨床症状

　主症状は高い発熱や腹痛，水様性下痢等の胃腸炎症状であるが，急性虫垂炎症状や関節炎，回腸末端炎や腸間膜リンパ節炎，敗血症等を起こす場合がある．乳幼児では激しい下痢を伴う急性腸炎の症状が多い．高齢者では回腸末端炎等の症状を示すことが多く，結節性紅斑を示すこともある．軽症の胃腸炎の場合は無治療でも数日で回復する．

d 予　防

　本菌は熱に比較的弱く，中心温度75℃・1分の加熱で死滅するので，食品を十分に加熱するようにする．寒冷に強く4℃以下の低温でも増殖が可能なため，食品の長期保存する場合は冷蔵ではなく冷凍するようにし，食肉と他の食品は分けて保存するようにする．また冷蔵庫のなかは定期的に掃除し消毒することが必要である．沢水や未殺菌の井戸水等は本菌を保菌する野生動物の糞便により汚染されている可能性があるため，避けるようにする．

7 ブドウ球菌

> 食中毒の原因菌としては黄色ブドウ球菌が有名である

　ブドウ球菌のなかでも食中毒の原因菌として最も有名なのが黄色ブドウ球菌である．ヒトの毛髪や鼻腔，咽頭や皮膚にも生息しており，化膿性疾患の原因菌でもある．また動物にも生息し，自然界に広く存在する．

●ブドウ球菌

　2000年に大阪で黄色ブドウ球菌を原因とする食中毒が発生し，その名は広く知られることとなった．2023年にも弁当で500名を超える患者が発生する食中毒があった．

a 菌の性状（表4-17）

　ブドウ球菌は黄色，レモン色，白色等のコロニーを形成し，代表的なものに黄色ブドウ球菌（*Staphylococcus aureus*），表皮ブドウ球菌（*Staphylococcus epidermidis*），腐性ブドウ球菌（*Staphylococcus saprophyticus*）があり，

表4-17 ブドウ球菌の形態と性質

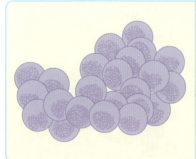

グラム陽性
球菌（鞭毛なし）
通性嫌気性
芽胞形成：しない
生育至適温度：30〜40℃
生育至適 pH：6.0〜7.0
熱抵抗性：菌は弱いがエンテロトキシンは耐熱性
潜伏期間：平均2〜3時間と細菌性食中毒のなかで最も短い
耐塩性細菌（食塩濃度10％前後）
ヒトの毛髪，皮膚，鼻腔，咽喉に常存
化膿創の病原菌
薬剤耐性株による感染症は五類感染症に指定

生化学的性状等により35種類以上に分類されている.

これらのブドウ球菌のなかで, 食中毒を起こす原因菌は黄色ブドウ球菌である. 黄色ブドウ球菌はグラム陽性の球菌で, 鞭毛をもたない. 通性嫌気性であり, 球菌は名前の由来の通り「ブドウの房」に似ている. 芽胞は形成しない. 熱や乾燥に抵抗性を有し, 80℃・30分の加熱でないと死滅しない. また, 血漿を凝固させるコアグラーゼ (酵素) を産生する. 増殖するときに産生される腸管毒エンテロトキシンは耐熱性で非常に熱に強く, 100℃・30分の加熱でも不活化せず, 120℃・30分の加熱でも完全には破壊されず, 210℃以上・30分の加熱ではじめて失活する.

ブドウ球菌の産生する**エンテロトキシン**は, その種類によりA〜Eの5つの毒素型に分類されるが, 食中毒の原因菌となるのはA型によるものが最も多い. 本菌の生育至適温度は30〜40℃であるが, 生育可能温度は6.5〜48℃といわれており, 10℃程度の低温でも増殖が可能である. 生育至適pHは6.0〜7.0である. 黄色ブドウ球菌は耐塩性菌で, 食塩がない環境でも増殖できるが, 食塩濃度が15%の環境下でも増殖が可能である.

食中毒発生時期は夏季に多いが, 近年では暖房器具の普及により夏季以外の季節にも散発している. メチシリン耐性黄色ブドウ球菌感染症, バンコマイシン耐性黄色ブドウ球菌は感染症法で五類感染症に指定されている.

b 原因食品

調理従事者を介した食品汚染が多いため, おにぎり, 寿司, 折詰弁当といった手指を使用する加工品が多く, 複合調理食品やサラダ, 洋菓子, 乳・乳製品等もある. 本菌が食品に付着して増殖するが, 増殖の際に産生されるエンテロトキシンを経口摂取することにより食中毒が発生する.

c 臨床症状 (表4-18)

潜伏時間が30分〜6時間, 平均2〜3時間と, 細菌性食中毒のなかでは最も短いという特徴をもち, 主症状としては悪心, 嘔吐, 腹痛, また水様性の下痢等の胃腸炎症状がみられる. 発熱はほとんどなく, 予後は良好で1〜3日で回復する.

d 予 防

食品を調理した後はできるだけ早く摂食し, 残った食品は室温で放置せず, 速やかに冷蔵・冷凍保存する. 食品を加熱した場合でも, 菌は死滅しても産生されたエンテロトキシンは通常の加熱では失活せず食品中に残るので注意を要する. またヒトの手指の傷や鼻腔等に常在するため, 化膿性疾患者や鼻水やくしゃみ等の症状のある (風邪をひいている) 者は食品に近づいたり触れないようにする. とくに調理従事者である場合は従事を停止する等徹底する.

表4-18 ブドウ球菌による食中毒

主な原因食品	主な症状	主な予防法
穀類（おにぎり，寿司， 　仕出弁当その加工品） サラダ 乳・乳製品 洋菓子	潜伏期間：平均2〜3時間 悪心，嘔吐，腹痛，水様性下痢の胃腸 　炎症状 発熱はほとんどみられない 1〜3日で回復	耐熱性エンテロトキシンを産生するため常温放置は避け， 　早めの摂食または冷蔵・冷凍保存 ヒトの手指の傷，鼻腔等の常在菌のため，風邪をひいてい 　る者の食べ物への接触等禁止（調理従事者は業務停止）

8 ボツリヌス菌

● ボツリヌス菌

▶ 産生毒素の毒性は非常に強く，致死量は0.5〜5.0μgと推定される

　ボツリヌス菌（*Clostridium botulinum*）の名前の由来はソーセージ（ラテン語でbotulus）であるといわれるほど，昔から欧州地域ではハムやソーセージ等の食中毒の原因菌として広く知られていた．国内でもボツリヌス菌による複数の食中毒事件が発生しているが，近年の発生件数は非常に少数である．

　ボツリヌス菌は土壌や海泥，また家畜や魚類等の腸管に生息しており，非常に毒性が強いのが特徴である．そのため，**ボツリヌス症**＊は感染症法の四類感染症に指定されている．

a 菌の性状（表4-19）

　グラム陽性の桿菌で鞭毛をもつ．偏性嫌気性で，耐熱性の芽胞を形成する．本菌および本菌の産生する毒素は熱に弱い（80℃・20分の加熱により不活化）が，芽胞は熱に強い性質をもつ．芽胞の耐熱性は，80℃・20分で死滅するやや弱いものから，死滅させるには120℃・4分の加熱が必要なもの等がある．毒素は抗原性によりA〜Gの7種類に分類されるが，ヒトに食中毒を起こすのは主にA，B，E，F型毒素である．

＊ボツリヌス症
以下の4型がある。
①ボツリヌス食中毒（食餌性ボツリヌス症）
②乳児ボツリヌス症
③創傷性ボツリヌス症
④成人腸管感染毒素型ボツリヌス症（成人腸管定着ボツリヌス症）
　また、上記4型にあてはまらない、医療行為等によるボツリヌス症もある。

表4-19 ボツリヌス菌の形態と性質

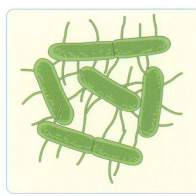

<td colspan="2">グラム陽性 桿菌（鞭毛あり） 偏性嫌気性 芽胞形成：する 生育至適温度：28〜42℃ 生育至適pH：6.0〜7.0 熱抵抗性：菌と産生毒素は弱いが芽胞は耐熱性</td>
<td colspan="2">毒性が強く致死率が高い 土壌や海泥に生息 乳児ボツリヌス症の原因菌</td>

菌によって異なるが，生育可能温度は3〜48℃，生育至適温度は28〜42℃である．生育可能pHは4.0〜9.6であり，生育至適pHは6.0〜7.0である．

ボツリヌス食中毒は，他の食中毒菌と比較すると発症頻度は極めて低い．国内で発生した本菌による食中毒事件では1951年に北海道でニシンのいずし（魚や米，野菜を混ぜた発酵食品，北海道・東北地方の郷土料理）によるE型中毒の発生，1984年に熊本県で起きた辛子レンコンの真空包装によるA型中毒の発生（患者数36名，死亡者数11名）が有名であるが，近年では真空保存された「あずきばっとう（岩手県の郷土料理）」によるA型中毒患者やハチミツによる乳児ボツリヌス症の患者が報告されている．

 コラム 耐性菌とは

薬剤に耐性がある細菌のことを「耐性菌」や「薬剤耐性菌」と呼ぶ．代表的な薬剤耐性菌としては，ペニシリン耐性肺炎球菌（penicillin-resistant *Streptococcus pneumonia*，PRSP）や，メチシリン耐性黄色ブドウ球菌（methicillin-resistant *Streptococcus aureus*，MRSA）がある．このような耐性菌が生まれた原因は抗菌薬の乱用といわれ，疾病治療のために抗菌薬や抗生物質を使用するが，その際生き残った細菌が，耐性菌として生き延びる場合がある．また細菌が増殖する際に突然変異を起こしたり，他の細菌の耐性遺伝子を受け取ることで耐性菌が出現することがある．同じ薬剤を長期間使用すると発生しやすいことから，過剰な抗菌薬の使用を控えることで耐性菌が少なくなるといわれる．1996年，MRSAに当時唯一有効とされた抗菌薬であるバンコマイシンに対し，耐性をもったバンコマイシン耐性腸球菌（vancomycin-resistant enterococci，VRE）がわが国で初めて報告された．健康な成人であれば発症しないが，免疫力が低下している者が感染すると敗血症や髄膜炎等を引き起こし，発熱やショック症状により死亡する例もある．

b 原因食品（表4-20）

　国内ではほとんどが魚類製品で，最も多いのがいずしである（E型ボツリヌス菌中毒）．海外ではソーセージやハム，魚のくん製，野菜や果物等の自家製缶詰・瓶詰等が原因食品となる．ボツリヌス菌は偏性嫌気性のため，真空包装食品や瓶詰といった密閉性の高い食品をつくる際には注意が必要である．また乳児ボツリヌス症の原因食品はハチミツであることが多いため，厚生労働省は1歳未満の乳児にハチミツを使用しないよう定めている．

c 臨床症状

　潜伏期間は12～36時間で，致死率が30～50％と非常に高いことが特徴である．ボツリヌス菌食中毒の症状として，はじめは悪心，嘔吐，腹痛，下痢等の胃腸炎症状が現れるが，しばらくすると倦怠感やめまいが現れる．発熱がほとんどみられないことも本菌の特徴であり，症状が進むと頭痛やめまい，瞳孔拡大，視神経麻痺，嚥下困難等を起こし，さらに症状が進むと呼吸筋や横隔膜神経麻痺により呼吸困難を起こし，最後には死に至る．ボツリヌス毒素は生物がつくる毒素のなかでは最も強く毒性とされ，経口摂取では致死量が0.5～5.0 μgほどと推定されている．これはボツリヌス毒素が末梢神経に作用し，アセチルコリンの放出を阻害するために弛緩性の麻痺を起こすためである．

表4-20　ボツリヌス菌による食中毒

主な原因食品	主な症状	主な予防法
魚類製品（いずし） 海外ではソーセージ，ハム 　等の自家製缶詰・瓶詰 真空食品 発酵食品	潜伏期間：12～36時間 悪心，嘔吐，腹痛，下痢等の胃腸炎症状→ 　頭痛，めまい→視神経麻痺，嚥下困難→ 　呼吸困難等 重篤な場合は死に至る	菌および菌の産生毒素は熱に弱いので摂食前に十分 　な加熱を行う 嫌気的な工程を経てつくる食品は新鮮な食材を選び， 　使用する容器等は洗浄・消毒したものを使用する 乳児にハチミツを与えないようにする

コラム　乳児ボツリヌス症

乳児ボツリヌス症は1976年に米国で初めて報告された．原因食品はハチミツで，ハチミツ内のボツリヌス菌芽胞を経口摂取し，芽胞が腸管内で発芽・増殖して毒素を産生することにより発症する．成人腸管感染毒素型ボツリヌス症と同じく感染毒素型に近い食中毒である．乳児は腸内が未発達のためボツリヌス菌が増殖しやすい．致死率は3％以下であり，発症は生後3週間から8ヵ月までにみられるが，1歳を過ぎた頃はみられない．1987年に当時の厚生省は1歳未満の乳児にはハチミツを与えるべきではないという内容の指導を通達している．

d 予　防

芽胞は熱に強いが，菌自体と菌の産生する毒素は熱に弱い（80℃・20分の加熱により不活化）ので，摂食する前に食品を十分に加熱することが重要である．いずし等は嫌気的に熟成させる工程を経るため，使用する魚やその他の食材には新鮮なものを選ぶようにする．また3℃近くでも死滅しないため冷蔵保存でも注意が必要である．

9 ウェルシュ菌

▶ 他の原因菌に比べ1件当たりの患者数が非常に多い特徴をもつ

ウェルシュ菌*（*Clostridium perfringens*）は，食中毒の発生件数は多くないが，1件当たりの患者数が他の食中毒と比べ非常に多く，大量調理施設での集団食中毒による発生が多いという特徴をもつ．1943年に英国で本菌を原因とする集団食中毒が発生し，その名が知られるようになった．

*ウェルシュ菌
1892年米国の病理学者ウェルチ（William H. Welch）らにより発見され，ウェルシュ菌（*Clostridium welchii*）と命名されたが，のちに学名でクロストリジウム・パーフリンゲンスとされた．

a 菌の性状（表4-21）

自然界に多く生息し，土壌や河川，ウシやブタ，ニワトリ等の動物やヒトの腸管内，糞便にも生息している．ウェルシュ菌はグラム陽性の桿菌で，鞭

表4-21　ウェルシュ菌の形態と性質

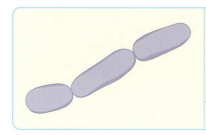

グラム陽性
桿菌（鞭毛なし）
偏性嫌気性
芽胞形成：する
生育至適温度：43～46℃と高い
生育至適pH：6.0～7.5
熱抵抗性：芽胞は耐熱性
集団食中毒による発生が多い
土壌や河川，動物の腸内等の自然界に多く分布

毛をもたない．偏性嫌気性であり，芽胞を形成する．

本菌は産生する毒素の種類によりA～Eの5つの毒素型に分けることができるが，なかでも食中毒原因菌として問題になるのはA型である．菌の種類によって芽胞の耐熱性は異なるが，とくにA型は100℃で1～4時間の加熱に耐える芽胞を形成する．本菌の生育可能温度は12～51℃で，生育至適温度は43～46℃と，比較的高い温度でも生育が可能である．生育可能pHは5.0～8.5であり，生育至適pHは6.0～7.5である．A型の芽胞形成至適温度は37℃前後である．

本菌に汚染された食品を摂取することにより体内に入り芽胞を形成し，エンテロトキシンを産生する．感染菌量は食品1g当たり10^7個と多めである．

b 原因食品

原因食品は加熱調理食品が多く，国内ではカレーや肉団子，煮魚や肉の入ったスープ等，海外ではシチューやローストビーフ等が多く，そのほとんどがタンパク質性の食品である．加熱により本菌の発芽形成が促されると同時に，一定時間室温で放置すること等により菌が増殖する．

c 臨床症状（表4-22）

潜伏期間は6～18時間（平均10時間）で，主症状は腹痛と下痢である．

表4-22 ウェルシュ菌による食中毒

主な原因食品	主な症状	主な予防法
タンパク質性食品（カレー，肉団子，煮魚等）加熱調理食品	潜伏時間：平均12時間腹痛と下痢嘔吐や発熱はほとんどない1～2日で回復	生育至適温度が45℃前後のため加熱調理食品の常温放置を避ける冷ますときは常温でなく急速に冷却し保存嫌気状態でも増殖するため密閉食品にも注意

C. 細菌性食中毒　91

下痢は水様便で1日の回数は多い．嘔吐や発熱はほとんどみられず，おおむね軽症で1～2日で回復する．

d 予　防

　予防法としては加熱調理食品の保管・保存方法が重要である．加熱調理後の食品はすぐに摂食し，残った食品は冷蔵・冷凍保管する．また生育至適範囲が45℃前後なので，加熱調理後の食品を冷やすときは室温放置ではなく，速やかに冷却することも重要である．また偏性嫌気性であるため密閉保存した食品も注意が必要である．

10 セレウス菌

▶ **嘔吐型食中毒と下痢型食中毒の2種類がある**

　セレウス菌（*Bacillus cereus*）は自然界に多く分布しており，河川や土壌，汚水のほか，食品や飼料，動物の腸管内等にも常在している．

● セレウス菌

a 菌の性状（表4-23）

　本菌はグラム陽性の桿菌で，周囲に鞭毛をもち運動性がある．通性嫌気性で耐熱性の芽胞を形成する．芽胞は100℃・40分の加熱でも死滅しない．発育至適温度は28～35℃であり，生育可能温度は5～50℃と他の食中毒細菌に比べ高温でも生育が可能である．生育可能pHは4.4～9.3，生育至適pHは6.0～7.0である．

b 原因食品，臨床症状（表4-24, 4-25）

　本菌には嘔吐型食中毒と下痢型食中毒の2種類がある．国内では嘔吐型食中毒が多くみられる．

①**嘔吐型**：食品中で芽胞が発芽・増殖し，それにより産生された嘔吐毒を食品と摂取することで発症する．潜伏期間は1～5時間で，主症状は悪心や嘔吐である．原因食品にはスパゲッティ等の麺類，とくにチャーハン，ピラフや弁当等の米飯のものが多い．潜伏期間や原因食品等からブドウ球菌の食中毒症状と類似しており，間違えることがある．

②**下痢型**：食品中で芽胞が発芽・増殖し，その食品を摂取後に腸管内で菌が増殖しエンテロトキシンを産生することで発症する．潜伏期間は8～12時間で，主症状は腹痛と下痢である．原因食品にはソーセージ，バニラソース，プリン，スープ等がある．

　両型とも潜伏期間が短く，軽症で発熱もほとんどみられず，1～2日で回復する．夏季に多く発生する．

c 予　防

　加熱調理食品においては，加熱しても芽胞は死滅せず残っており，本菌が

表4-23 セレウス菌の形態と性質

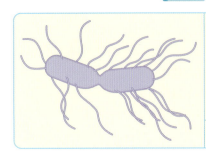

グラム陽性
桿菌（鞭毛あり，運動性あり）
通性嫌気性
芽胞形成：する
生育至適温度：28～35℃（生育可能温度 5～50℃と高温でも生育可能）
生育至適 pH：6.0～7.0
熱抵抗性：芽胞は耐熱性

河川や土壌，動物の腸管内等の自然界に多く分布
嘔吐型は黄色ブドウ球菌食中毒と症状が類似

表4-24 セレウス菌による食中毒

主な原因食品	主な症状	主な予防法
嘔吐型：デンプン性食品（ピラフ，弁当，スパゲッティ等の麺類） 下痢型：タンパク質性食品（ソーセージ，スープ，バニラソース等）	嘔吐型：悪心，嘔吐 下痢型：腹痛，下痢 共通：潜伏時間が短い（12時間以内），発熱はなく1～2日で回復	食品の加熱により芽胞生育が促進・増殖するので，加熱調理食品の常温放置は避ける 冷ますときは常温でなく急速に冷却し保存

表4-25 セレウス菌の産生毒素の分類

毒素	タイプ	性質
嘔吐型毒素：セレウリド	食物内毒素型	安定性がある 121℃・30分の加熱に耐性 pH2～11に耐性 ペプシン，トリプシン等の消化酵素に耐性 抗原性はない 毒素産生至適温度 25～30℃
下痢型毒素：エンテロトキシン	生体内毒素型	安定性がない 熱に弱く56℃・5分の加熱で失活，またペプシンやトリプシンでも失活 抗原性がある 毒素産生至適温度 32～35℃

C. 細菌性食中毒　93

食品中で増殖するので，加熱後に室温で放置すること等は避け，調理後すぐに喫食するようにする．また加熱調理後の食品を保存するときは室温で放置すると食品中で菌が増殖するので，急速に5℃以下に冷やすようにするか，あるいは60℃以上の温蔵庫に保存する．

11　プロビデンシア・アルカリファシエンス（*Providensia alcalifaciens*, PA）

▶ ヒトの腸内の常在菌であるが，強い毒性をもった食中毒原因菌となりうる

　PA菌はグラム陰性菌で鞭毛をもち，腸内細菌科に属する．生育至適温度は37℃である．本菌は国外では旅行者下痢症の原因菌として知られているが，1996年，福井県で成人を含む幼児270名が発熱，嘔吐，下痢等の急性胃腸炎症状を訴え，PA菌による初めての集団食中毒が発生した．原因食品は調理パンとされたが特定はされていない．その後も国内においてPA菌による食中毒が複数件発生している．

　PA菌はヒトの腸内に常在する菌であり，今まで病原性をもったものの報告はされていなかったが，食中毒事件で検出されたPA菌は非常に強い毒性をもっていたとされ，原因のわからない細菌性食中毒の一部である可能性がある．潜伏期間は3日前後であり，75℃・1分間の加熱で死滅する．

12　その他の菌

▶ エロモナス属菌，プレジオモナス・シゲロイデス，リステリア等が挙げられる

a　エロモナス属菌
　エロモナス（*Aeromonas*）属菌は通性嫌気性のグラム陰性桿菌で，鞭毛をもつ．河川や湖沼等の淡水域に常在しているが，沿岸海域にも分布している．ヒトに急性胃腸炎を起こす原因菌はエロモナス・ヒドロフィア（*A. hydrophila*）とエロモナス・ソブリア（*A. sobria*）である．原因食品として本菌に汚染された淡水魚およびエビやカキ等の海産魚介類の生食，また生水等が挙げられる．主な症状は腹痛と水様性下痢であるが比較的軽症で，発熱はほとんどみられず1〜3日で回復する．

b　プレジオモナス・シゲロイデス
　プレシオモナス・シゲロイデス（*Plesiomonas shigelloides*）は，通性嫌気性のグラム陰性桿菌で鞭毛をもつ．淡水域の常在菌で，河川，湖沼および沿岸海域にも分布しており，本菌に汚染された淡水魚や海産魚介類の生食，生水等が原因食品となる．主な症状は腹痛と下痢であるが，腹痛は軽症であり，発症から2〜3日で回復する．発熱はほとんどみられない．旅行者下痢症の原因菌であり，近年では本菌が原因とされる食中毒または集団下痢症の報告

94   4. 食中毒

がある.

c リステリア（第5章参照）

ヒトのリステリア症は，リステリア・モノサイトゲネス（*Listeria mono-cytogenes*）による感染症である．本菌は通性嫌気性のグラム陽性短桿菌で鞭毛をもつ．本菌はヒト，家畜，家禽等の動物や魚類等，また河川や下水等，広範囲にわたり自然界に分布している．生育可能温度は0 ～ 45℃と4℃以下の低温でも増殖できるため，冷蔵庫のなかでも菌が増殖する．潜伏期間は数日～ 3ヵ月で，インフルエンザに似た症状（38 ～ 39℃の発熱，頭痛，嘔吐等）が主症状であり，胃腸炎症状はほとんどみられない．健康な成人の場合は無症状で経過することが多いが，妊婦や乳幼児，高齢者や免疫力が低下している場合は重症化することがある．原因食品として加熱不十分な食肉や未殺菌乳によるチーズといった乳製品等があるが，低温でも生存・増殖するため，長期間低温保存した調理済み食品が原因食品となる場合も多い．わが国での発症事例報告はほとんどない．

d ビブリオ属菌

ビブリオ・ミミカス（*Vibrio mimicus*）は，塩分濃度6％以下で増殖できるため，淡水から海水に分布している．コレラ菌と間違いやすく，カキの生食や魚介類が原因食品となっている．また，ビブリオ・フルビアリス（*V. fluvialis*）は，腸炎ビブリオに似て3％塩分濃度を好み，腸炎ビブリオと混合感染も多い．ともに腹痛，嘔吐，下痢等を起こす．

ビブリオ・バルニフィカス（*V.vulnificus*）は，2 ～ 3％塩分濃度を好み，汚染された魚介類の摂取や皮膚の創傷から感染する．健康なヒトが感染することはないが，肝臓病や糖尿病，アルコール性肝炎のヒトが感染しやすく，敗血症等を起こす．

D ウイルス性食中毒

1 ノロウイルス（表4-26）

▶ **貝類の中腸腺に蓄積され，二枚貝による食中毒の原因となる**

2002年，国際ウイルス学会で正式にノロウイルス（Norovirus）と命名され，わが国でも1998年より食中毒の原因物質として認定され，2003年の食品衛生法施行規則の改正時に名称が**ノロウイルス***となった．

a ウイルスの性状

近年，カンピロバクター・ジェジュニ，サルモネラ属菌と並び，食中毒発生事件数の上位で推移している．食中毒患者数は第1位で，総患者数の半数

* ノロウイルス
1968年に米国のオハイオ州ノーウォークの小学校で集団の急性胃腸炎が発生し，患者の糞便から小型のウイルスが検出された．1972年に電子顕微鏡によりその形態（直径約30nmの小型ウイルス）が明らかにされ，ノーウォークウイルス（Norwalk virus）と命名された．以前は総称して「小型球形ウイルス（Small Round-Structured Virus，SRSV）」と表記していた．ノロウイルス〔ノーウォーク（Norwalk）因子〕は，サポウイルス〔サッポロ（Sapporo）因子〕と同じカリシウイルス科に属しエンベロープをもたない．

D. ウイルス性食中毒　95

表4-26　ノロウイルスによる食中毒

主な形態と性質	主な症状	主な予防法
小型の球形ウイルス 二枚貝(カキ，アサリ，ハマグリ等)の中腸腺に濃縮・蓄積(増殖はしない) ヒトの腸内で増殖 感染能力が非常に強い ヒトの排泄物からの空気感染あり 85〜90℃・90秒以上の加熱で死滅 他の食中毒と異なり発生は冬季に多発 原因食品：二枚貝や汚染された井戸水等	潜伏期間：24〜48時間 悪心，嘔吐，腹痛，発熱，水様性下痢 1〜2日で回復	カキ等の生食は避け，加熱(中心部温度85℃で1分以上)を十分に行う 排泄物中のウイルスによる二次感染(接触・飛沫)に注意 次亜塩素酸系の消毒(エタノール，逆性石けんは低効果) 本ウイルス感染者と調理従事者は接触を避ける

以上を占めている.

　ノロウイルスは食品中では増殖することができず，本ウイルスに汚染された食品の経口摂取により，ヒトの腸管に感染して増殖し，**感染性胃腸炎**を起こす．なお，この感染性胃腸炎は感染症法の五類感染症に指定されている.

　本ウイルスはカリシウイルス科に属し，エンベロープをもたないため比較的熱や化学物質に対する抵抗性が強く，60℃・30分の加熱では不活化せず，食品の中心部温度が85〜90℃・90秒以上の加熱で感染性がなくなるといわれている（**図4-8**参照）．また，酸や消毒用エタノール，逆性石けんでも容易に不活化されない．感染能力が非常に強く，10〜100個程度の少量のウイルスで感染する.

b 原因食品

　ノロウイルスは食物連鎖を通して貝類の中腸腺に濃縮され蓄積（増殖はしない）されるため，原因食品としては海水をろ過して餌を摂食する二枚貝であるカキ（生カキ，酢ガキ，カキ鍋等）やアサリ，ハマグリ，シジミ等が挙げられる．また本ウイルスに汚染された井戸水を未消毒のまま飲用した場合

等の感染もみられる．

　感染したヒトの排泄物中にはノロウイルスが多量に含まれており，その糞便や吐物が手指を介してヒトからヒトへと感染する．また吐物に含まれるノロウイルスが乾燥により飛散することによって空気感染（飛沫感染）することもある．現在では，感染したヒトからの二次感染や二次汚染を介した感染等が原因となる場合が8割程度となっていて，二枚貝を介した感染の2割程度より高率となっている．

　多発時期は，細菌性食中毒と異なり12〜2月の冬季が多い（**図4-7**）．

c 臨床症状

　潜伏期間は24〜48時間で，主な症状は悪心，嘔吐，腹痛，38℃以下の発熱，水様性の下痢である．時に頭痛や咽頭痛を伴うために風邪と間違えることがある．通常1〜2日程度で回復するが，感受性の高い幼児や高齢者等の場合は重症化することがあり，とくに高齢者の場合には，吐物を誤って気管に詰まらせることによる窒息死や誤嚥性肺炎を起こす例がある．

　本ウイルスに感染しても発症しない不顕性感染者もおり，ウイルスを排泄している場合には知らずに二次感染の原因となることがある．症状が治まってもしばらく排泄便にはウイルスが含まれており，通常では1週間，長い場合では1ヵ月近く排泄されることもあるため注意が必要である．

　本ウイルスに対する抗ウイルス薬はなく，乳幼児や高齢者は脱水症状を起こしやすいため十分な水分および栄養補給を行う．排便により本ウイルスを体外へ排出するため，下痢止め薬等の服用は逆に回復を遅らせるので使用し

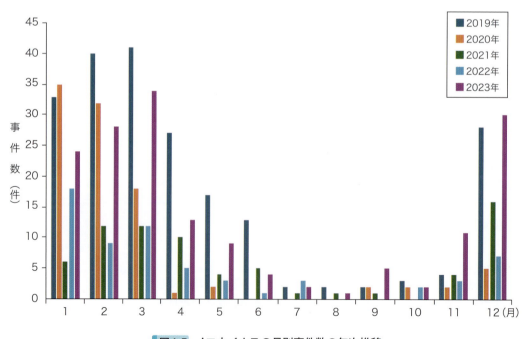

図4-7 ノロウイルスの月別事件数の年次推移

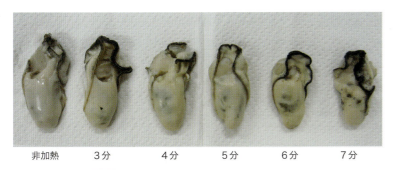

図4-8 ノロウイルスの失活条件とカキの形態
カキはいずれも16g前後のものを使用している．
90℃に達した湯にカキを投入後，3分から1分単位で湯から取り出した（16g前後のカキは，90℃の湯に投入後3分〜3分30秒で中心温度が85℃に達する）．

ないようにする．

d 予防

原因食品となりうる食品を食べる場合は十分に中心部まで火を通してから摂食するようにする（図4-8）．食品を取り扱う前には手指を消毒し，使用した調理器具等は洗浄を行った後，次亜塩素酸ナトリウムを使った塩素消毒を行うか，十分な熱湯消毒を行うようにする．とくに二枚貝を使用する調理を行うときは，調理器具をその都度洗浄または加熱消毒し，他の食品への二次汚染に注意する．また本ウイルスに感染している者やその疑いのある者は食品に近づいたり，触れたりしないようにする．

回復してもしばらくはウイルスを含む排泄が続くため，症状が回復しても直接食品を扱う仕事は避けるようにし，調理従事者は本ウイルスに感染した者との接触を避けるようにする．

2 肝炎ウイルス（表4-27）

▶ A型は魚介類，E型は食肉の生食が原因となる

a ウイルスの性状

飲食物を介した経口感染が知られる肝炎ウイルスにはA型肝炎ウイルスとE型肝炎ウイルスがある．

A型肝炎はA型肝炎ウイルス（hepatitis A virus，HAV）の経口感染により発症する．冬から春にかけて多発する．熱抵抗性があるため，60℃・60分の加熱でも不活化せず，85℃，1分以上の加熱で，不活化する．肝臓に対し非常に強い親和性をもっているため，肝臓では増殖するが，他の臓器・細胞では増殖しない．

E型肝炎はE型肝炎ウイルス（hepatitis E virus，HEV）の経口感染によ

表4-27 肝炎ウイルスによる食中毒

主な原因食品	主な症状	主な予防法
A 型肝炎：魚介類（カキやアサリ等） E 型肝炎：豚レバー，イノシシ，シカ，ヤギ肉の生食等	A 型肝炎 潜伏期間：2～6 週間（平均 4 週間） 倦怠感，発熱，悪心，嘔吐，下痢，黄疸症状等 1～2ヵ月で治癒（安静時） E 型肝炎 潜伏期間：平均 6 週間 発熱および腹痛等の消化器症状，黄疸症状等 6 週間前後で治癒（安静時） 共通：時に劇症肝炎を発症	A 型肝炎 A 型肝炎流行地（熱帯地域等）へ行く前にウイルスワクチン接種 現地で魚介類の摂食を避ける E 型肝炎 ブタ，イノシシ，シカ肉等の生食は避け，中心部まで十分に加熱する 食肉と他の食品は分けて保存

り発症する急性肝炎で，人畜共通感染症である．若者では不顕性感染である場合が多い．開発途上国において常在するウイルスである．本ウイルスは63℃・30分の加熱により不活化し感染力を失う．ヒトからヒトへの感染はないが，輸血等の血液を介しての感染例がある．

A型肝炎，E型肝炎ともに感染症法の四類感染症に指定されている．

b 原因食品

A型肝炎の原因食品は魚介類といわれ，わが国ではカキや輸入のアサリ等が原因とされる．主に熱帯地域での発生が多く，水を介しての感染が多い．わが国では食品からの感染よりも，海外旅行者が帰国後に発症する輸入感染例が多い．

E型肝炎の原因食品は常在地域では主に水が多く，国内では，豚レバー，イノシシ肉，またシカ肉やヤギ肉といわれ，これらの生食による感染例が報告されている．

D. ウイルス性食中毒 　99

c 臨床症状

　A型肝炎の潜伏期間は2～6週間（平均4週間）で，主症状は倦怠感，発熱，嘔気，嘔吐，下痢等がみられる．症状が進むと肝機能低下のため黄疸等の肝症状が現れる．小児では不顕性感染や軽症であることが多く，風邪と診断されることがある．成人では安静にしておくことで1～2ヵ月で治癒する．一過性であるため慢性化することはほとんどないが，妊婦や高齢者が感染した場合は劇症肝炎や肝不全を引き起こす確率が高く，致死率もE型肝炎に比べて高い．

　E型肝炎の潜伏期間は平均6週間とA型肝炎ウイルスに比べて長く，主症状は，まず発熱や腹痛等の消化器症状が起こり，肝機能低下による黄疸が現れる．こちらも安静にしておくことにより6週間程度で治癒するが，A型肝炎と同様に時に劇症肝炎を起こすことがある．

d 予　　防

　A型肝炎の場合，熱帯地域等のA型肝炎の流行地へ行くときは事前にA型肝炎ウイスルワクチンを接種する．また現地では生の魚介類や生水を摂取しないように注意する．

　E型肝炎の場合，ブタ（レバー），イノシシ，シカ等の肉の生食により感染するため，これらの肉類の生食は避け，必ず中心部まで火が通るよう十分に加熱し摂食するようにする．

3 ロタウイルス（p.128参照）

▶ 感染者の吐物，排泄物等を介した二次感染例がほとんどである

a ウイルスの性状

　ロタウイルスは，生後半年から2歳くらいの乳幼児が，冬季から春先に急性の下痢症を起こす主要な原因ウイルスであり，5歳までにはすべての乳幼児が感染・発症するといわれ，乳児嘔吐性下痢症の原因である（p.128参照）．

　発生時期は，ノロウイルスが冬季前半の11～2月頃発生するのに対し，ロタウイルスは後半の1～4月頃に発生する．本ウイルスは経口感染し，小腸上皮細胞に付着し増殖する．ヒトに病原性を有するロタウイルスはA～C群があるが，日本ではA群の検出頻度が高い．本ウイルスは感染力が非常に強く，10個以下のウイルスでも感染が起こるとされる．健康な成人でも感染するが，症状が出ない不顕性感染の場合があり，本人が気づかずにウイルスを排泄している場合，感染源となることがある．

　保育園や幼稚園，小学校，老人ホーム等の福祉施設，また病院といった，感受性の高い幼児や高齢者の間で集団発生することが多い．

b 原因食品

本ウイルスに感染した者の吐物や排泄物等を介した二次汚染がほとんどであるが，過去の原因食品として国内ではちらし寿司や握り寿司，海外ではサラダやサンドイッチ等がある．

c 臨床症状

潜伏期間は1〜3日（平均2日間）で，主な症状は嘔吐，水溶性下痢であるが，悪心，発熱，腹痛を伴うことが多い．発熱は長く続かず2日程度で下がり，症状は3〜7日程度で回復する．時に激しい下痢により脱水症状を起こし入院する例もみられる．幼児の場合，下痢が米のとぎ汁に似た白色をしているのが特徴である．

d 予　防

ノロウイルス同様，本ウイルス感染者は排泄物に多量のウイルスが含まれるため，汚染された物の取り扱いには十分注意し，処理の際はビニール手袋

 コラム パンデミック化する食中毒

　近年は，冷凍・冷蔵技術，加工技術の進歩により，食品の流通が広域・複雑化している．これにより，食品業者等により提供される食数や販売量の増加，さらには販売地域の拡大や輸入食品の増加が顕著となっている．このような状況下，かつては地域限定であった食中毒が，広域にわたって大規模に発生するようになった．

　食中毒の原因物質としては腸管出血性大腸菌，カンピロバクター，サルモネラ属菌，ノロウイルス等の少量の摂取で発病する病原微生物によるものが多く，世界的流行がみられている．そのなかでも，1982年に米国で明らかにされた腸管出血性大腸菌O157は，わが国では1996年に全国規模の大流行を引き起こした．この菌による食中毒発生はそれ以降も後を絶たず，チェーン店を原因施設とするもの等，複数自治体にまたがる広域事例が数多く発生している．

　また，ノロウイルスは感染力が強く，健康被害が世界各地で発生しており，2006年頃から10年間ぐらいはノロウイルスGII.4の世界的流行がみられた．2014〜2015年以降は，食品を介した健康被害事例などから新たにノロウイルスGII.17型が各地で検出されるようになり，大流行が危惧されている．

　近年，検査技術の発達により，分離菌株についてファージ型別，プラスミドプロファイルあるいはパルスフィールド電気泳動（PFGE）等の遺伝子解析が行われるようになり，原因の特定と解析が進歩している．そのため以前は散発事例と処理されたものでも，共通の原因物質によることが明らかにされ，広域的流行であったことが解明されるようになってきていることも，広域食中毒の増加の背景にある．

　いずれにせよ，食材の流通が国際化・多様化している現代では，食中毒もパンデミックになるおそれがある．食材の取り扱いにはこれまで以上に注意が必要になってきている．

を使用し，しっかりと手指を消毒することが重要である．また感染者との接触による経口感染を防ぐため，日常の手洗いやうがい，また調理前の手洗いを徹底する．通常の加熱調理で本ウイルスは不活化するが，本ウイルスにより汚染された調理器具，タオルや衣類等の消毒を行う際には消毒用エタノールでは不十分のため，次亜塩素酸ナトリウムを使った塩素消毒を行うか十分な熱湯消毒を行うようにする．

4 サポウイルス

ノロウイルスと同じカリシウイルス科に属するウイルスで，ヒトの小腸粘膜で増殖する．ノロウイルスと同様に，学校や保育園等での集団感染が多い．症状や原因食品，予防法もノロウイルスと同様である（p.129参照）．

E 寄生虫による食中毒

1 アニサキス

> アニサキス食中毒は主に魚介類の生食により生じる

a アニサキス食中毒の病原体
サバ，アジ，イワシ，イカ，サンマ等の可食部に寄生するアニサキス亜科属線虫の幼虫（体長は2～3 cm）が原因物質である（**図4-9a**）．アニサキスの幼虫は魚介類の内臓や消化管に寄生しているが，漁獲後筋肉へ移行することが多い．アニサキスの種によって移行率が大きく異なるが，食中毒事例が最も多いアニサキスは*Anisakis simplex*である．

b アニサキス食中毒の発生状況
刺身や寿司等，海産魚介類の生食を好み多食する日本においては，アニサ

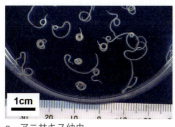
a. アニサキス幼虫

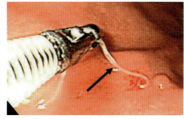
b. 胃壁に侵入したアニサキスの切除

図4-9 アニサキス

〔a. 国立感染症研究所：アニサキス症とは（2014年05月13日改訂）（https://www.niid.go.jp/niid/ja/kansennohanashi/314-anisakis-intro.html）（最終アクセス2024年4月15日）より引用；b. 写真提供：立川相互病院消化器内科 浦崎裕二先生〕

キス症の発生が諸外国に比して多い．2012年12月の食品衛生法施行規則の一部改正で，「アニサキス食中毒」が食中毒事件票に新たに追加されてから，統計的に発生数が集計可能となった（図4-10）．その結果，年々発生率が増加しており，近年の食中毒統計では，最も発生率が高い食中毒になっている．

C アニサキス食中毒の症状

1）胃アニサキス症

魚介類の生食後数時間して，激しい上腹部痛，悪心，嘔吐を呈する（劇症型胃アニサキス症）．虫体1匹でも症状が起こる．胃内視鏡検査で虫体を除去する治療法が行われる（図4-9b）．

2）腸アニサキス症

魚介類の生食後，虫体が腸に穿入し，腹痛，悪心，嘔吐等の症状を呈する．腸閉塞や腸穿孔を併発する場合もある．治療としては対症療法や外科的処置が施される．

3）消化管外アニサキス症

虫体が消化管を穿通して腹腔内へ脱出してしまい，大網，腸間膜，腹壁皮下等に移行して肉芽腫を形成することもある．

4）アニサキスアレルギー

アニサキスにあるアレルゲン（抗原）に感作してIgE抗体をつくった場合，再度アニサキスが寄生している魚類を摂取すると，蕁麻疹を主症状とするアニサキスアレルギーを発症する．重症のときはアナフィラキシー症状を呈する．アレルギー反応なので，加熱や冷凍した魚類の摂取でも発症する可能性がある．

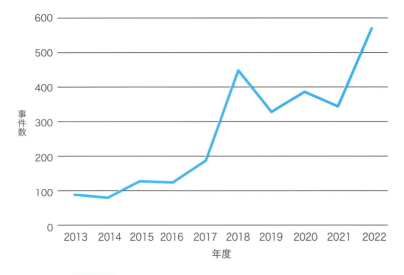

図4-10 アニサキス食中毒の動向（2013～2022年）

コラム　様変わりする食中毒

　近年，イカやサバ等の刺身を食べてアニサキス（*Anisakis*）を原因とする食中毒の発生が数多く報告されている．

　2021年の食中毒発生状況をみると，発生件数が717件であるのに対して，アニサキスを原因とする食中毒が344件と最も多く，寄生虫を発生原因とする食中毒（348件）のほとんどを占めている．鮮度のよい魚が販売され，刺身好きな日本人が多いことからもうなずける．細菌性食中毒の予防の3原則は清潔，冷却，加熱とされるが，これからは，魚の寄生虫の予防も念頭に置いて調理しなければならないであろう．

　厚生労働省は，図Aのように「アニサキスによる食中毒を予防しましょう」というリーフレットのなかで「鮮度を徹底」「目視で確認」「冷凍・加熱」の3点を予防のポイントとして挙げている．今後は，それぞれの食中毒に対応した予防策がますます必要となると考えられる．

アニサキスによる食中毒を予防しましょう

アニサキスの特徴
◆寄生虫（線虫類）
◆約2〜3 cmで，白色の少し太い糸状
◆アニサキス幼虫が寄生している魚介類：サバ，アジ，サンマ，カツオ，イワシ，サケ，イカなど

食中毒の症状
アニサキス幼虫が寄生する生鮮魚介類を食べた後，
◆数〜十数時間後に，激しいみぞおちの痛み，吐き気，嘔吐
　→急性胃アニサキス症
◆十数時間後以降に，激しい下腹部の痛み
　→急性腸アニサキス症

食中毒発生状況
◆アニサキスによる食中毒の50％以上が飲食店又は販売店で発生しています．

まずは，鮮度を徹底！目視で確認！

◆新鮮な魚を選び，速やかに内臓を取り除く．
※アニサキス幼虫は寄生している魚介類が死亡し，時間が経過すると，内臓から筋肉に移動することが知られています．内臓が付いた魚を仕入れた場合は，速やかに内臓を取り除きましょう．
◆魚の内臓を生で提供しない．
◆目視で確認して，アニサキス幼虫を除去する．

さらに，冷凍・加熱が有効！

◆冷凍する（−20℃で24時間以上）．
◆加熱する（70℃以上，または60℃なら1分）．
※一般的な料理で使う食酢での処理，塩漬け，しょうゆやわさびでは，アニサキス幼虫は死滅しません．

図A　アニサキス食中毒の防止を呼びかける事業者向けリーフレット

〔厚生労働省：アニサキスによる食中毒を予防しましょう（http://www.mhlw.go.jp/stf/seisakunitsuite/bunya/0000042953.htm）（最終アクセス2024年6月20日）より作成〕

d アニサキス食中毒の予防

　アニサキスが寄生している海産魚介類への規制を設定することは困難であるので，寄生する可能性のある魚介類の生食を避けることが重要である．また，加熱処理（60℃で1分以上）や冷凍処理（−20℃，24時間以上）によりアニサキス幼虫は感染性を失う．しかし，アニサキスは酢では死なないのでしめさばには注意が必要である．

2 クドア・セプテンプンクタータ

▶ クドア食中毒は主にヒラメの生食により生じる

a クドア食中毒の病原体

　2011年にヒラメに寄生するクドア・セプテンプンクタータ（*Kudoa septempunctata*）（図4-11）が新しい食中毒原因物質として発表され，2012年に「クドア食中毒」が食中毒事件票に新たに追加された．クドア・セプテンプンクタータの病原体は，ヒラメの筋肉中に寄生する大きさ10 μmの三角錐状の殻（胞子）をもつ多細胞寄生虫である．胞子のなかにアメーバー様細胞が2つ入っており，腸管内で胞子が壊れてアメーバーが放出され，腸管に侵入すると考えられている．クドア属は魚の寄生虫として200種類ほどあるが，ヒトに食中毒を起こす種はクドア・セプテンプンクタータ以外にも数種報告されており，発症事例が多いのはこの種が原因で起こる食中毒である．

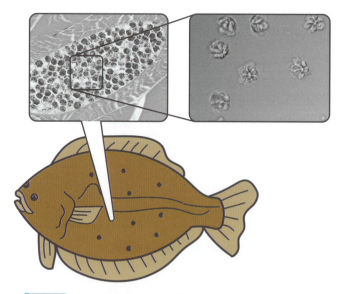

図4-11 ヒラメに寄生するクドア・セプテンプンクタータ

b クドア食中毒の発生状況

2011年には500人以上の患者が出たが，その後，農林水産省および厚生労働省から予防措置がとられた効果が現れ，現在は減少している．

c クドア食中毒の症状と疫学

潜伏期は平均で5時間（1〜22時間）で，主な臨床症状は下痢，嘔吐であり，それに伴って腹痛，発熱等が起こる．症状は一過性で，予後は良好である．ヒトが終宿主ではないので，体内で増殖することはない．また，発症推定総摂取数は一症例当たり約10^7個以上と推定されている．

d クドア食中毒の予防

寄生虫に対する一般的な予防対策である加熱処理，冷凍処理が有効である．ヒラメにおいては，中心温度を75℃にして5分間以上の加熱または−20℃で4時間以上，−80℃で2時間以上の冷凍処理で死活する．しかし，ヒラメは活魚での流通が一般的であるため，冷凍処理すると商品価値の低下から経済的損失が懸念される．そのため，農林水産省は2012年6月に通知を出し，養殖ヒラメによる食中毒の防止に対しては養殖段階において種苗の導入，飼育環境等の出荷前からの統一した管理を徹底した．このことから国内養殖ヒラメの汚染はほとんどなくなった．また輸入ヒラメに対しては，厚生労働省の輸入検査で筋肉1g当たり10^6個以上のクドア胞子があるものを規制対象としている．

3 その他の寄生虫

▶ 様々な寄生虫性食中毒が存在するが，とくに獣肉の生食は危険である

比較的新しく発見された馬肉中の寄生虫としてサルコシスティス・フェアリー（*Sarcocystis fayeri*）がある．2011年6月に新規食中毒原因物質として通知され，2012年から「サルコシスティス食中毒」として届け出がされるように食中毒事件票が改正された．サルコシスティス・フェアリーは住肉胞子虫の一種で，原虫虫体（感染仔虫）がたくさん入ったシスト（胞子）として筋肉間隙に存在する．一見，木綿糸や絹糸のような形状をしており，サシ（脂肪）とも見誤りやすく，肉眼や実体顕微鏡では判断しにくい（**図4-12**）．症状は「クドア食中毒」と同様で，喫食後数時間で発症し，一過性の下痢・嘔吐が主であり約24時間後には症状がなくなる．予後は良好である．サルコシスティス食中毒の発生状況は，2013年に1件6名が報告された事例を最後に，生産地での冷凍予防が徹底されたことから本食中毒は報告されていない．

獣肉からの摂取とともに，ペットからの感染に注意が必要な寄生虫にトキソプラズマがある．加熱不十分な豚や羊等の肉や，ネコの糞便に含まれていることがあり経口的に感染する（**図4-13**）．症状は無症状から頭痛や軽い発

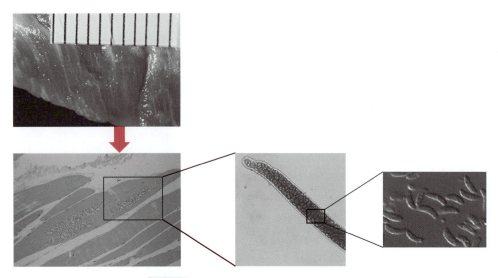

図4-12 サルコシスティス・フェアリー

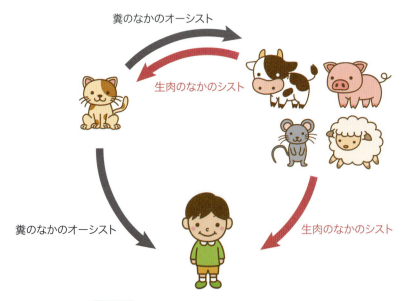

図4-13 トキソプラズマのライフ・サイクル

熱等の軽度の症状が主であるが，リンパ節炎，肺炎等を起こし，時に死亡する例もある．妊娠中に感染すると，流産や死産を引き起こしたり，胎児が水頭症等を起こす先天性トキソプラズマ症になる可能性がある．トキソプラズマは，4℃では長期間感染力を維持しており凍結に耐性であるが，加熱処理では55℃・5分で感染性がなくなる．

予防としては，未加熱の豚肉，羊肉は食さない，妊娠中はペットの世話を控える，公園の砂場にむやみに近づかない等が挙げられる．

飲料水または生食用野菜・果実から感染する寄生虫として，クリプトスポ

E. 寄生虫による食中毒　107

 コラム　と畜場法による寄生虫の規制

　と畜場では専門知識を有した獣医師（と畜検査員）がウシやブタ等1頭1頭に対して検査する．具体的には，まず生体に対する望診・視診や触診による検査，と殺時には血液の検査，続いて頭部や内臓の検査等が行われる．背割の後枝肉となったら，再度炎症等の異常がないか確認され，問題がなければ検査合格となり食肉として流通する．以降は食品衛生法の範ちゅうとなる．

　と畜場法において寄生虫の規制は「旋毛虫症，有鉤囊虫症および無鉤囊虫症（全身にまん延しているものに限る）」については全廃棄，その他の寄生虫による疾病または異常があると認められる場合，寄生虫を分離できない部分については部分廃棄とされている．これらの規制については主に見た目，すなわち視診によって検査していることから，検出可能な寄生虫には限界がある．とくにブタやウシ，ニワトリ等の筋肉のなかに寄生する幼虫等の検出は難しいという事実を知っておくことが重要である．さらに近年ではジビエ，すなわち野生鳥獣の狩猟肉の利用が拡大しているが，これらの狩猟肉はと畜場で専門家の検査を受けたものではない．このような流行を含む社会的背景のなかで消費者は食肉の生食リスクの大きさや，適切な前処理・調理についての知識をもつ必要がある．そのためには，専門家と食肉の供給者や消費者間のリスクコミュニケーションが重要になってくるのではないだろうか．

リジウム（p.142参照）がある．海外では水道水中のクリプトスポリジウムを原因として米国ウィスコンシン州ミルウォーキー市で40万人以上が感染した事例がある．日本では1996年6月埼玉県越生町で，水道水を介して約8,800名のクリプトスポリジウムによる集団下痢症の事例が報告されている．クリプトスポリジウムは人間や哺乳動物（ウシ，ブタ，イヌ，ネコ等）の消化管内で増殖し，感染した動物の糞便に混じってクリプトスポリジウムのオーシスト*を経口摂取することにより感染する耐塩素性病原生物とされている．

　水源がクリプトスポリジウムにより汚染された水道では，浄水施設でクリプトスポリジウムを十分に除去または不活化する必要がある．予防の一環として「水道におけるクリプトスポリジウム等対策指針」を策定し，「原水に耐塩素性病原生物が混入するおそれがある場合」に該当する場合，汚染のレベルに応じて紫外線処理設備を位置付けること等を規定した．

　従来，寄生虫性食中毒の原因物質とされている寄生虫を**表4-28**に挙げた．原因食品別の分類として野菜，魚介類，獣肉類，その他に分けることができる．とくにジビエ料理に使われるクマ，イノシシ，シカ，野鳥等は，と畜場法で寄生虫の規制の適応外なので，寄生虫性食中毒が多く発生する．クマ肉の旋毛虫，シカ肉のサルコシスティス属等に注意が必要である．

* 環境中では囊包体の形（大きさは4〜6 μm）で存在し，増殖はしないがヒト等に感染した場合に増殖を始める．

108　4. 食中毒

表4-28　その他の寄生虫

	寄生虫の分類	寄生虫の種類	汚染食品
野菜類	線虫	回虫	キャベツ等，野菜
魚介類	条虫	日本海裂頭条虫	サケマス
	線虫	旋尾線虫	ホタルイカ
獣肉類	条虫	有鉤条虫	豚肉
その他	条虫	マンソン裂頭条虫	カエル，ヘビ
	吸虫	肺吸虫	サワガニ，モクズガニ，イノシシ
	線虫	旋毛虫	豚肉，熊肉

Ⓕ 自然毒食中毒

　動植物がもともと保有している有毒成分や食物連鎖を介して動物体内に取り込まれ蓄積された有毒成分を**自然毒**といい，これらを誤って食することにより，中毒を引き起こすことを**自然毒食中毒**という．自然毒食中毒は，全食中毒に占める割合は低いが，致死率が高く，毎年数名の死者が出ている．原因種により動物性自然毒（**図4-14**）と植物性自然毒（**図4-15**）とに大別されるが，植物性のほうが約1.5〜3倍ほど多く発生している．

1 動物性自然毒

▶ **動物性自然毒の中毒はほとんどが魚介類由来である**

　動物のなかには体内に有毒物質を保つものが数多く知られているが，食中毒の原因となる動物性自然毒は，ほとんどが魚介類由来である．本来は無毒の動物が，有毒な餌生物を摂取することにより食物連鎖を介して生物濃縮され，毒化することがある．このような外因性毒化は魚介類に多く，常に有毒ではないことや，毒性の個体差が大きく常に中毒しないこと等が油断を招き，しばしば食中毒の原因となる．とくにフグによる食中毒が最も多く，致死率も高いことから中毒件数が多くないものの死者が多く，食品衛生上は問題である．

ⓐ フグ毒（図4-14a）

　フグ科（*Tetradontidae*）に属する多種のフグの主に肝臓，卵巣および皮に海洋細菌が生産した毒成分の**テトロドトキシン**（tetrodotoxin, TTX）が蓄積し，これらを誤食した場合，中毒を起こす．また，地域によって魚種名が異なる場合があり，注意が必要である．TTXは，神経細胞のNa$^+$チャネルのイオン透過性を選択的に阻害することが知られており，その毒力は5,000〜6,000 MU*/mgで，これはTTX 1 mgで体重20 gのマウスを5,000〜6,000匹を殺せることを意味する．また，ヒト（体重50 kg）に対しては

●テトロドトキシン

*MU（マウスユニット）
マウスに腹腔内投与したときの毒の強さを表す単位．TTXでは体重20 gのマウスを30分，PSPでは体重20 gのマウスを15分，DSPでは体重16〜20 gのマウスを24時間，CTXでは体重17〜20 gのマウスを24時間で死亡させる毒量が1 MUと定義されている．

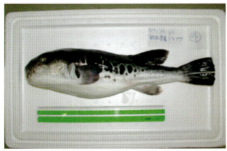
a. フグ毒（トラフグ）

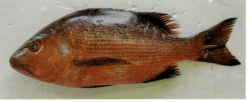
b. シガテラ毒（バラフエダイ）

図4-14 動物性自然毒を有する動物

〔厚生労働省：自然毒のリスクプロファイル（https://www.mhlw.go.jp/stf/seisakunitsuite/bunya/kenkou_iryou/shokuhin/syokuchu/poison/index.html）（最終アクセス2024年10月25日）より許諾を得て転載〕

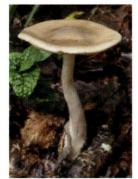
a. クサウラベニタケ

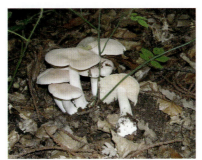
b. イッポンシメジ

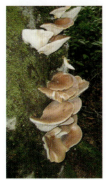
c. ツキヨタケ

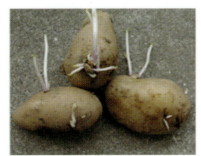
d. ジャガイモの芽

図4-15 植物性自然毒を有する植物

〔厚生労働省：自然毒のリスクプロファイル（https://www.mhlw.go.jp/stf/seisakunitsuite/bunya/kenkou_iryou/shokuhin/syokuchu/poison/index.html）（最終アクセス2024年10月25日）より許諾を得て転載〕

半数致死量（LD_{50}）は，10,000 MU（約2 mg）とされているが，ヒトによって感受性に差があり，また，摂取時の状況（空腹，満腹，飲酒の有無等）によっても異なるとされている．

主な中毒症状は麻痺で，食後20分〜3時間で症状が現れる．致死時間の最も短い例は1時間半，長くても約8時間，4〜6時間が最も多い．初期症

表4-29 処理等によりヒトの健康を損うおそれがないと認められるフグの種類と部位[*1]

科名	種類（種名）	部位		
		筋肉	皮	精巣
フグ科	クサフグ	○	—	—
	コモンフグ	○	—	—
	ヒガンフグ	○	—	—
	ショウサイフグ	○	—	○
	ナシフグ[*2]	○	—	○
	マフグ	○	—	○
	メフグ	○	—	○
	アカメフグ	○	—	○
	トラフグ	○	○	○
	カラス	○	○	○
	シマフグ	○	○	○
	ゴマフグ	○	—	○
	カナフグ	○	○	○
	シロサバフグ	○	○	○
	クロサバフグ	○	○	○
	ヨリトフグ	○	○	○
	サンサイフグ	○	—	—
ハリセンボン科	イシガキフグ	○	○	○
	ハリセンボン	○	○	○
	ヒトヅラハリセンボン	○	○	○
	ネズミフグ	○	○	○
ハコフグ科	ハコフグ	○	—	○

[*1] 6項目の注釈が定められており，詳細は厚生省環境衛生局長通知（最終改正平成29年9月21日生食発0921第1号）「フグの衛生確保について」を参照
[*2] ナシフグについては以下のものに限り食用が認められている

可食部位	
筋肉（骨を含む）	有明海，橘湾，香川県および岡山県の瀬戸内海域で漁獲されたもの
精巣	有明海，橘湾で漁獲され，長崎県が定める要領に基づき処理されたもの

状は唇，舌端のしびれから始まり，指先のしびれが起こり歩行困難になる．次いで激しい嘔吐が続き，運動不能，知覚麻痺，言語障害が起こり，呼吸困難が現れる．その後，血圧低下，意識消失，呼吸停止により死に至る．発症から8時間持ちこたえると急速に回復し後遺症はない．また，フグ毒中毒に対する有効な治療法や解毒剤は今のところないが，人工呼吸により呼吸を確保し適切な処置が施されれば確実に延命できる．

　食用が可能なフグは，許可された種類のフグの決められた部位のみ（**表4-29**）であり，有毒部位は除去されていなければならない．フグの有毒部位の除去は，都道府県知事等が認めた者および施設に限って取り扱うこととされている．フグは魚種によって食用可能な部位が異なり，地方によっては名称も異なることから，釣り人等の素人判断による調理は絶対に行わないことが重要である．

　フグ毒を保有しているのはフグだけに限らず，カリフォルニアイモリ，ツ

F. 自然毒食中毒　111

ムギハゼ，ヒョウモンダコ，カブトガニ，肉食性巻貝類のボウシュウボラ，キンシバイ，オウギガニ科の甲殻類等，多様な生物に保有が確認されている．また，ボウシュウボラとキンシバイは，国内において摂食による食中毒の例がある．ボウシュウボラでは中腸腺を含む内臓の除去，キンシバイでは，筋肉と中腸腺を含む内臓いずれもが有毒であるため，喫食しないことが中毒防止につながる．また，カブトガニによる集団食中毒がタイにおいて時折発生しており，十分に気をつける必要がある．

b シガテラ毒（図4-14b，p.109参照）

シガテラとは，熱帯および亜熱帯海域における主に珊瑚礁の周辺に生息する魚によって起こる致死率の低い食中毒を総称している．わが国における中毒例はそれほど多くないが，世界では年間数万人がシガテラ中毒にかかっているといわれている．有毒魚種としてドクカマス，バラフエダイ，バラハタ，カンパチ，ヒラマサ等多数の魚類が知られている．シガテラ毒*の主な有毒成分はシガトキシン（ciguatoxin, CTX）とマイトトキシン（maitotoxin, MTX）である．シガテラ毒では，毒力が0.025 MU/gを超えた場合は，食用不適当と判定される．ヒトの発症量は10〜30 MU程度と考えられている．潜伏期間は比較的短く，1〜8時間で発症するが，2日たってからのこともある．

主な症状は，唇，舌，咽頭のひりひりとした痛み，麻痺，悪心，嘔吐，頭痛，筋肉痛，関節痛，歩行不能等が起こる．重傷になると神経症状が著しく，温度感覚の異常（ドライアイスセンセーション）が生じ，筋肉運動調節異常，麻痺，けいれんがひどくなる．回復は一般的に遅く，完全回復には数ヵ月を要することもある．シガテラ毒魚の有毒無毒は外見上では鑑別できない．そのため，日本各地の魚市場ではシガテラ毒魚を見つけ次第，廃棄処分の措置を行い，搬入されないように監視体制がとられている．

*シガテラ毒の薬理作用としてCTXは，Na^+の細胞内流入を顕著に増加させる働きがあり，MTXは，平滑筋細胞の主としてCa^{2+}透過性を増加させ，ひいては細胞内Ca^{2+}濃度を上昇させることによるものと推定されている．シガテラ毒は有毒渦ベン毛藻により生産された毒素が食物連鎖によって魚類に蓄積する．カリブ海のシガ巻貝中毒が基で熱帯から亜熱帯の海で起きる中毒であったが，近年海水温の上昇により日本近海でもシガテラ毒魚が見つかるようになってきている．

c 麻痺性貝毒（paralytic shellfish toxin, PST）

有毒渦鞭毛藻が異常発生すると発生海域の二枚貝等の**プランクトンフィーダー***（プランクトンを餌としている生物）に毒が移行し，主に中腸腺に蓄積して毒化する．これをヒトが食べて中毒することがあり，わが国を含め世界各国で大きな問題となっている．毒化が報告されている主な二枚貝は，ホタテ，ムラサキイガイ，アサリ等である．PSTの有毒成分はサキシトキシン（saxitoxin, STX）群，ゴニオトキシン（gonyautoxin, GTX）群等30種類を超える成分が知られてる．これらのうち毒力はSTXが最も高く，5,500MU/mgとTTXに匹敵する毒力を有する*．

主な中毒症状は麻痺で，食後30分程度で唇，舌端にしびれ等が現れ，徐々にこの症状が広がり麻痺に至る．その後，嘔吐，運動不能，知覚麻痺，言語障害等が起こり，最後には血圧低下，意識消失，呼吸停止により死に至る．通常，死亡は12時間以内に起こりこれを超えると比較的順調に回復する．また，フグ毒と同様に有効な治療法や解毒剤はなく，人工呼吸により呼

***プランクトンフィーダー**
ろ過摂食者（filter feeder）をいい，餌をろ過するように摂食する生物群．ジンベイザメ，シロナガスクジラ等の大型なものから，二枚貝のような小型のものもいる．巻貝やアワビは海藻等を摂食するのでプランクトンフィーダーではない．

*STXは，現在では化学兵器として認定され製造および取り扱いが全世界的に制限されている．PSTは，TTXと同様の薬理効果をもち，神経細胞のNa^+チャネルのイオン透過性を選択的に阻害する．

吸を確保し適切な処置が施されれば確実に延命できる.

d 下痢性貝毒（diarrheic shellfish toxin, DST）

宮城県産ムラサキイガイを喫食し，下痢の症状を現す食中毒が発生した.動物性自然毒のなかで発生件数および患者数が最も多い食中毒でもある.有毒渦鞭毛 *Dinophysis fortii* や *Prorocentrum lima* 等を摂取し，毒成分を主に中腸腺に蓄積して毒化する*.

中毒症状は食後30分〜数時間で発症し，下痢，悪心，嘔吐，腹痛といった消化器系の障害等が起こるが死亡することはなく，通常3日以内に回復する.中毒しても死亡することはないが二枚貝の中腸腺を食べないよう注意が必要である.

*DSTの毒成分は，脂溶性のポリエーテル化合物のオカダ酸（okadaic acid, OA），ディノフィシストキシン（dinophysistoxin, DTX），ペクテノトキシン（pectenotoxin, PTX）およびイェッソトキシン（yessotoxin, YTX）である.

e その他の動物性自然毒中毒

その他の動物性自然毒中毒を**表4-30**に示す.

2 植物性自然毒

▶ **約7割は毒キノコによるものである**

植物のなかには食用でない有毒なものが多く，食中毒の大半は，食用の植物と間違えて採取，摂取して発生している.植物性自然毒のなかでは，もともと有毒物質を保有しているものと，時期によって有毒物質を含有するものがあり，毒成分としてアルカロイド，サポニン，配糖体等が知られている.中毒は，新緑のハイキングや山菜摘みのシーズンである4〜6月と秋から初冬の9〜11月にかけて多く発生している.また，東北地方等，東日本で多い傾向にあり，中毒原因として最も多いのが毒キノコによる中毒で約7割を占める.

なお近年，高齢者の誤食による植物性食中毒が増えている.

a キノコ毒

わが国には約4,000〜5,000種のキノコが自生しており，約100種のキノコが食用とされている.また，中毒原因種は200種以上といわれている.キノコによる中毒は秋の9〜10月のキノコ狩りの季節を中心に家庭で起きることが多く，その要因としてキノコに関する知識不足が大半を占める.また，毒キノコの確実な見分け方はなく，「キノコ狩りの名人」といわれる人でも中毒は無縁でない.また，キノコは幼菌，成熟等成長段階によって形態的，色彩的に変化をしていくことや同種のキノコでも生育地域により形や色合い等が異なる場合があり，注意が必要である.

食中毒の原因種としてクサウラベニタケ，イッポンシメジ，ツキヨタケ，カキシメジによるものが大半を占める.また，死亡に至った原因種はドクツルタケによるものが多い（**図4-15a〜c**, p.109参照）.

F. 自然毒食中毒　113

表4-30　その他の動物性自然毒中毒

食中毒	中毒成分	概要・原因種・予防対策	中毒症状
ドウモイ酸中毒（記憶喪失性貝毒）	ドウモイ酸	カナダ東海岸でムラサキイガイを喫食し，死者4名を含む107名の集団食中毒が発生し，12名に記憶障害の後遺症が残った．当時，同海域で赤潮を形成していた珪藻 *Pseudonitzschia pungens forma multiseries* が原因の毒化であった．中毒症状から記憶喪失性貝毒といわれ，これに対する監視体制や規制値は定められていないが，輸出する場合には外国の規制値（20ppm）を準用している	食後数時間以内に悪心，嘔吐，腹痛，頭痛，下痢が起こり，重症の患者では記憶喪失，混乱，平衡感覚の喪失，けいれんがみられ，昏睡により死亡する場合もある
テトラミン中毒	唾液腺テトラミン$(CH_3)^4N^+$	深海に生息する肉食性巻貝のエゾバイ科エゾバイ属のムカシエゾボラ，ヒメエゾボラ，エゾボラモドキなどを摂取し，しばしば食中毒を発生するが死亡例はない．エゾボラ属の巻貝はすべて有毒でツブやツブ貝として市販されている．有毒部位は唾液腺で，北海道以外では除去し，販売するが，徹底されていないため唾液腺の除去が必要である	激しい頭痛，めまい，船酔い感，酩酊感，足のふらつき，眼底の痛み，眼のちらつき，嘔吐感など．食後30分から1時間で発症し，数時間で回復．死亡することはない
アオブダイ中毒	パリトキシン様毒	中毒原因となる有毒種は，アオブダイ，ハコフグである．ブダイ，ウミスズメ，マハタ属の魚類も中毒原因魚の疑いがある．有毒部位として筋肉，肝臓，消化管，その他の内臓で，1953～2012年に少なくとも39件の中毒が発生し，患者総数は121名，うち7名が死亡している．毒化原因と考えられている渦鞭毛藻からはアオブダイ中毒成分と同薬理効果が認められている	潜伏時間は12～24時間と比較的長く，横紋筋の融解に由来する激しい筋肉痛が主症状で，しばしば黒褐色の排尿（ミオグロビン尿症）を伴う．また，呼吸困難，歩行困難，麻痺，けいれん等を呈し，重篤な場合は死に至る．回復には数日～数週間かかり，致死時間は十数時間～数日間と広範囲である
ワックス中毒	トリグリセリドワックスエステル	ギンダラ科のアブラボウズ，クロタチカマス科のバラムツ，アブラソコムツがとくに有名な中毒原因魚である．バラムツは1970年，アブラソコムツは1981年に食用を禁止されている	食後4～20時間で下痢，嘔吐，腹痛などの症状が起こる．また，アブラボウズの筋肉内には中性脂肪が主成分の油脂が多く，摂取しすぎると下痢を起こす
イシナギ中毒	ビタミンA	ハタ科のイシナギがとくに有名で，サメ類なども有毒である．有毒部位は肝臓で，イシナギの肝臓中のビタミンA含量は10～20万IU/g程度であり，肝臓5～10gの摂取で中毒を起こす，中毒量は100万IU以上と推定される．イシナギの肝臓は1960年に食用禁止にされている	中毒症状はビタミンA過剰症．食後30分から12時間で発症し，激しい頭痛，発熱，悪心，嘔吐，顔面の浮腫がみられ，下痢，腹痛を伴うこともある．回復には20～30日を要する
バイの毒	スルガトキシン	小型巻貝のバイによる食中毒で散発的に発生している．1965，1967年静岡県沼津市我入道産のバイを摂取した計35名，1971年我入道に隣接する島郷産のバイで3名が中毒したが，その後中毒は発生していない．毒化したバイを可視的に識別できない．有毒成分は中腸腺に局在するので，中腸腺を除去する必要性がある	中毒患者の共通症状は，視力減退，瞳孔散大，口渇，便秘，排尿困難等である．また，言語障害，血圧降下，貧血状態等の症状がみられることもある

〔厚生労働省：自然毒のリスクプロファイル（http://www.mhlw.go.jp/stf/seisakunitsuite/bunya/kenkou_iryou/shokuhin/syokuchu/poison/index.html）（最終アクセス2024年7月30日）より作成〕

中毒症状（**表4-31**）は原形質毒性型，神経障害型，消化器障害型の3種類に大別できる．原形質毒性型は，腹痛，嘔吐，下痢等の症状が多いが，一般に摂食から発症までに時間を要する（6時間ほど）場合は重症になることが多く，致死率が高い．また，神経障害型には，視力障害，幻覚，知覚麻痺，めまい，中枢神経症から呼吸困難，意識喪失等の神経症状が現れる．さらに

114 4. 食中毒

表4-31 毒キノコ中毒の症状・有毒成分

		中毒症状	キノコの種類	有毒成分
原形質毒性型	コレラ様症状型，肝臓腎臓障害型	6時間以上の潜伏期間後，腹痛，嘔吐，コレラ様の下痢が続き，脱水，肝障害，腎障害，肝性脳症を併発し，死に至ることが多い	シロタマゴテングタケ タマゴタケモドキ ドクツルタケ	ファロトキシン類等 アマトキシン アマニチン
	溶血障害，心機能不全型	10〜30分後に嘔吐，下痢，視力障害，背筋硬直，言語障害，心機能障害などを起こす	ニセクロハツ	ルスフェリン ルスフェノール カナバニン
	循環器障害型（毛細血管等）	30分〜2時間後に，悪寒，腹痛，頭痛，嘔吐，下痢，喉の渇きなどの症状から腎不全，循環器不全，脳障害を起こし，死に至る	カエンタケ	トリコテセン類
神経障害型	副交感神経刺激型	10〜30分後に発汗等の分泌亢進，視力障害，血圧低下を起こし，重症の場合，中枢神経症状から呼吸困難，意識喪失を起こす	オオキヌハダドマヤタケ キイロアセタケ	ムスカリン
	副交感神経麻痺型	30分〜1時間後に異常な興奮，視力障害等，症状が進むと筋線維性けいれん等が起こり意識不明になる	テングタケ ベニテングタケ	イボテン酸，ムシモール，スチゾロビン酸等
	中枢神経麻痺型	10〜30分後に色彩幻視，幻覚，知覚麻痺，言語障害が起こり，重症の場合，精神錯乱，筋弛緩を起こし，意識不明になる	ヒカゲシビレタケ オオワライタケ ワライタケ	シロシビン シロシン
	末梢血管運動神経刺激型	数時間以上後に悪心，全身倦怠感が現れ，1〜数日後に手足末端が赤く腫れ，激痛を伴い，この症状は1ヵ月以上続くことがある	ドクササコ	アクロメリン酸類 スチゾロビン酸 スチゾロビニン酸等
	ジスルフィラム型	アルコールと摂取すると中毒となる．飲酒後30分〜1時間後に顔面，頸部，手，胸部に紅潮が現れ，頭痛，血圧低下が起こり，重症の場合，呼吸困難，意識不明になる	ヒトヨタケ ホテイシメジ	コプリン デセン酸
消化器障害型		30分〜2時間後に悪心，嘔吐，下痢等から全身倦怠感が起こり，一時的な血糖値上昇，下痢による電解質成分の減少が起こる	ツキヨタケ クサウラベニタケ カキシメジ ニガクリタケ	イルジンS，イルジンM等の溶血性タンパク，ムスカリン等 ウスタリン酸 ファシキュロール等

〔厚生労働省：自然毒のリスクプロファイル（http://www.mhlw.go.jp/stf/seisakunitsuite/bunya/kenkou_iryou/shokuhin/syokuchu/poison/index.html）（最終アクセス2024年7月30日）より作成〕

消化器障害型では，嘔吐，下痢等の胃腸症状から全身倦怠感の症状が現れる．
　キノコ中毒のほとんどが食用のものと間違え，中毒を起こしていることから中毒予防として，経験の豊かな人やガイドが確実に鑑定したもの以外は食べない，毒キノコの見分け方等には迷信が多いので信用しない，キノコ図鑑を参考にして素人が勝手に鑑定しないこと等に注意しなくてはならない．

b **ジャガイモ毒**（図4-15d，p.109参照）
　ジャガイモの芽が出てきたイモの芽および付け根部分や，光に当たって皮が薄い黄緑〜緑色になったイモ表面の緑化した部分に含まれる有毒なステロイドアルカロイド配糖体（ポテトグリコアルカロイド，PGA）である**ソラ**　●ソラニン

ニンやチャコニンの大量摂取で起こる中毒である．通常，ジャガイモ中10 mg/100 g生イモ以下であるが，PGAが15 mg/100 g生イモ以上になると苦味やエグ味を感じるようになり，PGA 50 mg以上で中毒を起こすことがある．緑化した皮部には100 mg/100 g以上，芽部には200 ～ 400 mg/100 g程度のPGAが含まれている．

その中毒症状は，食後おおよそ30分から半日で現れ，嘔吐，下痢，腹痛，めまい，動悸，耳鳴，意識障害，けいれん，呼吸困難等が起こり，重症の場合は死に至ることがある．ソラニンの分解温度は，285℃と耐熱性が強く，家庭料理の150℃以下の加熱，180℃以上の煮物や電子レンジ等による処理では分解は不十分で通常の料理過程では分解することはできない．そのため有毒成分が存在する発芽部や緑化した皮の部分を完全に排除することが中毒予防につながる．また，新鮮なうちに食べ，長期間保存せず，保存する場合でも芽の出やすい環境（高温，明所）に放置しないことに注意しなければならない．また，食品衛生法でジャガイモの発芽防止の目的に限り，放射線照射（^{60}Coのγ線照射）が認められている（第10章参照）．

c ウメ，アンズ，ビルマ豆，キャッサバ等

ウメ，アンズ等のプルヌス属の未熟果実の果肉，種子の仁やビルマ豆には，青酸配糖体アミグダリンが含まれており有毒である．また，キャッサバは熱帯地域でよく食べられ，サツマイモに似ておりタピオカの原料としてよく栽培されているが，根茎には青酸配糖体リナマリンが含まれている．アミグダリンやリナマリンは，胃酸や酵素（アミグダリンは酵素エムルシン，リナマリンは酵素リナマリナーゼ）で分解され青酸を生成する．

中毒症状は，中枢神経麻痺，嘔吐，けいれん，呼吸困難，意識障害等を起こし，重症の場合は死に至ることもある．アミグダリンは，梅干，梅肉エキス，梅ジャムにも含まれており，過剰摂取には注意しなくてはならない．また，キャッサバは，すりつぶし，水さらし，発酵等の方法で除毒することが必要である．

d ギンナン

イチョウの種子であるギンナンを小児が大量に摂取することによって嘔吐，てんかん様けいれん，意識喪失の症状を起こし，時には死に至ることがある．原因物質として強い溶血作用をもつギンコール酸や皮膚炎を起こすビロボールであるといわれてきたが，最近の研究で4'-メチルピリドキシンであることが明らかになった．これは抑制性神経伝達物質であるγ-アミノ酪酸（GABA）の生成抑制による中枢神経の異常興奮によりけいれん発作が起こると考えられている．また，小児で7 ～ 150個，成人で40 ～ 300個摂取すると中毒するといわれている．

e オゴノリ

オゴノリ中毒は刺身のツマに使われる紅藻オゴノリによるもので，生の海

藻を摂取することで中毒し，これまでに死者も出ている．日本全国に流通している市販のオゴノリは，生の海藻を石灰処理したもので中毒の危険はない．新鮮な生のオゴノリは脂肪酸シクロオキシゲナーゼの酵素活性が強く，アラキドン酸を基質としてプロスタグランジン（PG）E_2等のPG類を生成する．PGE_2は，女性に強い薬理作用をもち，分娩促進剤としても用いられているが，副作用として血圧上昇および下降，頭痛，顔面紅潮，悪心，嘔吐，下痢等がある．中毒症状にもPGE_2の副作用と類似した症状がみられ，PGE_2の薬理作用によるものと推察できる．

f その他の植物性自然毒中毒

その他の植物性自然毒中毒を表4-32に示す．近年ではニラやノビルと間違えてスイセン（有毒成分リコリン）の誤食が多い．また，ギョウジャニンニクやオオバギボウシ（ウルイ）と間違えてコバイケイソウ（バイケイソウ）（有毒成分プロトベラトリンなど）やイヌサフラン（有毒成分コルヒチン）の誤食による中毒事例も多い．

G 化学性食中毒

●化学性食中毒

化学性食中毒とは，食品やその原料に本来含まれていないはずの有害化学物質が食品に混入して起こる食中毒をいう．食中毒統計のなかで食中毒病因物質に分類されている化学物質の例を表4-33に示した．これらの有害化学物質が食品に混入する原因として，①食品の製造・加工中の誤用，過失による食品への混入，②食品中への意図的な混入，③器具・容器包装からの溶出，④食品中での生成，等がある．

化学性食中毒は，微生物性食中毒や自然毒食中毒とは異なり，特定の発生時期がなく，原因物質の種類も非常に多いことが特徴である．また近年，化学性食中毒の発生件数は減少しているが（年間数件〜数十件），一度発生すると大規模かつ広範囲にわたることがあり，患者に生涯にわたり後遺症を残す場合もあるため，その影響は甚大である．化学性食中毒は，急性中毒と慢性中毒に分類できるが，後者は有害化学物質の慢性的な摂取によって起こり，公害として取り扱われる．なお，**ヒ素ミルク事件**，**油症事件**等の食品汚染事例，**水俣病**や**イタイイタイ病**等の慢性中毒はここでは扱わない（第6章参照）．

1 ヒスタミン（アレルギー様食中毒）

▶ 食品由来のヒスタミンを多く摂取するとアレルギー様食中毒を起こす

マグロ，カツオ，イワシ，アジ，サバ等の赤身魚やその加工品にはアミノ酸の1つである**ヒスチジン**が多く含まれている．これが腸内細菌であるモル

G. 化学性食中毒　117

表4-32 その他の植物性自然毒中毒

植物名	特徴・有毒成分	中毒症状
トリカブト	キンポウゲ科の多年生草本で有毒アルカロイドのアコニチンを含有し，春に食用野草のニリンソウやモミジガサ等と誤食され中毒事故が多い．山菜採りは経験者からしっかりと実地教育を受ける必要がある	早ければ30分以内，遅ければ1～2時間で発症し，口唇や舌のしびれに始まり，次第に手足のしびれ，嘔吐，腹痛，下痢，不整脈，血圧低下などを起こし，けいれん，呼吸不全に至って死亡することもある．致死量はアコニチン2～6 mg
チョウセンアサガオ	ナス科の1年草，最近では園芸品種としての栽培が多い．ハーブやモロヘイヤと誤認する場合もある．毒成分は，アルカロイドのヒヨスチアミン，アトロピン，スコポラミン等である	経口後30分程度で口渇が発現し，体のふらつき，悪心，倦怠感，眠気口渇，瞳孔散大，意識混濁，心拍促進，興奮，麻痺，頻脈など
ハシリドコロ	フキノトウ，イタドリ，タラの芽や柔らかく美味しそうな山菜と誤認する中毒事故が多い．根茎をロートコンといい，鎮痛薬などにも用いる．毒成分はアトロピン，スコポラミンヒヨスチアミン等である．有毒アルカロイドを含むため劇薬に指定されている	1～2時間で発症する．誤食するとほろ苦く，思いのほか美味であるが，皮膚紅潮，散瞳，脱力感が始まり，後に嘔吐やけいれん，昏睡などの中毒症状を発症する
バイケイソウコバイケイソウ	ユリ科の大型の多年草で初夏に緑白色の花を総状につける．新芽のとき，オオバギボウシ（地方名ウルイ）やギョウジャニンニク（地方名アイヌネギ）と似ており，中毒事故が多い．毒成分は，アルカロイドのプロトベラトリン，ジェルビン，ベラトラミン等である	30分～1時間で発症し，悪心，嘔吐，手足のしびれ，呼吸困難，脱力感，めまい，けいれん，血圧低下の症状，重症の場合は意識不明となり，死亡に至る
ジギタリス	ゴマノハグサ科の2年生または多年生の草本でムラサキ科のコンフリー（ヒレハリソウ，シンフィツム）と誤食され，死亡事故もある．有毒成分は強心配糖体のジゴキシン，ジギトキシンなどである	胃腸障害，嘔吐，下痢，不整脈，頭痛，めまい，重症になると心臓機能が停止して死に至ることがある
ドクセリ	セリ科の多年草で食用のセリと葉の形状，生育環境も似ており，中毒事故が多い．猛毒のポリイン化合物のシクトキシンを含有し，根茎をワサビ，ガマと間違えた中毒例もある．毒成分は皮膚からも吸収されるので注意が必要である．ヒト致死量50 mg/kgと推定されている	30分以内の短い潜伏期間の後に発症する．誤食するとめまい，流涎，嘔吐，頻脈，下痢，腹痛，動悸，耳鳴，意識障害，けいれん，呼吸困難等の症状が現れ，死亡する危険も大きい
ヨウシュウヤマゴボウ	ヤマゴボウ科多年草でヤマゴボウに類似している．フジアザミなどを「ヤマゴボウ」として食す地方もある．また，しょうゆや味噌漬けとして売られているが，植物名と商品名がヤマゴボウというだけでまったく違った植物である．有毒成分はアルカロイドのフィトラクシン，硝酸カリウムである	果実と根に有毒成分を含み，食べると腹痛，嘔吐，下痢を起こし，ついで延髄に作用し，けいれんを起こして死に至る．また，皮膚に対しても刺激作用がある
スイセン	ヒガンバナ科で，葉はニラ，ノビルによく似ているため間違えやすい．また，鱗茎はタマネギと間違えやすい．有毒成分はアルカロイドのリコリン，タゼチンなどである	30分以内の短い潜伏期間の後に発症し，悪心，嘔吐，下痢，流涎，発汗，頭痛，昏睡，低体温等を起こす

〔厚生労働省：自然毒のリスクプロファイル（http://www.mhlw.go.jp/stf/seisakunitsuite/bunya/kenkou_iryou/shokuhin/syokuchu/poison/index.html）（最終アクセス2024年9月11日）を参考に作成〕

- メタノール，ヒスタミン
- ヒ素，鉛，カドミウム，銅，アンチモン等の無機物
- ヒ酸塩，ヒ酸石灰等の無機化合物
- 有機水銀，ホルマリン，パラチオン等の有機化合物

表4-33 食中毒病因物質に分類されている化学物質の例

ガン菌（*Morganella morganii*）や海洋および魚類の腸管・体表等に存在する好塩性細菌（*Photobacterium damselae*等）といった細菌が有する脱炭酸酵素により脱炭酸反応を受けると**ヒスタミン**（histamine）が蓄積される（**表4-34**, p.40参照）．食品由来のヒスタミンを多く摂取すると，**アレルギー様食中毒**を起こすことがある．この食中毒は，細菌が介在するものの，直接の食中毒の原因がヒスタミンのため，わが国の食中毒統計では**化学性食中毒**として分類されている．

アミノ酸		アミン
アルギニン	→	アグマチン
オルニチン	→	プトレシン
グルタミン酸	→	γ-アミノ酪酸
チロシン	→	チラミン
トリプトファン	→	トリプタミン
ヒスチジン	→	ヒスタミン
リジン	→	カダベリン

表4-34 アミノ酸の脱炭酸によって生成される代表的な腐敗アミン

　ヒスタミンによる食中毒は，衛生状態が悪かった1950年初頭までは主要な食中毒の1つであった．現在では魚類等の低温流通が普及・発達し，大規模な事件は減少したが，小さな食中毒は依然発生しており，化学性食中毒のなかでも発生割合は多い．わが国では赤身魚やその加工品が原因食品となっているが，海外ではこれら以外にもワインやチーズ等で食中毒が報告されている．

　高濃度のヒスタミンを含む食品を摂食すると，食後30〜60分くらいで，顔面紅潮，頭痛，じんましん，発熱，下痢，嘔吐等の症状が現れる．これらの症状は，通常6時間以内，遅くとも1日程度で回復する．本食中毒の治療には抗ヒスタミン剤が有効である．

　一般的に，ヒスタミンが食品1g中に1mg蓄積されるとアレルギー様食中毒が発症するとされている．通常の微生物性食中毒とは異なり，ヒスタミンは1つの食品中においても局在することがあり，同じ食品を摂食した場合でも発症に差が出る可能性がある．また，ヒスタミンを産生する細菌は同時に他の不揮発性アミン（チラミン，プトレシン，トリプタミン等）を産生する．これらは生体内にあるヒスタミン代謝酵素の活性を阻害するため，結果としてヒスタミンの毒性が高まり，少量のヒスタミンでも発症することがある．さらに，ヒスタミンは熱安定性を示すことから，加熱済みの食品であっても食中毒が発生する可能性がある．

　アレルギー様食中毒の予防には，赤身魚は新鮮なものを摂取すること，また，その加工品においても保存状態のよいものを摂取し，賞味（消費）期限の切れた食品の摂食を避けるようにすることが必要である．

2 メチルアルコール（メタノール）

▶ 果実酒等には微量のメタノールが含まれている

　メタノールは，果実酒のアルコール発酵による製造過程で生成する．ブドウ酒やリンゴ酒等には微量のメタノールが含まれており，これらは果実中のペクチンを構成するd-ガラクツロン酸メチルエステルの加水分解により生成する．また，メタノールは生体内で**ホルムアルデヒド**やギ酸に変化して，頭痛，嘔吐，腹痛，めまい，下痢のほか，視神経を障害して視力低下や失明等の中毒症状を引き起こす．重症の場合は，さらに麻酔状態，昏睡，呼吸困難が起こり死亡する．現在，食品衛生法により1mg/mL以上のメタノール

● メタノール

● ホルムアルデヒド

を含む酒類の販売は禁止されている．

　第2次世界大戦後の混乱期には，メタノールを含む密造酒によって，多くの中毒者や死者を出した．2011年にはインドにおいてメタノールを含むとされる密造酒によって死者100名以上の犠牲者を出す中毒事件が発生した．

H 食物アレルギー

1 食物の摂取によるアレルギーとは

▶ 食物抗原（アレルゲン）による免疫学的反応である

　食物の摂取により生体に障害を引き起こす反応のうち，食物抗原に対する免疫学的反応によるものが**食物アレルギー**（food allergy）である．免疫学的な防御反応とは，ヒトの体内に入った異物（抗原）を防衛しようとする働きにより，抗体がつくられることである．その後の抗原の侵入に対して，この抗体がよいほうに働けば，免疫反応により病気の発症を抑えることができるが，アレルギー体質をもつ人の場合，その後の抗原の侵入に対して過敏に反応し，血圧低下，呼吸困難または意識障害等，様々なアレルギー症状が引き起こされる（図4-16）．このアレルギーの原因となる抗原をとくに**アレルゲン**という．なお，食物が原因となって生体に障害を引き起こす反応には，

●食物アレルギー

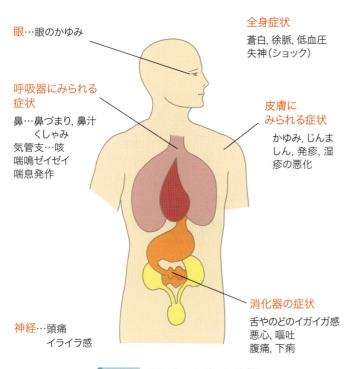

図4-16　食物アレルギーの症状

120　4. 食中毒

食物アレルギーのほかに毒素による中毒，消化酵素欠損による不耐症等があり，これらとの鑑別が必要である．

　食物のなかでアレルゲンになるのは特定のタンパク質に限られ，鶏卵，乳製品，大豆，小麦，米が一般に**5大アレルゲン**と呼ばれる．5大アレルゲンとは別に，発症数と重篤度の2つの側面から，**特定原材料**が定められている．特定原材料の卵，乳，小麦は発症数が多く，そば，落花生（ピーナッツ）では重篤なアレルギー症状が生じる場合がある．食物アレルギーの原因となる食物は，年齢によって異なる傾向があり，0歳時では鶏卵，牛乳，小麦で90%以上を占め，その後6歳までは鶏卵，牛乳，木の実が上位3品目で，18歳以上では小麦，甲殻類[1]，果物類が多くなる．2020年即時型食物アレルギーに関する実態調査では，発生頻度は，鶏卵，牛乳，木の実類，小麦，落花生（ピーナッツ）の順であった．近年木の実類の割合が増加しており，そのなかでもクルミが最も多い．

● 5大アレルゲン

● 特定原材料

② アレルギー物質を含む食品

▶ 特定原材料の規定とともに，その表示が厳密に義務付けられている

a 食品，原材料

　現在，アレルギー物質を含む「特定原材料等」として，食品衛生法で規定されているものを**表4-35**に示す．これは過去に一定の頻度で血圧低下，呼吸困難または意識障害等の重篤な健康危害がみられた症例で，その際に食した食品のなかで明らかに特定された原材料である．

b 表　示

　アレルギー患者のため，食品中に特定原材料等を含む旨の情報提供が「アレルギー物質を含む食品の原材料表示」（以下「**アレルギー表示**」という）によって行われている（消費者庁）．実際のアレルギー発症数，重篤度等に差異があるため，厚生労働省では省令で法令上表示を義務付けるものと（10

表4-35 特定原材料およびそれに準ずる原材料

	品目名
特定原材料 8品目（義務表示）	えび，かに，小麦，そば，卵，乳，落花生（ピーナッツ），くるみ（2025年3月末まで表示の猶予措置）
準ずる原材料 20品目（奨励表示）	アーモンド，あわび，いか，いくら，オレンジ，カシューナッツ，キウイフルーツ，牛肉，ごま，さけ，さば，大豆，鶏肉，バナナ，豚肉，まつたけ，もも，やまいも，りんご，ゼラチン

---

[1] エビ・カニについては患者の両原材料に関する交差反応性が高いことが知られている．

μg/g以上），通知で表示を奨励するものとに分けている（**表4-35**）.

　アレルギー表示の対象範囲は，食品衛生法第18条の「表示の基準」の規定に基づく食品衛生法施行規則に定める食品または添加物であって販売用に供するものであり，具体的には容器包装された加工食品および添加物であるため，食品衛生法においては，JAS法では規定されていない流通過程の食品にも表示が義務付けられ，アレルギー表示についてもこの原則に準じて表示される．運搬容器への表示や，容器包装の面積が30 cm^{2}以下のものについての表示等については例外的に省略できる．

　なお，特定原材料を使用しない食品であっても，同一製造ラインで直前に特定原材料を含む食品を製造した場合，十分製造ラインを洗浄したにもかかわらずごく微量の特定原材料が混入するおそれがあり，またすり身やシラスのように混獲によりエビやカニ等が含まれる場合やとうもろこし，小麦，大豆等の相互混入等を考慮して，製造業者が消費者にそのようなリスクを情報提供するため，欄外に注意喚起表記することが奨励されている．

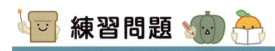 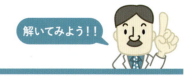

以下の問題について，正しいものには○，誤っているものには×をつけなさい．

Q1 農薬や食品添加物等の微量摂取による慢性疾患は食中毒とはいわない．

Q2 わが国の食中毒発生場所は，家庭が最も多い．

Q3 食中毒を起こした飲食店経営者は，ただちに保健所長に届出しなければならない．

Q4 腸炎ビブリオは熱に弱いが，病原因子である溶血毒は耐熱性である．

Q5 腸管出血性大腸菌は非常に感染力が強く，腸管内でエンテロトキシンを産生する．

Q6 カンピロバクターはとくに鶏肉に多くみられ，芽胞を形成しないので熱に弱い．

Q7 黄色ブドウ球菌は潜伏期間が平均12時間で，エンテロトキシンを産生する．

Q8 ボツリヌス菌は致死率が高く，嫌気性であるため真空パックでも注意が必要である．

Q9 ウェルシュ菌は熱に弱いので，シチューやカレー等の加熱調理食品が原因食品となることはない．

Q10 セレウス菌には嘔吐型と下痢型があり，下痢型は黄色ブドウ球菌と症状が類似している．

Q11 アニサキス食中毒の症状には，消化管への障害だけでなくアレルギー反応惹起も含まれる．

Q12 クドア・セプテンプンクタータは，近海の魚介類に広く分布している寄生虫である．

Q13 自然毒による食中毒は家庭が原因施設となることが多い．

Q14 フグは，許可された種類，部位のみ，食用が可能である．

Q15 ドライアイスセンセーションは，麻痺性貝毒の中毒症状である．

Q16 キノコ中毒のほとんどが食用のものと間違えた誤食によるものである．

Q17 ジャガイモ毒のソラニンは，通常の料理過程では分解することはできない．

Q18 ヒスタミンによる食中毒はその症状からアレルギー様食中毒と呼ばれる．

Q19 ヒスタミンによる食中毒は微生物が関与するため食中毒統計では細菌性食中毒に分類される．

Q20 食品衛生法により1 mg/mL以上のメタノールを含む酒類の販売は禁止されている．

Q21 食物アレルギーでは皮膚症状は認められない．

Q22 原因食品を多量に摂取しなければアレルギーは起こらない．

5 食品による感染症・寄生虫症

　世界を取り巻く社会環境ならびに自然環境は，かつてない速さで変化を続けており，それに伴って世界各地で発生する感染症も多様化あるいは広域化の様相を示すようになってきている．そのため，私たちが健康で文化的な生活を持続しながら共存するためには，感染症に関する知識を正しく理解することに加えて，感染症の予防に積極的に取り組む努力が今まで以上に必要になる．わが国では，感染症の予防及び感染症の患者に対する医療に関し必要な措置を定めることにより，感染症の発生を予防し，及びその蔓延の防止を図り，もって公衆衛生の向上及び増進を図ることを目的とする法律（感染症の予防及び感染症の患者に対する医療に関する法律：**感染症法**）が1998年に制定され，これまでに何度かの改正を経て今日に至っている．感染症法には，国および地方公共団体の責務，国民の責務，医師等・獣医師等の責務が明記され，さらにそれぞれの感染症は，原因となる病原体の感染力や罹患した場合にみられる症状の重篤度等を基準に一類〜五類，さらに新型インフルエンザ等感染症，指定感染症，新感染症に分類されている（**表5-1**）．また，感染症の類型ごとに，情報の収集および公表，健康診断，就業制限および入院，消毒その他の措置等に関する規定がある．本章では，第4章に記載された食中毒病因物質のほかに食品によって媒介される病原体による感染症および寄生虫症について取り上げる．

Ⓐ 経口感染症

　経口感染症とは，広義には特定の病原微生物あるいは寄生虫等が経口的に宿主の体内に侵入し，感染が成立することにより生じる疾病の総称である．そのなかでもとくに飲食物の摂取に起因する健康障害（foodborne disease）は一般に食中毒として取り扱われている．他方，経口感染症の原因となる病原微生物のなかには感染力が強く，患者や**無症状病原体保有者***の糞便中に排出されて，直接あるいは食品や器物，衛生害虫等を介して間接的にヒトに経口感染し，特有の症状を引き起こすものがある．とくに**コレラ**，**細菌性赤痢**，**腸チフス**，**パラチフス**ならびに**腸管出血性大腸菌感染症**は感染症法の**三類感染症**に分類され，これらの感染症の患者または無症状病原体保有者に対して都道府県知事は，必要に応じて就業制限を通知することができるとしている．就業制限の対象となるのは飲食物の製造，販売，調製または取り扱いの際に飲食物に直接接触する業務となっており，その期間は病原体を保有しなくなるまで（具体的には，連続2〜3回の検便で菌が陰性化するまで）の間である．またその他にも**感染性胃腸炎***（五類感染症）や**急性灰白髄炎**

***無症状病原体保有者**
検査（検便等）により病原体が検出されるのに臨床的症状がない者．健康保菌者，不顕性感染者とも呼ばれる．

● 三類感染症

***感染性胃腸炎**
病原性微生物による嘔吐，下痢を主徴とする感染症で，ノロウイルスやロタウイルス等が原因となる場合が多い．その他にサポウイルス，アストロウイルス，腸管アデノウイルスによるものや細菌性のものも知られている．本症は必ずしも食品の摂取に起因して起きるものではなく，患者の糞便や吐物中に排出される感染性ウイルスが原因となる場合も多い．

124   5. 食品による感染症・寄生虫症

表5-1 感染症の類型と対象となる疾患，性格，主な対応・措置

類型	疾患[*1~4]	性格，主な対応・措置
一類感染症	エボラ出血熱 クリミア・コンゴ出血熱 痘瘡（天然痘） 南米出血熱 ペスト マールブルグ病 ラッサ熱	[性格]　感染力，罹患した場合の重篤性等に基づく総合的な観点からみた危険性がきわめて高い感染症 [主な対応・措置] ・原則入院（入院勧告・措置） ・消毒等の対物措置（例外的に，建物の立ち入り制限・封鎖・交通制限等の措置もあり） ・健康診断受診勧告 ・就業制限
二類感染症	急性灰白髄炎（ポリオ） 結核 ジフテリア 重症急性呼吸器感染症（病原体がコロナウイルス属 SARS コロナウイルスであるものに限る） 中東呼吸器症候群（病原体がベータコロナウイルス属 MERS コロナウイルスであるものに限る） 鳥インフルエンザ（H5N1） 鳥インフルエンザ（H7N9）	[性格]　感染力，罹患した場合の重篤性等に基づく総合的な観点からみた危険性が高い感染症 [主な対応・措置] ・患者，疑似症患者は状況に応じて入院 ・消毒等の対物措置 ・健康診断受診勧告 ・就業制限
三類感染症	コレラ 細菌性赤痢 腸チフス パラチフス **腸管出血性大腸菌感染症**	[性格]　感染力，罹患した場合の重篤性等に基づく総合的な観点からみた危険性は高くないが，特定の職業への就業によって感染症の集団発生を起こしうる感染症 [主な対応・措置] ・消毒等の対物措置 ・健康診断受診勧告 ・特定職種への就業制限
四類感染症	炭疽 ブルセラ症 野兎病 レプトスピラ症 **ボツリヌス症** エキノコックス症 **A 型肝炎** **E 型肝炎** 鳥インフルエンザ（H5N1 及び H7N9 を除く），その他 35 疾患	[性格]　ヒトからヒトへの感染はほとんどないが動物，飲食物等の物件を介して感染するため，動物や物件の消毒・廃棄等の措置が必要となる感染症 [主な対応・措置] ・媒介動物の輸入規制，消毒，物件の廃棄措置
五類感染症	感染性胃腸炎 クロイツフェルト・ヤコブ病 アメーバ赤痢 クリプトスポリジウム症 ジアルジア症 インフルエンザ（鳥インフルエンザおよび新型インフルエンザ等感染症を除く），新型コロナウイルス感染症，その他 43 疾患	[性格]　国が感染症の発生動向の調査を行い，その結果等に基づいて必要な情報を国民一般や医療関係者に情報提供・公開していくことによって，発生・蔓延を防止すべき感染症 [主な対応・措置] ・感染症の動向調査 ・結果の分析，情報公開 ・情報の提供
新型インフルエンザ等感染症	新型インフルエンザ （新たにヒトからヒトへ伝染する能力を有することとなったウイルスを病原体とするインフルエンザ）	[性格]　一般に国民が当該感染症に対する免疫を獲得していないことから，当該感染症の全国的かつ急速な蔓延により国民の生命および健康に重大な影響を与えるおそれがあると認められる [主な対応・措置] ・二類感染症の鳥インフルエンザに準じる ・外出自粛の要請
新型インフルエンザ等感染症	再興型インフルエンザ （かつて，世界的規模で流行したインフルエンザであって，その後流行することなく長期間が経過しているものとして厚生労働大臣が定めるものが再興した感染症）	[性格]　一般に現在の国民の大部分が当該感染症に対する免疫を獲得していないことから，当該感染症の全国的かつ急速な蔓延により国民の生命及び健康に重大な影響を与えるおそれがあると認められる [主な対応・措置] ・二類感染症の鳥インフルエンザに準じる ・外出自粛の要請

（次ページにつづく）

A. 経口感染症　125

表5-1 つづき

類型	疾患*1〜4	性格，主な対応・措置
指定感染症	政令で1年間に限定して指定された感染症	[性格]　既知の感染症のうちで上記の一〜三類，新型インフルエンザ等感染症に分類されていない感染症で，一〜三類に準じた対応の必要性が生じた感染症 [主な対応・措置] ・厚生労働大臣が公衆衛生審議会の意見を聞いたうえで，一〜三類感染症に準じた入院対応や消毒等の対物措置
新感染症		[性格]　ヒトからヒトへ伝染すると認められる疾病であって，既知の感染症と症状等が明らかに異なり，当該疾病に罹患した場合の病状の程度が重篤であり，かつ，当該疾病の蔓延により国民の生命および健康に重大な影響を与えるおそれがあると認められるもの [主な対応・措置] ・都道府県知事が厚生労働大臣の技術的指導・助言を得て個別に応急処置する(緊急の場合は厚生労働大臣が都道府県知事に指示) ・政令で症状等の要件指定を行った後に一類感染症に準じた対応を行う

*1 本書で「経口感染症」の項に記載した感染症を，色文字で表示した.
*2 本書で「人畜共通感染症」の項に記載した感染症に下線を付した.
*3 本書で「食品から感染する寄生虫症」の項に記載した感染症に二重下線を付した.
*4 本書で第4章に記載された感染症を太字で表示した.

（ポリオ，二類感染症）はウイルス性の経口感染症として重要である．感染性胃腸炎は主に**ノロウイルス，ロタウイルス，サポウイルス，アストロウイルス，腸管アデノウイルス**の感染が原因となって起きる．

1 コレラ

▶ 三類感染症．コレラ毒素による激しい水様性下痢や嘔吐，脱水症状が起きる

a 概　要

コレラはコレラ毒素産生性コレラ菌（*Vibrio cholerae* O1またはO139）による急性感染性腸炎である．**コレラ菌**はビブリオ属に分類されるグラム陰性の通性嫌気性桿菌で，菌体表面のO抗原（リポ多糖体）の構造の違いによりO1〜O210の血清型に分類されている．このうち三類感染症のコレラの原因となるのはコレラ毒素産生性の**血清型O1（アジア型**ならびに**エルトール型）とO139（ベンガル型）**のコレラ菌である．それら以外のコレラ菌は**ナグビブリオ**（p.82参照）と呼ばれ，ヒトの軽症下痢症の原因になる．現在，国内におけるコレラの報告数は年間数件程度である．その多くが輸入感染症として発生している．

●コレラ菌

b 感染経路

コレラ菌で汚染された飲料水や食品を介して経口感染する．とくに上下水

126　5. 食品による感染症・寄生虫症

道が整備されていない地域においては，コレラ患者の排泄した下痢便により河川水や井戸水が汚染されやすい．そのような汚染水を飲用あるいは生活用に使用している場合には，コレラ菌の感染リスクが高まる．さらに自然災害や気候変動の影響による干ばつや洪水もコレラ発生の発端となる．

c　症状・治療・予防

　コレラ菌の多くは胃酸により死滅するものの，生残した菌は小腸に達して急激に増殖し，通常1日前後の潜伏期間を経て発症する．最近はエルトール型コレラ菌による軽症例が多く，下痢が起きても1日に数回程度で，量も1L以下である．一方，重症例では，**多量の水様性下痢（米のとぎ汁様便）**と嘔吐が起きる．下痢便の量は1日に10L以上にもなり，激しい下痢と嘔吐により著しい脱水と電解質の異常をきたす結果，死亡する場合がある．このような下痢は，主にコレラ菌が産生する**コレラ毒素**が，小腸の粘膜上皮細胞に作用し，腸管内への水分の分泌が亢進することにより起きる．またコレラ患者には通常，発熱や腹痛はみられない．治療はとくに脱水症状に注意が必要で，水分と電解質の補給のために**経口補水液***（oral rehydration solution, ORS）の投与が有効であるが，重症の場合には点滴治療が行われる．また抗菌薬投与は症状の軽減と経過ならびに便中への排菌期間の短縮に効果がある．その他に胃切除を受けたり，胃酸分泌の少ない人はコレラの流行地へ渡航する際にはとくに注意が必要である．

***経口補水液**
下痢や嘔吐，発熱等による脱水症状の治療に用いられる．水1Lに対して，塩化ナトリウム3.5g，塩化カリウム1.5g，炭酸水素ナトリウム2.5g，ブドウ糖20gを溶解して飲用する．

② 細菌性赤痢

▶ 三類感染症．赤痢菌による急激な発熱や下痢，腹痛，血便等の症状が起きる

a　概　　要

　細菌性赤痢は，赤痢菌の経口感染により起きる急性感染性大腸炎である．**赤痢菌**は，グラム陰性の通性嫌気性桿菌で生化学的ならびに血清学的性状に基づき，A〜Dの4つの亜群に分類されている．最も病原性の強いA亜群赤痢菌（*Shigella dysenteriae*）は，わが国の志賀潔博士により発見されたもので，志賀赤痢菌とも呼ばれる．さらに*S. dysenteriae*が産生する**志賀毒素**〔腸管出血性大腸菌が産生するベロ毒素（VT1）と同一〕は赤痢患者の重症化に関与する．

●赤痢菌

b　感染経路

　ヒトへの感染は赤痢患者および保菌者の糞便あるいは二次的に汚染された飲食物を介して起きる．2010年以降に国内で発生した細菌性赤痢は，年間150〜300例である．主な原因は，海外（とくにアジア）の流行地での感染とそうした感染者からの二次感染である．一方で，幼稚園や小学校での集団感染も発生している．検出された赤痢菌の7〜8割はD亜群赤痢菌（*S. son-*

nei）で，残りの2割程度は，B亜群赤痢菌（*S. flexneri*）である．また，食中毒事例に関する統計〔政府統計：e-Stat（https://www.e-stat.go.jp/）〕では，2000〜2023年の間に計21件（患者数計476名）発生している．細菌性赤痢では多くの事例で原因食品が不明となる場合が多いが，野菜や魚介類等の非加熱食品が感染源になりやすいと考えられている．

c 症状・治療・予防

通常1〜3日間の潜伏期を経て，全身倦怠感，悪寒を伴う急激な発熱で発症する．その後，水様性下痢，腹痛，血便あるいは膿粘血便，テネスムス（しぶり腹：腹痛を伴う便意を繰り返すものの便は出ないか出ても少量）といった症状が現れる．こうした典型的な赤痢症状を示すのはA亜群やB亜群赤痢菌が原因である場合が多く，D亜群赤痢菌が原因である場合には，軽度の下痢あるいは無症状で経過する場合もある．また一般に乳幼児や高齢者は，成人の場合と比べて重症化しやすい．治療は脱水や電解質バランスの改善を目的とした対症療法ならびに抗菌薬の投与が行われる．予防は衛生環境を整備することに加えて，調理の際の十分な加熱，手洗いの励行が基本となる．海外に渡航する際には生水，氷，非加熱の魚介類や野菜類等に注意すべきである．

③ 腸チフスならびにパラチフス

▶ 三類感染症．チフス菌，パラチフスA菌による全身性の急性熱性疾患である

a 概　要

腸チフスならびにパラチフスは**チフス菌**（*Salmonella enterica* subsp. *enterica* serovar Typhi）ならびに**パラチフスA菌**（*S.* Paratyphi A）の感染によって起きる全身性疾患であり，腸炎菌（*S.* Enteritidis）やネズミチフス菌（*S.* Typhimurium）等を原因とするいわゆるサルモネラ食中毒とは異なる臨床経過を示す．なお，チフス菌，パラチフスA菌はサルモネラ属に分類されるグラム陰性の通性嫌気性桿菌である．コレラ，細菌性赤痢と同様に患者ならびに無症状病原体保有者は就業制限の対象となる．

●チフス菌

●パラチフスA菌

b 感染経路

チフス菌ならびにパラチフスA菌は患者および保菌者の糞便，あるいは二次的に汚染された飲食物を介してヒトに感染する．また，これらの菌はヒトに対してのみ感染性を示す．

c 症状・治療・予防

腸チフスの場合，10〜14日間の潜伏期を経て，頭痛，食欲不振，全身倦怠感等の症状で始まり，段階的に39〜40℃に達する発熱がみられる（第1

病週）．この時期には**比較的徐脈**，**バラ疹**，**脾腫**の三主徴が現れる．その後，40℃台の稽留熱（けいりゅうねつ），下痢あるいは便秘を呈する（第2病週）．重症の場合にはさらに，意識障害が起きることもある．この時期を過ぎると徐々に解熱し，回復に向かうが（第3病週〜），小腸のパイエル板の壊死により腸出血や腸穿孔を起こす場合がある．腸チフスの場合，腸穿孔により腹膜炎が起きて死亡する例が多い．腸チフスから回復した患者には終生免疫が成立するが，なかには回復後も数ヵ月あるいは1年以上にわたり，チフス菌の排菌が認められる場合がある．そのような回復者は**一時保菌者***または**永久保菌者***と呼ばれ，チフス流行の感染源となることがある．またパラチフスの症状は腸チフスと類似するが，腸チフスと比べると軽症である場合が多い．治療には抗菌薬が用いられる．国内における腸チフス，パラチフスの発生は2010年以降では，年間にそれぞれ20〜60例前後で推移しており，そのほとんどは海外で感染し，帰国後に発症した輸入感染例である．なお，2014年には，東京都の飲食店においてチフス菌の無症状病原体保菌者であった調理従事者によって，二次汚染された生サラダが原因と推定される食中毒事例（患者数18名）が報告されている．

*一時保菌者と永久保菌者
腸チフス患者の一部にみられる．回復後，胆嚢内に生残する菌が胆汁に混ざって腸管内に達し，大便とともに排出される．永久保菌者では，胆石がみられることが多い．

4 ロタウイルス感染症

▶ 五類感染症（感染性胃腸炎）．冬季に多い乳幼児の嘔吐下痢症

a 概　　要

　ロタウイルス（rotavirus）は，冬季にみられる乳幼児の嘔吐下痢症（感染性胃腸炎）の原因となるウイルスである．例年，ノロウイルスの流行期（11〜3月）よりもやや遅れて（2〜5月）発生のピークがみられる．約半数の患者に米のとぎ汁様の白色の水様便（最近では白っぽい黄色便や緑色便であることも多い）がみられることから，以前は**小児仮性コレラ**あるいは**白痢**とも呼ばれていた．衛生状態に関係なく，ほぼすべての小児が5歳までに感染する．患者の約7割が0〜2歳児であり，頻度の高い合併症としてけいれんがある．開発途上国では乳幼児の死亡原因の1つとして重要である．

b 感染経路

　患者の糞便中に大量の感染性ウイルスが排出されるため，主に**糞口感染***により伝播する．小児が多く集まる保育園や幼稚園等での集団発生事例が多く，一方で小・中学校や高齢者福祉施設，障害者支援施設等でも発生している．その他に食中毒の原因物質としての報告もある．

*糞口感染
ヒトや動物の糞便によって汚染された手指や食品，食器等には糞便中の病原性微生物が付着する場合がある．このような病原体が経口感染することをいう．

c 症状・治療・予防

　ロタウイルスの感染性は非常に強く，10〜100個程度のウイルスで感染が成立する．潜伏期間は1〜3日間で，突然の嘔吐に始まり，続いて下痢と

発熱が起きる．下痢症状は1日に数回に及び，5日間程度続く．他のウイルス性胃腸炎と比べても脱水症状を起こしやすい．さらにけいれんや脳症等の合併症を起こす場合がある．ロタウイルスに有効な抗ウイルス薬はなく，治療は脱水と電解質バランスの改善が中心となる．近年，重症化ならびに合併症の予防を目的に経口弱毒生ワクチンが承認され，2020年10月より定期接種となった．なお，消毒には次亜塩素酸ナトリウムが有効である．

5 サポウイルス感染症

▶ 五類感染症．保育園等で乳幼児に集団発生しやすい下痢症である

a 概　要

　サポウイルス（sapovirus）は，ノロウイルスと同じカリシウイルス科に分類されるウイルスで，エンベロープはなく，ヒト以外の動物には感染しない．また，これまでに報告されている感染事例からは，保育園や小学校で冬季に多く発生しており，好発年齢層は乳幼児であると考えられている．他方，サポウイルスが成人の急性胃腸炎患者から検出される割合が比較的少ないため，ノロウイルス感染症にみられるような高齢者福祉施設等での流行は起きにくいとされてきたが，最近では，成人患者を含む集団感染事例の報告が増えてきており注意が必要である．

b 感染経路

　サポウイルスによる食品の汚染状況については，PCR法による解析によりアサリや生食用のカキからサポウイルスの遺伝子が検出されたとする報告がある．したがって生あるいは加熱不十分な二枚貝の摂取が食中毒の一因であると考えられるが，これまでに報告されている集団食中毒事例に関しては，患者の糞便からサポウイルスは検出されても，原因食材の特定には至っていない場合が多い．なお，患者の嘔吐物や下痢便中には感染性のサポウイルスが排出されることから，こうしたウイルスが原因となってヒトに経口感染（糞口感染）する場合が多いと考えられる．

c 症状・治療・予防

　発熱，頭痛，悪心，嘔吐，腹痛，下痢等がみられる．症状は比較的軽症であり，入院治療の必要がない場合が多い．治療は対症療法が中心となる．消毒には，次亜塩素酸ナトリウムが有効であり，患者の嘔吐物，下痢便等を処理する際には手袋やマスクを着用し，飛散を避けるように注意する．ノロウイルス感染症に対する予防法に準じた対策が求められる．

⑥ 腸管アデノウイルス感染症

▶ 五類感染症. 主に0歳児が発症しやすい散発性の下痢症である

ⓐ 概　要
　本症は乳幼児の多く集まる保育園での集団感染の事例がある. アデノウイルス（adenovirus）には多くの型があり，型の違いにより起きる疾患が異なる. 感染性胃腸炎の原因となるのは主に**31型**，**40型**，**41型**である.

ⓑ 感染経路
　ウイルスは下痢症患者の糞便中に大量に排出されるため，糞口感染によるものが多い.

ⓒ 症状・治療・予防
　潜伏期間は3〜10日間. 発熱，嘔吐，下痢が主な症状である. 0歳児に好発し，5歳までに多くが初感染する. 治療は対症療法が中心となる. ほとんどのアデノウイルスは加熱（100℃で5秒）により感染性を失うので，食品，飲料水は十分加熱することが重要である.

⑦ 急性灰白髄炎（ポリオ）

▶ 二類感染症. 運動神経の障害により四肢の弛緩性麻痺を生じる

ⓐ 概　要
　急性灰白髄炎（ポリオ）は，ポリオウイルス（poliovirus）の経口感染により中枢神経系，とくに運動神経が障害されることにより四肢の麻痺を生じる疾患である. ポリオウイルスは，エンテロウイルス属に分類され，エンベロープをもたない.

ⓑ 感染経路
　ポリオウイルスはヒトを自然宿主とし，主に糞口感染により感染する. 患者あるいは不顕性感染者の糞便や唾液中にウイルスが排出され，これらが感染源となる.

ⓒ 症状・治療・予防
　ポリオの症状は多様で，全感染者の90〜95％は不顕性感染で終わり，免疫を獲得する. 一方，顕性感染の場合，感染者の5〜10％は1〜2日の発熱を伴い，夏風邪あるいは消化不良等の非特異的な症状が現れるが数日で回復する（不完全型ポリオ）. また，全患者の1％程度には，非特異的な症状に頭

痛，嘔吐，頸部硬直，疼痛等の症状が認められる場合がある（非麻痺性ポリオ）．最も重篤なのは，これらの症状に続いて麻痺が出現する場合（麻痺性ポリオ）で，全患者の0.1％程度にみられ，解熱とともに主に下肢の弛緩性麻痺が起きる．予防にはワクチン接種が有効である．現在，国内ではジフテリア，百日咳，破傷風，不活化ポリオワクチン（DPT-IPV）の4種混合ワクチンが定期接種に用いられている．またWHOは1988年より**ポリオ根絶計画**をスタートさせ，わが国を含むWHO西太平洋地域においては，2000年にポリオ根絶宣言（地域レベル）が発表された．2022年現在，野生株によるポリオはパキスタン，アフガニスタンでの発生が報告されている．

Ⓑ 人畜共通感染症

　人畜共通感染症（**人獣共通感染症**あるいは**動物由来感染症**とも呼ばれる）とは，ヒトとヒト以外の動物のいずれに対しても感染性を有する病原体により起きる感染症の総称である．人畜共通感染症の病原体の伝播様式は，大きく直接伝播と間接伝播とに分けることができ，直接伝播とは，感染源となる動物から病原体が直接ヒトに感染する場合をいう．一方間接伝播とは，感染源となる動物から排出された病原体が食品や環境を汚染することにより，間接的にヒトへ伝播する場合をいう．その他にも病原体がノミやダニ，蚊，シラミ等に媒介されてヒトへ伝播する場合もある．とくに食品衛生上の問題となるのは，ヒトの食用に供される動物に人畜共通感染症が起きる場合と，食品や飲料水等を介して病原体が動物からヒトに伝播する場合である．たとえば，カンピロバクター・ジェジュニ（*Campylobacter jejuni*）は家畜や家禽の主に腸管内に存在する細菌であるが，獣医学領域においては古くからウシやヒツジの腸炎や流産の原因菌であるとして重要視されていた．一方，ヒトに対しては本菌に汚染された食品や飲料水を介して経口感染することで，食中毒を引き起こすことから，カンピロバクター・ジェジュニは人畜共通感染症の病原体の一種であるといえる．ここでは，第4章で取り上げられているもののほかに食品や飲料水を介してヒトに伝播することにより起きる人畜共通感染症について取り上げる．

１ ブルセラ症

▶ 四類感染症．ブルセラ属細菌で汚染された乳や乳製品によりインフルエンザ様の症状が起きる

ⓐ 概　要

　ブルセラ症は，ブルセラ属細菌（*Brucella* spp.）の経口，経皮，飛沫感染により起きる熱性，全身性の疾患である．ブルセラ属細菌は食品中で長期間

生残し，感染源になりやすい．とくにナチュラルチーズ中では数ヵ月間生残する．

b 感染経路

感染動物（ウシ，ヒツジ，ヤギ，ブタ等）由来の加熱不十分な乳や乳製品，肉の喫食が最も一般的である．感染動物の死体，および流産組織等との接触により感染する場合もある．2022年8月農林水産省は，わが国が国際獣疫事務局（OIE）の規定に基づきウシのブルセラ症の清浄国になったと発表した．したがって，国内の家畜から感染するリスクは非常に少ないと考えてよいが，海外渡航先で感染したとする報告がある．

c 症状・治療・予防

ヒトではインフルエンザ様（発熱，関節痛，倦怠感）の症状を呈し，波状熱がみられることもある．治療は対症療法と抗菌薬を用いた化学療法が行われる．家畜に対する検疫と感染動物の淘汰，乳と乳製品の適切な加熱処理等の予防対策が有効である．

2 炭　疽

▶ 四類感染症．炭疽菌で汚染された食肉により悪心や嘔吐，食欲不振，発熱等が起きる

a 概　要

炭疽は**炭疽菌**（*Bacillus anthracis*）の感染により急性の敗血症が起きる疾患である．炭疽菌はバシラス属に分類されるグラム陽性の通性嫌気性桿菌で，芽胞を形成する．なお，本菌は典型的な土壌細菌で環境中に芽胞が存在する．わが国では，1994年の皮膚炭疽の患者発生以来，ヒトの炭疽の報告はない．

●炭疽菌

b 感染経路

ヒトへの感染は比較的まれで，感染動物に直接接触したり，その肉を経口的に摂取した場合や，動物を取り扱う機会の多い仕事に従事している場合に認められる．

c 症状・治療・予防

感染経路や症状から皮膚炭疽，肺炭疽，腸炭疽，髄膜炭疽の病型に分けられる．**皮膚炭疽**が最も多く（95％以上），皮膚の小さな傷口から感染する．**肺炭疽**は本菌の芽胞を経気道的に吸入することで発症し致死率が高い．**腸炭疽**は，主に炭疽を発症して死亡した動物の肉を摂取することで起きる．悪心，嘔吐，食欲不振，発熱等の症状がみられ，さらに進展するとショックやチアノーゼが起こり致命的となる．**髄膜炭疽**は皮膚炭疽の約5％，肺炭疽の約

65％に引き続いて起きるもので致死率は高い．敗血症や肺炭疽，腸炭疽の患者では症状が急速に進むために抗菌薬投与による治療は困難である．また炭疽菌は芽胞を形成することから，その消毒には高圧蒸気滅菌等が用いられるべきである．

③ 結　核

▶ 二類感染症．ウシ型結核菌で汚染された未殺菌乳・乳製品により結核症が起きる

a 概　要

　結核は結核菌群の細菌感染により起きる慢性感染症である．結核菌群には，**結核菌**（*Mycobacterium tuberculosis*）や**ウシ型結核菌**（*M. bovis*）等が含まれ，いずれもマイコバクテリウム属に分類されるグラム陽性の好気性桿菌である．また，これらの菌は**抗酸菌**とも呼ばれる．

● 結核菌

b 感染経路

　ヒトの結核の感染源として最も重要なのは結核（肺結核）患者であり，患者が排出した結核菌を含む飛沫（飛沫核）あるいは塵埃を経気道的に吸入することで感染する．他方，ウシ型結核菌に汚染された食品（多くは未殺菌乳）を介してヒトにウシ型結核菌が感染した事例がある．なお，わが国はブルセラ症と同様にウシの結核に関しても清浄国となったことが2022年に発表されている．

c 症状・治療・予防

　結核菌あるいはウシ型結核菌の感染によるヒトの結核症を区別することは臨床的には難しいとされている．一般に結核菌が肺に定着すると原発巣を形成し，さらに菌の一部は所属リンパ節に運ばれて，局所リンパ節巣を形成する（初期変化群）．これに対して宿主側は細胞性免疫の発現により，石灰化巣を残して治癒する場合が多い．しかし一部の患者では，感染後早期に発症（**一次結核症**）し，リンパ行性，血行性に進展し，肺の組織破壊が起きる．他方，感染後数年〜数十年を経て体内に残っていた初感染菌が何らかの理由で免疫が低下した宿主の体内で再び増殖を始め，発症する場合がある（**二次結核症**）．わが国では，二次結核症の患者数に占める高齢者の割合が多い傾向にある．治療には抗結核薬を用いた化学療法が有効であるが，近年，薬剤耐性結核菌による難治化が問題になっている．またWHOは1994年に**DOTS**[＊]（Directly Observed Treatment, Short-course，直接監視下短期化学療法）戦略を打ち出し，結核制圧のための対策を推進している．予防には，生後6ヵ月未満の乳幼児を対象に弱毒生菌ワクチン（BCG）の接種が実施されており，とくに小児の結核性髄膜炎や粟粒結核に対して高い予防効果が認められる．また，食品を介するウシ型結核菌の感染を予防するためには，乳の適

＊ DOTS
DOTS（ドッツ）では，結核患者が適切な用量の抗結核薬を確実に服用するまでを医療従事者が直接，患者本人の前で確認する．この取り組みにより，治癒するまでの間に起きる患者自身の誤った判断による服薬の中断を防止することができるようになり，成果を上げている．

切な殺菌と感染牛の摘発と淘汰が重要である.

4 リステリア症

▶ 五類感染症. リステリア菌で汚染された乳製品等により髄膜炎や敗血症が起きる

a 概　　要

　リステリア症の原因となるのは，細菌の**リステリア菌**（*Listeria monocytogenes*）である．本菌は，低温（4℃）での増殖性や耐塩性（6％食塩）といった特徴を有している．ヒトには汚染された食品を介して経口感染する．健康な成人では無症状か軽い胃腸炎症状であることが多いが，妊婦や高齢者，免疫不全者では重症化しやすい.

●リステリア菌

b 感染経路

　リステリア菌は健康な動物の腸管内や土壌，下水，河川水等からも検出される．ヒトへの感染経路には，母親から胎児への垂直感染ならびに本菌により汚染された食品からの経口感染がある．とくに欧米では生乳やナチュラルチーズといった乳製品，食肉等を原因とした集団感染事例が報告されている．国内では，くん製魚介類やネギトロ，魚卵製品（明太子，すじこ，たらこ）からリステリア菌が検出されており，注意が必要である．また感染動物の糞便により汚染された野菜が感染源となる場合もある.

c 症状・治療・予防

　潜伏期間は通常1〜2週間であるが，数日〜90日の間で変動がみられる．胎児に全身感染が起きると，死産や流産の原因となる．また，免疫機能が低下している高齢者やがん，糖尿病，ステロイド薬使用患者等に日和見的に感染し，髄膜炎や敗血症が起きる場合がある．治療には抗菌薬が用いられる．国内においては，2001年にナチュラルチーズが原因となった北海道での集団感染事例が報告されている．非加熱喫食調理済み食品〔ready-to-eat（RTE）食品〕については，冷蔵庫内の温度を過信せず，リステリア菌による汚染を考慮し，購入後すぐに喫食するか喫食前に可能な限り加熱することが望ましい.

B. 人畜共通感染症　135

5 仮性結核

▶ 仮性結核菌で汚染された井戸水や豚肉により胃腸炎症状が起きる

a 概　要

　仮性結核は仮性結核菌（*Yersinia pseudotuberculosis*）の感染により，下痢や腹痛等の胃腸炎症状が起きる疾患である．仮性結核菌の生育至適温度は28℃付近であるが，4℃以下の低温でも増殖可能である．これまでに国内で確認された集団感染事例の多くが10～4月に発生している．発生場所は保育園や小・中学校が多い．また，散発事例もみられる．

b 感染経路

　散発事例の多くが，本菌に汚染された井戸水等の飲用により感染したと考えられているが，感染源や感染経路が不明なものもある．また集団感染事例の場合，豚肉の摂取を原因とする報告がある．ブタは仮性結核菌の代表的な保菌動物である．

c 症状・治療・予防

　一般的には下痢や腹痛等の胃腸炎症状がみられ，その他に発疹，結節性紅斑，咽頭炎等の多様な症状を呈する場合がある．患者は2～3歳の幼児に多く，成人ではまれである．治療には抗菌薬が用いられる．水系感染を防ぐため，井戸水等を飲用に使用する際には加熱・消毒することが重要である．

6 野兎病

▶ 四類感染症．野兎病菌で汚染されたノウサギの肉によりインフルエンザ様の症状が起きる

a 概　要

　野兎病は，野兎病菌（*Francisella tularensis*）に感染したノウサギや野生げっ歯類との接触，あるいは保菌動物を吸血したマダニ類により伝播されるリンパ節腫脹を伴う急性熱性疾患である．野兎病菌は，小さな傷や指先のささくれ，健康な皮膚からも侵入する．近年，国内での発生はまれであるが，2008年に千葉，福島，青森県で起きた事例では，喫食等の目的でノウサギを解体した際に感染したと考えられている．

b 感染経路

　ヒトへの感染は，ノウサギの剝皮作業や肉を調理する際に，菌に汚染された血液や臓器に手指が直接触れて起きる場合が多い．またノウサギ肉の喫食

やノウサギとの接触のみで発症した事例もある．汚染した調理器具を介して二次汚染した食品からも経口感染する．

c 症状・治療・予防

38〜40℃の発熱に加えて悪寒，戦慄，頭痛，筋肉痛，関節痛等のインフルエンザ様症状で発症し，多くの患者で菌が侵入した部位に応じて所属リンパ節の腫脹と疼痛が認められる．治療には抗菌薬の投与が有効である．予防対策として，ノウサギ等の保菌動物との接触を避けること，またノウサギを解体したり調理する際にはビニール製手袋やマスクを必ず装着することが重要である．消毒には，消毒用エタノールがよく効く．

7 レプトスピラ症（図5-1）

▶ 四類感染症．レプトスピラで汚染された水により感冒様症状やワイル病（重症）が起きる

a 概　要

レプトスピラ症は全身性の急性熱性疾患で，黄疸出血性レプトスピラ症である**ワイル病**は重症化しやすい．本症は，レプトスピラ属のインテロガンス菌（*Leptospira interrogans*）の感染が原因の細菌（スピロヘータ）感染症である．農作業や河川でのレジャーによる集団感染の事例がある．さらに台風の影響による洪水後に患者が発生したケースもある．

b 感染経路

レプトスピラは感染動物の腎尿細管に存在していることから，長期間尿中に排泄され，水系環境（溜まり水，池，河川）を汚染する．ヒトへの感染源は，こうした汚染された水であり，皮膚，口腔，眼，鼻の粘膜から経皮感染または経口感染する．

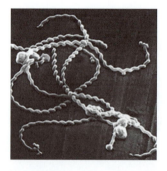

図5-1 レプトスピラ（*L. interrogans*）の電子顕微鏡写真

〔国立感染症研究所：レプトスピラ症とは（https://www.niid.go.jp/niid/ja/kansennohanashi/531-leptospirosis.html）（最終アクセス2024年7月30日）より引用〕

B. 人畜共通感染症　137

c 症状・治療・予防

本症は経過がきわめて速く，ワイル病の場合，治療が半日間遅れただけで重症化することがある．また，呼吸不全と喀血を伴う肺出血型では致死率が高い．一方，黄疸を認めないレプトスピラ症の場合では一般に予後は良好である．治療には抗菌薬の投与が有効である．予防には，主な感染源となるネズミの駆除に加えて，家畜や愛玩動物の衛生管理にも注意する必要がある．さらに上下水道の整備により，感染経路を断つ取り組みも重要である．また，ワクチン（ワイル病秋やみ混合ワクチン）接種も特定の血清型に対して有効である．

8 プリオン病

▶ バリアント（変異型）・クロイツフェルト・ヤコブ病は牛海綿状脳症がヒトへ伝播したものと考えられる

a プリオンとプリオン病

プリオン（proteinaceous infectious particle, prion）とは，Prusiner博士により提唱された概念であるタンパク質性感染性粒子を意味する．プリオンは，**プリオンタンパク質**（prion protein, **PrP**）と呼ばれるタンパク質のみによって形成され，これまでにヒトを含めた様々な動物のプリオン病の原因となることが明らかにされている．さらにPrPに関しては，PrP^c（cellular form of PrP）と呼ばれる正常PrPは非病原性であるのに対して，**PrP^{sc}**（scrapie form of PrP）と呼ばれる異常PrPは病原性を示すことがわかっている．PrP^{sc}は，PrP^{c}の立体構造に異常が生じたものであり（**表5-2**），PrP^{sc}からなるプリオンが動物の中枢神経組織に徐々に蓄積することで起きる神経細胞の変性や脱落が，プリオン病発症の直接的な原因であると考えられてい

● 異常プリオンタンパク質（PrP^{sc}）

表5-2　異常プリオンタンパク質（PrP^{sc}）の示す特徴

1. 病原性	あり
2. タンパク質分解酵素（proteinase K）処理	抵抗性[1]
3. 蓄積しやすい臓器	脳，脊髄，眼球，脾臓，リンパ節，腸管
4. 有効な消毒（不活化）方法	・焼却 ・3%SDS溶液（100℃）中5分間煮沸 ・オートクレーブ（132℃，1時間）等[2]

[1] 牛海綿状脳症（BSE）の確認検査では，ウェスタンブロット法により検査試料中のプリオンタンパク質がproteinase K処理に対して抵抗性を示すことを確認する．また，正常プリオンタンパク質（PrP^c）はproteinase K処理により容易に分解される（感受性を示す）．

[2] 通常の病原性微生物に対して用いられるオートクレーブ（121℃，15分），フィルター濾過，紫外線照射，ガンマ線照射，エチレンオキシドガス，エタノール等による滅菌・消毒方法は無効．

る.

　古くから知られるヒツジのスクレイピーと呼ばれる疾患は，現在ではヒツジのプリオン病であると理解されている．スクレイピーを発症した羊の脳に蓄積したプリオン（PrP^{sc}）を実験的に別の健康な個体に接種することで同様の症状を起こす（病気を伝達する）ことが可能なことから，本症は**伝達性海綿状脳症**（transmissible spongiform encephalopathy，TSE）とも呼ばれる．プリオン病はヒツジのほかにも，ミンク，シカ，ウシ，ヒト等で起きるが，とくに食品衛生上の問題と密接に関連するのは，牛海綿状脳症ならびにヒトのバリアント（変異型）・クロイツフェルト・ヤコブ病である．

b 牛海綿状脳症

　ウシのプリオン病である**牛海綿状脳症**（bovine spongiform encephalopathy，BSE）は，1986年に英国の中央獣医学研究所から初めて報告された．BSEを発症したウシは異常行動に続いて運動失調や起立不能等の症状が進行性に増悪して死亡する．疫学調査の結果から飼料として使用されていたウシをはじめとする動物由来の**肉骨粉***が原因であると推定され，英国では，1988年にその使用が禁止された．わが国でも，2001年に最初のBSE発生が確認され，それ以後，食用として処理されるすべてのウシを対象にBSE検査が全国一斉に開始された．なお，2017年4月1日以降，BSE検査は健康牛に関しては廃止され，24ヵ月齢以上のウシのうち，生体検査において神経症状が疑われるもの，および全身症状を呈するものについて引き続き実施されている．一方，検査で陰性とされたウシについても，PrP^{sc}が蓄積しやすい特定危険部位（specified risk material，SRM）の除去と焼却が義務付けられている．現在，特定危険部位は，30ヵ月齢超の頭部（舌・頬肉・皮以外），脊髄，脊柱と，全月齢の扁桃，回腸遠位部とされている（図5-2）．

　さらに食品安全委員会による食品健康影響評価の結果通知（2016年8月）によれば，日本国内においては，飼料規制等のBSE対策が継続され，有効

***肉骨粉**
家畜由来の屑肉，脳，脊髄，骨，内臓，血液等を加熱処理し，脱脂ならびに乾燥させて粉末としたもの．これに異常プリオンタンパク質（PrP^{sc}）が混入していたことが判明した．

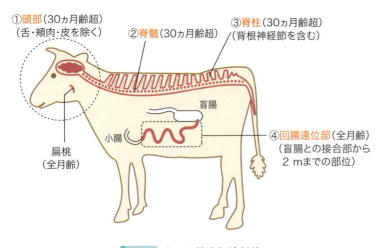

図5-2 ウシの特定危険部位

C. 食品から感染する寄生虫症　139

表5-3　ヒトのプリオン病の発症形式と種類

発症形式	病名*
1) 特発性	孤発性クロイツフェルト・ヤコブ病 (CJD)
2) 遺伝性	遺伝性 CJD
	ゲルストマン・ストロイスラー・シャインカー病
	致死性家族性不眠症
3) 獲得性 (感染性)	医原性 CJD (硬膜移植, 角膜移植, 脳下垂体由来成長ホルモン投与)
	バリアント (変異型) CJD
	クールー

*いずれも海綿状脳病変を示し, 予後不良である.

に機能しているなかでは, 今後, いわゆる定型BSEが発生する可能性はきわめて低いものとしている.

c バリアント (変異型)・クロイツフェルト・ヤコブ病

　ヒトのプリオン病は, **クロイツフェルト・ヤコブ病** (Creutzfeldt-Jakob disease, **CJD**) と呼ばれる. CJDは五類感染症として扱われており, その発症の形式から特発性CJD, 遺伝性CJD, 獲得性 (感染性) CJDに分類される (**表5-3**). 孤発性CJDと遺伝性CJDは世界各地で確認されており, およそ100万人に1人の割合で発症者がみられる. 孤発性CJDの原因は不明であるが, 遺伝性CJDの場合には, 患者のプリオン遺伝子に突然変異が認められ, これが原因となってPrP^cのアミノ酸配列に異常が起き, 結果としてPrP^{sc}を生じやすくなると考えられている. 他方, 獲得性 (感染性) CJDの場合, 硬膜や角膜の移植あるいは脳下垂体から精製された成長ホルモンの投与といった医原的な要因によりプリオンに感染し, CJDを発症したと考えられる患者の報告がある. さらにBSE感染ウシ由来の食品を介してBSEがヒトに伝播したものと考えられる**バリアント (変異型)・クロイツフェルト・ヤコブ病** (variant Creutzfeldt-Jakob disease, **vCJD***) の患者の発生が1996年に初めて英国で確認された. 2022年4月までに欧州を中心に世界で233例 (2005年に日本国内で確認された1例を含む) のvCJDが報告されている. 一方で, これまでのBSE対策が効果を上げ, BSEそのものの発生が減少したことを背景にvCJDの患者も減少しており, 1990年以降の出生者からの患者は確認されていない. したがって現在, ヒトへの感染リスクは大幅に減少している状況にあるといえる. ただし, PrP^{sc}の不活化 (感染性の消失) はきわめて困難である (**表5-2**) ことから, PrP^{sc}による食品汚染を防止するためにBSE対策は今後も継続する必要がある.

＊vCJD
従来の孤発性や遺伝性のCJDが50～70歳代で発症するのに対し, vCJDの発症は平均29歳と圧倒的に若年者に多い. 初期には性格変化, 異常行動, 記憶障害等の精神症状がみられる.

C 食品から感染する寄生虫症

　寄生虫とはヒトや動物の身体 (体表および消化器官あるいはその他の内臓

器官）に寄生し，養分を搾取する生物である．寄生される動物を**宿主**といい，とくに成虫が寄生する宿主は**終宿主**，幼虫の時期を過ごすための宿主は**中間宿主**と呼ばれる．さらに2種以上の異なる中間宿主を必要とする寄生虫もあり，発育の段階に応じて**第1中間宿主**，**第2中間宿主**と呼ばれる．また中間宿主と終宿主との間で寄生虫の発育には必要ではない宿主に寄生する場合もあり，そのような宿主は**待機宿主**と呼ばれる．その他に，寄生虫が終宿主の最終寄生部位に到達するために宿主の体内を移動する場合があり，これを**体内移行**という．さらに寄生虫が本来の寄生部位以外である別の器官等に侵入する場合があり，これを**迷入**という．

　一般にヒトに感染する寄生虫は，原虫と蠕虫^{ぜんちゅう}とに分けられる．両者の大きな違いは，原虫は単細胞生物であるのに対して，蠕虫は多細胞生物であるという点である．通常，原虫を観察する際には顕微鏡が必要であるのに対し，蠕虫はルーペや肉眼で見ることができるものも多い．さらに蠕虫は，線虫，吸虫，条虫に分類されており，形態学的特徴が互いに異なっている．

　わが国でも，かつては回虫や鉤虫等による寄生虫症が蔓延していたが，徹底した予防対策が成果をおさめ，現在ではまれな疾患となった．一方で，アニサキス症に代表されるように食品を原因とする寄生虫症は，今もなお国内各地で発生している．その原因には，魚介類や獣肉を生で食べるという食習慣に加えてコールドチェーン等の物流方式の発達による食品の多様化が密接に関わっている．以前は特定の地域でしか消費されなかった食品が，遠隔地へも供給が可能になったことで，国内で発生する寄生虫症の背景も複雑化してきている．ここでは，第4章に記載のアニサキス，クドア，サルコシスティス以外の寄生虫症に関して取り上げる．

【原　虫　症】（表5-4）

1 アメーバ赤痢

> 五類感染症．生野菜や飲用水が感染源．症状は下痢や粘血便，腸管外アメーバ症等

a 概　　要

　赤痢アメーバ（*Entamoeba histolytica*）の感染により起きる腸アメーバ症である．赤痢アメーバには，運動性を示す「栄養型」と運動性を示さない「嚢子（シスト）」の2つの形態がある．ヒトへの感染は，**シスト***を経口的に摂取することによる．国内では五類感染症として，2010年以降では年間800〜1,200例の報告がある．

b 感染経路

　成熟したシストにより汚染された食品や飲用水の摂取によりシストが腸管

● 赤痢アメーバ

＊シスト
原虫にみられる耐久性を有する休眠細胞のこと．外部環境が変化し，増殖に不適となった時期等に形成される．赤痢アメーバのシストは胃酸中でも死滅しない．

C. 食品から感染する寄生虫症　141

表5-4　経口感染する主な原虫

原因となる原虫	ヒトへの感染源	中間宿主	ヒトでの寄生部位	症状
赤痢アメーバ	感染者の糞便由来のシストにより汚染された野菜や飲料水		大腸	下痢，イチゴゼリー状の粘血便，しぶり腹，腸管外アメーバ症(アメーバ性肝膿瘍)等
ランブル鞭毛虫	感染者の糞便由来のシストにより汚染された野菜や飲料水		小腸	悪臭のある下痢，悪心，嘔吐，倦怠感，微熱等
クリプトスポリジウム	感染者の糞便由来のオーシストにより汚染された野菜や飲料水		小腸	主に下痢，腹痛であり，頭痛，嘔吐，倦怠感等を伴う
サイクロスポーラ	感染者の糞便由来のオーシストにより汚染された野菜や飲料水		小腸	1日6〜10回の水様下痢あるいは軟便の反復，腹部膨満感，悪心，嘔吐，発熱等
トキソプラズマ	①ブタ等(中間宿主)の筋肉に寄生する組織シスト②ネコの糞便由来のオーシストにより汚染された手指や食品，飲料水	ブタ，ヒツジ，ウマ等のすべての温血動物	慢性期では脳・骨格筋・心筋等	①先天性トキソプラズマ症では，水頭症，視力障害，脳内石灰化，精神・運動機能障害②健康成人または小児が感染した場合，多くは無症状で経過する．発症した場合，発熱や倦怠感等の一過性の症状

に達し，栄養型となり，大腸にびらんや潰瘍を形成する．また，性行為による感染者もみられる．

c 症状・治療・予防

　下痢，イチゴゼリー状の粘血便，しぶり腹等の症状を呈する．さらに栄養型が肝臓に到達するとアメーバ性肝膿瘍（腸管外アメーバ症）が起きる．その他に肺や脳に膿瘍が起きる場合もある．大腸炎や肝膿瘍の治療には，メトロニダゾールが用いられる．感染者の9割程度は症状を示さない無症候性囊子（シスト）保有者であり，感染拡大の原因となる．とくに感染者の排泄物中に含まれるシストによる飲食物の二次汚染を防ぐことが重要である．

2 ジアルジア症

▶ 五類感染症．感染者の糞便で汚染された野菜や飲用水が感染源．症状は主に下痢

a 概　　要

　ランブル鞭毛虫（*Giardia intestinalis*）（**図5-3**）の感染により起きる下痢を主症状とする疾患である．栄養型の虫体は洋ナシ様の特徴的な形をしている．年間50〜100例の報告があり，そのうちの6割程度は海外での感染と推定される．国内では，ビルの地下式受水槽から給水された飲料水が原因と推定された集団感染事例の報告がある．

●ランブル鞭毛虫

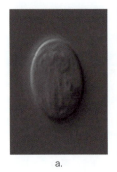 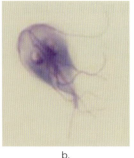

a.   b.

図5-3 ランブル鞭毛虫のシスト（a）と栄養型（b）
〔国立感染症研究所：病原体検出マニュアル．クリプトスポリジウム症・ジアルジア症等の原虫性下痢症（2017年9月版）（http://www.niid.go.jp/niid/images/lab-manual/CryptoGiardia_201709.pdf）（最終アクセス2024年7月30日）より引用〕

b 感染経路

感染者の糞便中に排出された囊子（シスト）により汚染された食品や飲料水を介して感染する．シストの感染性は強く，ヒトでは10～25個のシストにより感染が成立する．

c 症状・治療・予防

成人の場合，多くは無症状であるが，有症例の場合，悪臭のある下痢（水様あるいは泥状で非血性），悪心，嘔吐，倦怠感，微熱等の症状がみられる．下痢は1日数回～20回以上と様々で，さらに腹痛を伴う場合と伴わない場合とがある．治療にはメトロニダゾールの経口投与が有効である．感染者は症状の有無にかかわらず，糞便中にシストを排出することから感染源としても重要で，予防には手洗いや飲食物の十分な加熱が重要となる．さらにシストは塩素消毒に対して抵抗性を示すため，水源の汚染は本症の集団感染を引き起こすおそれがある．

3 クリプトスポリジウム症

▶ 五類感染症．飲用水や生野菜が感染源．症状は激しい水様下痢や嘔吐等

a 概　要

クリプトスポリジウム（*Cryptosporidium hominis*等）（図5-4）の感染により起きる激しい下痢を主徴とする疾患である．クリプトスポリジウムの発育形態は多様であるが，感染性を有するのは**オーシスト***である．国内では五類感染症として，年間10～100例の報告がある．

● クリプトスポリジウム

*オーシスト
子囊とも呼ばれる．原虫の生活環の1つ．ヒトや動物はオーシストを経口摂取することにより感染する．オーシストからはスポロゾイトが生じる．

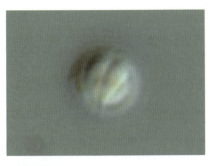
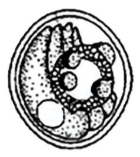

図5-4 クリプトスポリジウムのオーシストならびにその模式図
〔国立感染症研究所：病原体検出マニュアル．クリプトスポリジウム症・ジアルジア症等の原虫性下痢症（2017年9月版）(http://www.niid.go.jp/niid/images/lab-manual/CryptoGiardia_201709.pdf)（最終アクセス2024年7月30日）より引用〕

b 感染経路

　患者や感染動物（ウシ，ブタ，イヌ，ネコ等）の糞便中に排出されたオーシストで汚染された手指あるいは生野菜，飲料水から経口感染する．オーシストの感染性は強く，10個程度のオーシストでも感染が成立する．1996年には，オーシストにより汚染された水道水が感染源となった大規模な集団感染事例（埼玉県；患者数約9,000名）も起きている．

c 症状・治療・予防

　激しい水様下痢が主な症状で腹痛や悪心，嘔吐を伴い，38℃前後の発熱がみられることもある．免疫能が低下している患者では，重症化する場合もある．治療は，下痢による脱水等に対する対症療法が中心となる．オーシストは通常の水道水に含まれている塩素濃度では抵抗性を示すが，短時間の煮沸（71℃・15秒間）により容易に不活化する．そのため予防には，手洗いの励行に加えて，食品の十分な加熱が重要である．

4 サイクロスポーラ症

▶ 飲料水や生鮮食品が感染源．症状は下痢や悪心，嘔吐，腹部膨満感等

a 概　要

　サイクロスポーラ原虫（*Cyclospora cayetanesis*）の感染により起きる下痢を主徴とする疾患である．サイクロスポーラの発育形態は多様であるが，感染性を有するのは成熟したオーシストである．国内での報告例では，東南アジアから帰国した下痢症患者から検出されている．

●サイクロスポーラ原虫

b 感染経路

　感染者の糞便中のオーシストは未成熟であるため，糞便からの直接の感染

は起こりにくい．ただしこのオーシストは，30℃では1週間程度で成熟するため，成熟型のオーシストにより飲料水や生鮮食品が汚染されると感染源となる．

c 症状・治療・予防

主に下痢を起こすが，悪心，嘔吐，腹部膨満感等を伴い，発熱がみられることもある．未治療の場合，症状の改善と悪化を繰り返すことで長期にわたって症状が続くことがあるため，抗菌薬（ST合剤）の投与による治療が推奨される．予防には，加熱不十分な飲食物の摂取を避けることと手洗いの励行が望まれる．また，オーシストは塩素消毒に対して抵抗性である．

5 トキソプラズマ症

▶ 食肉が感染源．妊婦の初感染では，先天性トキソプラズマ症のおそれがある

a 概　要

トキソプラズマ原虫（*Toxoplasma gondii*）の感染により，とくに妊婦に流産や死産等の症状がみられる疾患である．トキソプラズマの終宿主であるネコ科の動物の糞便中には，オーシストが排出され，2～3日で成熟型となり感染性を示すようになる．このオーシストは環境条件や消毒薬に対する抵抗性が強い．さらにヒトをはじめとする多くの哺乳類や鳥類が中間宿主となる．

●トキソプラズマ原虫

b 感染経路

加熱不十分な食肉（ウシ，ブタ，ニワトリ等）由来の組織シストあるいはネコの糞便由来のオーシストを経口摂取することで感染する．

c 症状・治療・予防

免疫不全者を除けば，感染者の多くは，ほとんど無症状に経過することが多い．しかし，妊婦の初感染の場合には，胎盤を通過して胎児に垂直感染し，**先天性トキソプラズマ症**が起きることがある．この場合，胎児の流産・死産，視力障害，水頭症，脳内石灰化像，精神・運動障害等の症状が現れる．予防には，肉類の十分な加熱とネコの糞便の速やかな処理が重要である．抗トキソプラズマ抗体が陰性の妊婦が妊娠期間中に陽性となり，さらに複数回の検査で抗体価の上昇が認められれば，感染が疑われる．

【蠕虫症：線虫によるもの】（表5-5）

1 回虫症

▶ 生野菜や漬物類が感染源．症状は主に腹痛，下痢，食欲不振や異常亢進

a 概　要

　ヒト回虫（*Ascaris lumbricoides*）の虫卵を摂取することにより起きる．成虫は小腸に寄生し，雌は30 cm，雄では20 cmに達する．雌は1日に10〜20万個もの虫卵を産む．わが国でも農作物の栽培に人糞尿が用いられていた頃までは，多くの感染者がみられたが，化学肥料の普及と衛生環境の整備に伴い，感染者は著しく減少している．

● ヒト回虫

表5-5 経口感染する主な線虫

原因となる線虫	ヒトへの感染源	中間宿主*	ヒトでの寄生部位	症状
回虫	感染者の糞便で汚染された野菜等に付着した虫卵		肝臓，心臓，肺（幼虫）小腸（成虫）	①幼虫が肺へ移動する際に肺炎，呼吸困難，空咳，発熱等 ②成虫による症状は，消化器症状が主体で，腹痛，食欲異常，悪心，嘔吐，下痢，便秘等
イヌ回虫，ネコ回虫	①ニワトリ等（待機宿主）の筋肉，肝臓に寄生する幼虫 ②野菜等に付着した虫卵	ニワトリ，ウシ等（待機宿主）	主に肺，肝臓	①咳，喀痰，胸痛，呼吸困難等 ②腹部不快感，腹痛，発熱，倦怠感等
蟯虫	手指や塵埃に付着した虫卵		盲腸	肛門周囲の強いかゆみ，幼小児では不眠等
旋尾線虫	ホタルイカ等の内臓に寄生するType X幼虫	ホタルイカ，タラ，ハタハタ，ホッケ等		腸閉塞ならびに皮膚爬行症
アニサキス	サバやアジ等に寄生する幼虫	1)オキアミ 2)海水魚：サバ，アジ，イカ等	主に胃	強い心窩部痛，悪心，嘔吐等
ズビニ鉤虫，アメリカ鉤虫	野菜等に付着した幼虫（アメリカ鉤虫の場合は主に経皮感染）		小腸，肺	下痢，腹痛，貧血，ズビニ鉤虫の幼虫が肺へ移行する際に咽頭の痒みや咳が生じる（若菜病）
有棘顎口虫	ライギョ，フナ等に寄生する幼虫	1)ケンミジンコ 2)淡水魚等	皮膚，皮下組織 まれに中枢神経系，眼球，肝臓，肺，消化管に迷入	皮膚爬行症や遊走性限局性皮膚腫脹
ドロレス顎口虫	ヤマメ等に寄生する幼虫			
日本顎口虫	ドジョウ，ナマズ，コイ，ブラックバス等に寄生する幼虫			
剛棘顎口虫	ドジョウ等に寄生する幼虫			
鞭虫	野菜等に付着した虫卵		盲腸	①少数寄生の場合はほとんど無症状 ②多数寄生の場合，腹痛，下痢，異食症等
旋毛虫	クマ，イノシシ，ブタの筋肉に寄生する幼虫	クマ，イノシシ，ブタ	小腸（成虫）筋肉（幼虫）	悪心，腹痛，下痢（成虫の小腸寄生時期），眼窩周囲の浮腫，発熱，筋肉痛（幼虫の筋肉移行期）

＊ 1)は第1中間宿主，2)は第2中間宿主を示す．

b 感染経路

近年，輸入野菜や無農薬・有機栽培野菜，さらにそのような野菜を使った漬物類が虫卵で汚染される危険性が指摘されている．

c 症状・治療・予防

幼虫が肺へ移行する際に咳，発熱，呼吸困難等がみられる場合がある．また成虫の小腸内寄生により，腹痛，下痢，食欲の不振または異常亢進等が起きる．治療には駆虫薬が用いられる．予防には，人糞を肥料に用いないこと，野菜の流水洗浄ならびに加熱調理，衛生環境の整備が重要である．

2 鉤虫症

▶ 生野菜等が感染源．症状は下痢や腹痛等で，貧血が起きることもある

a 概　　要

ヒトを固有宿主とする**ズビニ鉤虫**（*Ancylostoma duodenale*）あるいは**アメリカ鉤虫**（*Necator americanus*）の幼虫の経口あるいは経皮感染により起きる．本症は1960年頃までは，わが国でも農村や山村に濃厚に分布していた．

b 感染経路

感染者の小腸に咬着した雌の成虫が産卵した多量の虫卵が糞便とともに排出されると，孵化して幼虫が現れる．主な感染経路がズビニ鉤虫は経口感染であるのに対し，アメリカ鉤虫は経皮感染となる．経口感染の場合，幼虫の付着した生野菜等の摂取により，幼虫が小腸粘膜に侵入して成虫となり，小腸腔内に現れる．さらにズビニ鉤虫の場合，幼虫がニワトリ，ウシ，ブタ等に摂取されると，筋肉内で長期間生存し，ヒトがそうした動物の筋肉を生食することでも感染する場合があるとされている．一方，経皮感染の場合，幼虫は皮内に侵入して，血行性あるいはリンパ行性に肺に移行し，十分発育してから小腸に移行して成虫になる．

c 症状・治療・予防

両鉤虫ともに下痢や腹痛等の消化器症状が起きる．さらに多数の成虫による吸血のために腸管からの出血が止まず，貧血が起きる場合がある．本症に対しては，駆虫薬による鉤虫の駆除と貧血に対する治療が行われる．予防は人糞を肥料として用いないこと，生野菜の摂取に注意することである．また，素手や素足での農作業は避けるようにする．

C. 食品から感染する寄生虫症　147

3 顎口虫症

▶ 淡水魚が主な感染源．症状は皮膚爬行症や遊走性限局性皮膚腫脹

a 概　要

　顎口虫類〔グナトストーマ（*Gnathostoma*）属〕の幼虫を摂取することにより起きる．わが国においては**有棘顎口虫**，**ドロレス顎口虫**，**日本顎口虫**，**剛棘顎口虫**による**幼虫移行**＊が問題となるが，海外渡航者の輸入感染事例も報告されている．

b 感染経路

　ヒトへの感染は主に淡水魚の生食が原因となる．イヌやネコ，ブタ，イノシシ等の胃に寄生する成虫から糞便とともに排出された虫卵が淡水中で孵化し，幼虫となる．この幼虫は**ケンミジンコ**（第1中間宿主）に捕食され，さらにケンミジンコが様々な淡水魚や両生類（第2中間宿主）に捕食されることで発育する．ヒトへの感染は，主に第2中間宿主である淡水魚や待機宿主（両生類やヘビ類等）の生食により起きる．ヒトは顎口虫の終宿主ではなく，経口的に摂取された幼虫は消化管壁を穿通して肝臓に移行し，その後は皮膚や皮下に至り，さらに移動する．2022年に青森県で発生した事例では，患者の多くがシラウオを加熱せずに喫食したことが判明している．

c 症状・治療・予防

　有棘顎口虫症の場合，**遊走性限局性皮膚腫脹**を生ずる．突然，皮膚が腫脹し，発赤，かゆみあるいは疼痛をきたすものの，数日で消退し，再び別の部位に生ずる．好発部位は腹部であるが，顔面にも現れ，まれに眼や脳，脊髄に迷入することもある．ドロレス顎口虫症，日本顎口虫症，剛棘顎口虫症の場合には主に**皮膚爬行症**がみられ，これは3ヵ月以内に自然に消退する．本症の治療は，病変部からの幼虫の外科的摘出が行われるが，摘出困難な場合には駆虫薬が用いられる．予防はとくに淡水魚（ライギョやボラ，フナ，コイ，ドジョウ，ブラックバス等）の生食を避けることである．

＊**幼虫移行症**
ヒトの体内で成虫にまで発育できない幼虫が体内を移行することにより，様々な症状が引き起こされることがある．幼虫移行症には，皮膚幼虫移行症と内臓幼虫移行症がある．

5
食品による感染症・寄生虫症

4 旋毛虫症（トリヒナ症）

▶ 国内ではクマ肉が感染源．症状は消化器症状．重症化すると心筋炎等も起きる

a 概　要

　旋毛虫（*Trichinella spiralis*等）の幼虫を摂取することにより起きる．わが国では，1974年に青森県で起きたクマ肉を感染源とする集団感染が契機となり，注目されるようになった．2016年に茨城県で，2018年，2019年に

● 旋毛虫

いずれも北海道で発生した集団感染もクマ肉の喫食が原因となった.

b 感染経路

旋毛虫の虫卵や幼虫は宿主の体外へは排出されず，同一宿主の筋肉内に幼虫が寄生し，その筋肉を他の動物が経口的に摂取することで感染が拡がる．近年，国内で発生した旋毛虫症の場合，とくにクマ肉を感染源とする報告が多い．冷凍状態のクマ肉中の幼虫が，長期間生存していたという場合もある．

c 症状・治療・予防

経口的に摂取された感染期幼虫（筋肉幼虫）が腸管内で成虫となり，幼虫を産み始める時期には消化器症状（悪心，腹痛，下痢）が主となる．引き続き，新生幼虫の全身移行（筋肉への侵入）期には，眼窩周囲の浮腫，発熱，筋肉痛等がみられる．さらに幼虫が身体各所の横紋筋内で被嚢する時期になると，重症の場合には，心筋炎，神経症状をきたして死亡することもある．なお，これらの症状の程度は，摂取した幼虫の数に依存する．治療には駆虫薬が用いられる．近年の**ジビエ***利用の拡がりにより本症のリスクが高まっている．海外では，シカやイノシシ，ウマ等も重要な感染源となっている．予防にはこれらの獣肉は，適切に加熱（肉の中心部温度が71℃以上で1分間以上）することが重要である．

* **ジビエ**
狩猟の対象となり，食用とされる野生の鳥獣またはその肉のこと．シカ，イノシシ，クマ，ノウサギ，山鳩，マガモ，コガモ，カルガモ，キジ等．

【蠕虫症：吸虫によるもの】（表5-6）

表5-6 経口感染する主な吸虫

原因となる吸虫	ヒトへの感染源	中間宿主*	ヒトでの寄生部位	症状
肝吸虫	コイ科の淡水魚（第2中間宿主）に寄生するメタセルカリア	1）マメタニシ 2）コイ科の淡水魚：モツゴ，コイ，フナ等	肝臓	初期には，食欲不振，全身倦怠感，下痢，肝腫大等が現れる．さらに，腹水，浮腫，黄疸，貧血がみられる場合がある
横川吸虫	淡水魚（第2中間宿主）に寄生するメタセルカリア	1）カワニナ 2）淡水魚：アユ，ウグイ，シラウオ等	小腸	少数寄生では，自覚症状に乏しい．多数寄生の場合，下痢や腹痛，粘血便等がみられる
棘口吸虫	ドジョウ，カエル（第2中間宿主）に寄生するメタセルカリア	1）モノアラガイ，ヒメモノアラガイ 2）ドジョウ，カエル	小腸（十二指腸）	腹痛，発熱，下痢等
ウェステルマン肺吸虫	サワガニやモクズガニに寄生するメタセルカリアならびにイノシシやシカの筋肉に寄生する脱嚢メタセルカリア	1）カワニナ 2）サワガニ，モクズガニ，イノシシ，シカ	肺	血痰の喀出，自然気胸，胸水貯留，胸痛等，虫体が脳に迷入した場合には頭痛，けいれん，麻痺等脳腫瘍に似た症状が起こる
宮崎肺吸虫	サワガニ（第2中間宿主）に寄生するメタセルカリア	1）ホラアナミジンニナやミジンツボ 2）サワガニ		
肝蛭	セリやミョウガ等の水生植物ならびに稲わらに付着したメタセルカリア	ヒメモノアラガイ	胆管	胆石様の症状，右上腹部痛，発熱，悪心，嘔吐，黄疸等

* 1）は第1中間宿主，2）は第2中間宿主を示す．

C. 食品から感染する寄生虫症　149

① 肝吸虫症

▶ 淡水魚が感染源. 症状は食欲不振や下痢等. 重症例では黄疸や貧血も起きる

a 概　要

　肝吸虫（*Clonorchis sinensis*）の**メタセルカリア***を摂取することにより起きる. 国内でも古くからの流行地域が知られているが, 環境変化の影響を受け, 第1中間宿主であるマメタニシが激減したことにより, 近年では患者の発生は著しく減少している.

b 感染経路

　感染動物（ヒト, イヌ, ネコ, ブタ等）の糞便とともに排出された虫卵は, マメタニシ（第1中間宿主）に摂取され, セルカリアにまで発育する. その後, 水中に遊出したセルカリアは淡水魚（第2中間宿主）の体表より体内に侵入し, 主に筋肉内で被嚢してメタセルカリアとなる. ヒトへの感染は, モツゴ, コイ, フナ等の淡水魚の生食により起きる.

c 症状・治療・予防

　主な症状は食欲不振, 全身倦怠感, 下痢, 肝腫大等である. また, 虫体により胆管が閉塞すると, 胆汁のうっ滞が起きるとともに虫体による刺激も加わり, 胆管壁とその周囲の慢性炎症が引き起こされる. さらに進行すると肝硬変に至る. また多数の虫卵を含む胆石が形成される場合もある. さらに胆管がんを合併するリスクがあるとされている. 治療には駆虫薬（プラジカンテル）が用いられる. 予防には, 淡水魚の生食を避けることが重要である.

*メタセルカリア
被嚢幼虫とも呼ばれる. 第1中間宿主から水中に出たセルカリアが第2中間宿主へ寄生することで形成される. なお, 肝蛭のように外界で形成される場合もある.

5

食品による感染症・寄生虫症

② 横川吸虫症

▶ 淡水魚（とくにアユ）が感染源. 成虫の多数寄生により下痢や腹痛が起きる

a 概　要

　横川吸虫（*Metagonimus yokogawai*）のメタセルカリアを摂取することにより起きる. 成虫の体長は1〜2mm程度である. 本症は日本各地に分布しており, 近年は人間ドックの受診者から虫卵が検出される事例もある.

● 横川吸虫

b 感染経路

　感染動物（ヒト, イヌ, ネコ等）の糞便とともに排出された虫卵は, カワニナ（第1中間宿主）に摂取されると, セルカリアにまで発育する. その後, 水中に遊出したセルカリアはアユ, フナ, ウグイ, シラウオ, コイ等の淡水魚（第2中間宿主）の鱗片（うろこ）の下へ侵入し, そこでメタセルカリア

となる．一部はさらに皮下組織や筋肉内にも侵入する．ヒトへの感染は，淡水魚の生食により起きる．なお，仮にヒトが虫卵を摂取しても感染は起きない．

c 症状・治療・予防
軽度（少数）寄生の場合には，ほとんど自覚症状を示さない．しかし重度（多数）寄生の場合には，下痢や腹痛，ひどい場合には粘血便がみられる．小児の場合には成人と比べて症状が重く，下痢，腹痛，食欲異常，頭痛のほかに神経症状がみられる場合がある．治療には駆虫薬（プラジカンテル）が用いられる．予防には，淡水魚（とくにアユ，シラウオ）の生食を避けることが重要である．

3 肺吸虫症

▶ 淡水産のカニ類が主な感染源．症状は咳や血痰，胸痛等

a 概　要
肺吸虫〔パラゴニムス（*Paragonimus*）属吸虫〕のメタセルカリアを摂取することにより起きる．肺吸虫には多くの種が存在するが，国内では，**ウェステルマン肺吸虫**や**宮崎肺吸虫**が原因となる．患者は九州・沖縄，関東地方に多い．

●肺吸虫

b 感染経路
感染した動物より喀出された虫卵あるいは糞便とともに排出された虫卵は，水中でミラシジウム（卵殻内に形成される幼生）を形成して孵化する．ミラシジウムは，第1中間宿主であるカワニナ（ウェステルマン肺吸虫）あるいはホラアナミジンニナ（宮崎肺吸虫）に侵入して発育し，セルカリアになる．その後さらに淡水産のカニ類（第2中間宿主）に侵入すると，エラ，肝臓，筋肉等で被嚢してメタセルカリアになる．これまでに報告された感染事例では，原因不明のものを除くと，約6割が淡水産のカニ類（サワガニやモクズガニ等）摂取が原因で，関東地方での発生が多い．その他にイノシシ肉が原因となったものが約3割あり，九州・沖縄地方での発生が多い．さらにシカ肉が原因と推定される事例もある．調査では，食用として市販されているサワガニからウェステルマン肺吸虫ならびに宮崎肺吸虫が，イノシシ肉やシカ肉からはウェステルマン肺吸虫が検出されている．その他に，メタセルカリアで汚染された手指や調理器具を介して他の食品が汚染されると二次的な感染源となる．

c 症状・治療・予防
主な症状は咳，血痰，胸痛等である．時に脳に迷入し，脳肺吸虫症が起き

C. 食品から感染する寄生虫症　151

た場合には重症化する．治療には駆虫薬（プラジカンテル）が用いられる．
予防には，サワガニやモクズガニ，イノシシ肉等を調理する際の十分な加熱
と手指や調理器具の汚染防止が重要である．

4 肝蛭症

▶ セリやミョウガ等が主な感染源．胆石様の症状が起こる

a 概　要
　肝蛭〔ファシオラ（*Fasciola*）属吸虫〕のメタセルカリアを摂取すること
により起きる．肝蛭はウシやブタ，ヒツジ等に寄生して肝臓に障害を与える
ことから，畜産業に被害を及ぼす．国内における発生事例では，農業従事者
の感染が比較的多い．

b 感染経路
　成虫は感染動物の胆管内に寄生し，虫卵は糞便とともに排出される．水中
において孵化すると，ヒメモノアラガイ（中間宿主）に侵入して発育する．
その後，水中に遊出すると水草の茎や葉，稲の根元に付着して被囊し，メタ
セルカリアとなる．ヒトへの感染は，セリやミョウガ，クレソン等の水生植
物の生食により起きる．さらにウシの肝臓の「レバ刺し」による感染事例も
ある．国内の野生のシカからも虫卵が検出されており，ヒトや家畜への感染
拡大が懸念されている．

c 症状・治療・予防
　寄生部位としては胆管が最も多く，胆石様の症状を発し，右上腹部痛，発
熱，悪心，嘔吐，黄疸等が認められる．また，その他の臓器に迷入すること
もある．治療には駆虫薬が用いられる．予防には，水生植物ならびにウシや
ブタのレバーの生食を避けること，稲わらの取り扱いに注意することが重要
である．

【蠕虫症：条虫によるもの】（表5-7）

1 裂頭条虫症

▶ 海水魚あるいは淡水魚が感染源．症状は比較的軽症で，下痢や腹痛等

a 概　要
　日本海裂頭条虫（*Dibothriocephalus nihonkaiensis*）（図5-5），あるいは
広節裂頭条虫（*D. latus*）のプレロセルコイド（条虫の幼虫）を摂取するこ

●日本海裂頭条虫
●広節裂頭条虫

5

食品による感染症・寄生虫症

表5-7 経口感染する主な条虫

原因となる条虫	ヒトへの感染源	中間宿主*	ヒトでの寄生部位	症状
日本海裂頭条虫	海水魚(第2中間宿主)の筋肉に寄生するプレロセルコイド	1)ケンミジンコ 2)海水魚：サクラマス，カラフトマス，シロザケ(トキシラズ)等	小腸	腹部不快感，下痢，食欲不振，腹痛，体重減少等
広節裂頭条虫	淡水魚(第2中間宿主)に寄生するプレロセルコイド	1)ケンミジンコ 2)淡水魚：カワカマス，パーチ，ニジマス，ギンザケ等	小腸	腹部不快感，下痢，食欲不振等に加えて悪性貧血を起こすことがある
クジラ複殖門条虫	イワシ(稚魚であるシラス)によるものと推定される感染事例がある	1)ケンミジンコ 2)不明	小腸	全身倦怠感，下痢，腹部違和感，悪心，食欲不振等
マンソン裂頭条虫	①プロセルコイドを有するケンミジンコにより汚染された井戸水等 ②カエル，ヘビ，トリ，イノシシ等の筋肉に寄生するプレロセルコイド	1)ケンミジンコ 2)両生類，爬虫類，鳥類，哺乳類	小腸(成虫) 皮下・内臓(幼虫)	成虫寄生の場合の症状は軽微 幼虫寄生(孤虫症)の場合，有痛あるいは無痛の移動性皮下腫瘤が生じるほか，脳や肺等に侵入して障害する場合もある
無鉤条虫	ウシの筋肉に寄生する囊虫	ウシ	小腸	腹痛，悪心，倦怠感，頭痛，めまい，肛門瘙痒感
有鉤条虫	①ブタやイノシシの筋肉に寄生する囊虫 ②虫卵で汚染された食品等	①ブタ，イノシシ	①小腸 ②筋肉，脳，眼球等	①腹部膨満感，悪心，下痢，便秘等 ②囊虫が寄生する臓器により異なるが重症化する場合がある
アジア条虫	ブタの肝臓に寄生する囊虫	ブタ	小腸	症状は下痢等概ね軽微であるが，患者は肛門周囲の強い不快感を訴える
多包条虫 (エキノコックス)	キタキツネやイヌの糞便由来の虫卵により汚染された野菜や山菜，沢水等	ノネズミ	肝臓(進行すると肺，脾臓，腎臓，骨髄)	腹痛や黄疸，肝機能障害等，進行すると悪性腫瘍に似た症状

* 1)は第1中間宿主，2)は第2中間宿主を示す．

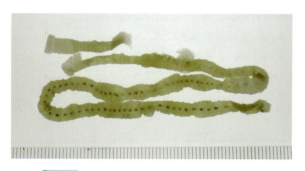

図5-5 糞便中に排泄された日本海裂頭条虫
〔沖縄県衛生環境研究所（喜屋武向子ほか）：日本海裂頭条虫の同定
―沖縄県．IASR 33：103-104, 2012より引用〕

とにより起きる．成虫の体長は5〜10 mに達し，体節数は3,000〜4,000になる．日本海裂頭条虫と広節裂頭条虫の形態は非常によく似ている．国内では，主に日本海裂頭条虫による患者が3月〜7月を中心にみられる．

C. 食品から感染する寄生虫症　　153

b 感染経路

　成虫が産卵した虫卵は糞便とともに排出され，幼虫を生ずる．これがケンミジンコ（第1中間宿主）に捕食されて発育する．さらにケンミジンコが魚類（第2中間宿主）に捕食されると，魚の筋肉内に移行してプレロセルコイドになる．ヒトへの感染源としては，日本海裂頭条虫の場合，サケ属のサクラマス，カラフトマス等が重要であり，これらの魚の生食による感染が多い．プレロセルコイドはヒトの体内では，2〜4週間で成虫になる．

c 症状・治療・予防

　組織への侵入性がないため，成虫が大型である割に症状は比較的軽いとされている．主な症状として下痢や腹痛が最も多く，腹部膨満感，悪心，倦怠感，体重減少，めまい等も起きる．治療には駆虫薬が用いられる．予防には，サクラマスやカラフトマスの生食を避けることが重要である．またプレロセルコイドは，−20℃以下で24時間以上冷凍することで死滅させることができる．

2 無鉤条虫症

▶ 牛肉が主な感染源．症状は腹部膨満感，下痢や便秘，全身倦怠感等

a 概　　要

　無鉤条虫（*Taenia saginata*）の**囊虫**[*] の摂取により起きる．成虫は3〜10 mほどになり，体節数は1,000以上に達する．ヒトからヒトへの感染はみられない．

b 感染経路

　中間宿主であるウシの筋肉内の**無鉤囊虫**（約8 mm×5 mmの白色の楕円形）を経口的に摂取することにより感染する．無鉤囊虫はヒト腸管内で成虫となり，小腸上部の粘膜に吸着することで寄生状態となる．患者の糞便中には活発に運動する本虫の受胎体節が排出される．この受胎体節内には虫卵が含まれるが，ヒトがこの虫卵を経口的に摂取しても感染は成立しない．

c 症状・治療・予防

　比較的軽症で腹部膨満感，食欲の低下または亢進，下痢・便秘の繰り返し，全身倦怠感等が現れる．治療には駆虫薬が用いられる．予防は牛肉の十分な加熱である．

●無鉤条虫

＊囊虫
条虫にみられる幼生期の一形態．中間宿主の腸管内で孵化した幼虫が筋肉等に移行し，袋状の形態に変化したもの．捕食等により囊虫が終宿主に摂取されることで成虫になる．

③ 有鉤条虫症（有鉤嚢虫症）

▶ 豚肉が主な感染源．有鉤条虫症は軽症，有鉤嚢虫症は重症化する

ⓐ 概　要

　有鉤条虫（*Taenia solium*）の嚢虫の摂取により起きる．近年では，輸入感染症例を除いて国内での有鉤条虫症患者の発生はほとんどなく，報告の多くは**有鉤嚢虫症**である．成虫は無鉤条虫と比べると小さく，2〜5mであることが多い．体節数は800〜900である．

●有鉤条虫

●有鉤嚢虫症

ⓑ 感染経路

　中間宿主であるブタが摂取した虫卵が腸管内で孵化し，その後筋肉に移行して有鉤嚢虫（約8mm×4mmの楕円形）となる．ヒトへの感染は嚢虫を有する豚肉を生あるいは加熱不十分なまま摂取することで起きる．嚢虫はヒトの小腸内で約3ヵ月で成虫（有鉤条虫）となり，定着寄生する．有鉤条虫症の患者の糞便中には，虫卵を含んだ受胎体節が排出される．また，有鉤嚢虫症では，ヒトの糞便で汚染された手指や食品等を介して虫卵を摂取することが原因となり，腸管内で虫卵が孵化して**六鉤幼虫**となり，これが腸管から侵入して血行性あるいはリンパ行性に筋肉や脳，眼球等に移行し，嚢虫が寄生する．

ⓒ 症状・治療・予防

　有鉤条虫症の場合，一般に症状は軽く，悪心，嘔吐，腹部膨満感，腹痛，下痢，便秘等がみられる．一方，有鉤嚢虫症では，嚢虫の寄生部位により症状は多様である．嚢虫が皮下あるいは筋肉に寄生した場合，自覚症状に乏しい無痛性の大豆大の嚢胞を形成する．しかし脳や眼球に寄生した場合，てんかん様発作，けいれん，意識障害，麻痺，視力障害等を呈する．さらに心筋に寄生した場合には，心機能が障害される．有鉤条虫症の治療には，虫体に対して破壊作用のない駆虫薬が用いられる．これは腸管内で虫体が破壊されると，虫卵が患者の腸管内に放出され，自家感染を起こすことにより播種性有鉤嚢虫症に至る場合があるからである．予防には，豚肉の十分な加熱と人糞で汚染された飼料を家畜に与えないことが重要である．

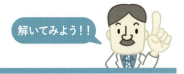

練習問題

以下の問題について，正しいものには○，誤っているものには×をつけなさい．

Q1 コレラの患者ならびに無症状病原体保有者は，就業制限の対象になる．

Q2 赤痢菌が産生する志賀毒素は，赤痢患者の重症化に関与する．

Q3 腸チフスやパラチフスは，急性の胃腸炎として発症する．

Q4 ロタウイルスによる感染性胃腸炎は，ウイルスにより汚染された豚肉が原因となって，冬季に乳幼児に起きることが多い．

Q5 急性灰白髄炎（ポリオ）はアデノウイルスの経口感染が原因で起きるが，ワクチンによる予防が可能である．

Q6 結核は，炭疽菌の経口感染により起きる．

Q7 リステリア菌のヒトへの感染源としては，本菌に汚染された生乳やナチュラルチーズ等の乳製品等が重要である．

Q8 バリアント（変異型）・クロイツフェルト・ヤコブ病は，遺伝的要因によって起きるヒトのプリオン病である．

Q9 クリプトスポリジウムのオーシストに対する消毒には次亜塩素酸ナトリウムが効果的である．

Q10 旋毛虫のヒトへの感染源は，虫卵によって汚染された生野菜である．

Q11 肺吸虫の感染は，淡水産のカニ類を生あるいは加熱不十分なまま摂食することにより起きる．

Q12 有鉤条虫症は，嚢虫を含む豚肉を生あるいは加熱不十分なまま摂食することにより起きるが，本症は有鉤嚢虫症と比べて重篤な症状が現れる場合がある．

6 食品中の汚染物質

Ⓐ カビ毒（マイコトキシン）

　カビは，貯蔵中の米や麦，豆等の食品に着生し増殖する過程で，周囲から養分を取り込み，様々な代謝産物をつくり出す．その代謝産物のうち，抗菌薬として用いられる抗生物質等，ヒトに有益なものもあるが，ヒトや動物に対して健康被害を引き起こすものもある．これをカビ毒（マイコトキシン，mycotoxin）と呼んでいる．いままで300種以上が報告されているが，食品衛生学的に問題となるカビ毒は限られている（**表6-1**，**図6-1**）．問題となるカビ毒は，国際的にも国内でも規制値が設定されている．

　カビ毒の大きな特徴は以下の3つである．

①熱に耐性である：加熱や環境の変化により産生したカビが死滅しても，カビ毒は食品に残存する．したがって，カビ毒が検出された食品からその産生菌が検出されないことは頻繁にあり，加工食品の場合はとくにその傾向が強い．

②世界中に汚染が広がっている：カビ毒を産生するカビは世界中の農耕地域に多く存在するため，その予防は非常に難しい．人為的な有害物質と異なり，ゼロにすることは困難である．

③健康被害を引き起こす：ヒトや産業動物の肝臓，腎臓，胃腸，免疫系等に傷害を与え，深刻な場合には死に至る．また，強い発がん性を示すものもある．

表6-1 主なマイコトキシン，産生菌，汚染食品および毒性

マイコトキシン	主な産生菌	主な汚染食品	健康被害
総アフラトキシン (B_1, B_2, G_1, G_2)	*Aspergillus flavus* *Aspergillus parasiticus* *Aspergillus nomius*	豆類，とうもろこし，米，香辛料，ピーナッツ	肝がん，肝障害
アフラトキシン M_1	同上	牛乳，チーズ	同上
パツリン	*Penicillium expansum*	リンゴ，リンゴ果汁	消化器系障害
デオキシニバレノール	*Fusarium graminearum*	麦類	消化器系障害，免疫毒性
ニバレノール	*Fusarium graminearum*	麦類	消化器系障害，免疫毒性
オクラトキシンA	*Aspergillus carbonarius* *Penicillium verrucosum*	麦類，ワイン，コーヒー豆，豚肉製品	腎障害，腎がん
ゼアラレノン	*Fusarium graminearum* *Fusarium culmorum*	麦類，ハト麦，とうもろこし	内分泌かく乱作用
フモニシン	*Fusarium verticillioides*	とうもろこし，アスパラガス	神経管閉鎖障害，食道がん，肝がん

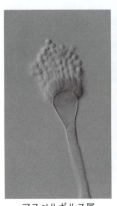
アスペルギルス属

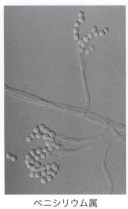
ペニシリウム属

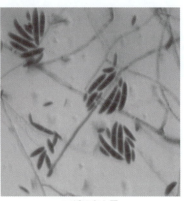
フザリウム属

図6-1 主なカビ毒産生真菌の顕微鏡写真

1 アフラトキシン

▶ 天然化合物中最強の発がん物質と呼ばれている

a 総アフラトキシン

　アフラトキシン*の語源はその産生菌である *Aspergillus flavus* の "A（ア）" と "fla（フラ）" にトキシン（毒）が合わさった造語である．*A. flavus* 以外にも *A. parasiticus*, *A. nomius* もアフラトキシンを産生する．これらのカビは熱帯および亜熱帯地域に生息しており，主に貯蔵中に汚染する．食品を汚染するアフラトキシンは主に4種類，すなわちアフラトキシンB_1, B_2, G_1, G_2 であり，これらを総アフラトキシンという（図6-2）．

　アフラトキシンが引き起こす健康被害は，強い肝臓毒性と遺伝毒性による発がん性である．ヒトにおける大規模な急性中毒例は2004年にケニアで発生し，死者125名を数えた．

　アフラトキシンB_1は，現在存在する天然物中で最も発がん性が高い化合物である．アフラトキシンG_1は，動物実験においてその発がん性が実証されており，その毒性はアフラトキシンB_1よりは弱いといわれている．アフラトキシンによる健康被害は，国際的〔国際がん研究機関（IARC）等〕に

*アフラトキシン
1960年に英国で起こった七面鳥X病の原因物質として発見された．餌に *A. flavus* が生えていてその二次代謝物であるアフラトキシンB_1, B_2 が10万羽以上の七面鳥を死亡させたのである．

アフラトキシンB_1　　アフラトキシンB_2　　アフラトキシンG_1　　アフラトキシンG_2

図6-2 総アフラトキシンの化学構造式

評価されていることから，わが国をはじめ多くの国で食品や飼料を対象に総アフラトキシンに対してすべての食品を対象に規制値が設定されている（10 µg/kg）．

b アフラトキシンM₁

アフラトキシンB₁の代謝物であり，乳汁に排泄されることからMilkのMをとってアフラトキシンM₁と呼ばれている．アフラトキシンM₁は発がん性があるが，動物実験結果からアフラトキシンB₁の約10分の1程度と報告されている．牛乳のアフラトキシンM₁を対象に，基準値が設けられている（0.5 µg/kg）．

2 フザリウム系カビ毒

▶ 国内でも汚染事例はある

フザリウム属のカビはわが国を含む温帯地方に生息している．フザリウム属は，麦やとうもろこしに着生し，畑で農作物が生育している間にカビ毒を産生する．フザリウム属には，化学構造としてトリコテセン環をもつトリコテセン系カビ毒*（図6-3）とそれ以外のゼアラレノンやフモニシン等のカビ毒に分類される．

トリコテセン系カビ毒には，デオキシニバレノール，ニバレノールが含まれる．大量に摂取すると嘔吐，下痢等の胃腸障害を起こす．日本でも食中毒事例が報告されており，デオキシニバレノールでは，小麦（玄麦）を対象に規制値が設定されている（1.0 mg/kg，表6-2）．

ゼアラレノンは内分泌かく乱様作用があり，ブタにおける不妊，流産，外陰部肥大が問題となるがヒトでの食中毒事例は報告されていない．フモニシンは葉酸の吸収阻害作用が報告されているので，妊婦が大量に摂取することにより新生児の神経管閉鎖障害が起こるといわれており，メキシコやアフリカでは食中毒事例が報告されている．また，フモニシンは動物実験では肝・腎毒性を示し，非遺伝毒性発がん物質とされる．

＊第2次世界大戦中および戦後の食糧難時代にはトリコテセン系カビ毒に汚染された麦加工品（スイトン，ウドン）による食中毒がわが国各地で起こっている．

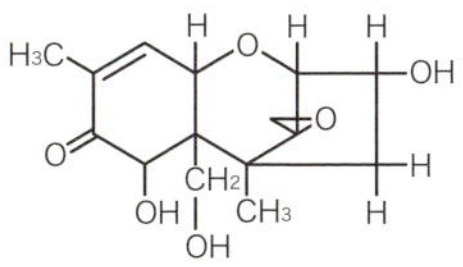

表6-2 日本におけるカビ毒の規制

マイコトキシン	対象食品	規制値（日本）
総アフラトキシン（B₁, B₂, G₁, G₂）	全食品	10 µg/kg
アフラトキシン M₁	牛乳	0.5 µg/kg
パツリン	リンゴジュース	50 µg/kg
デオキシニバレノール	小麦（玄麦）	1.0 mg/kg

図6-3 デオキシニバレノールの化学構造式

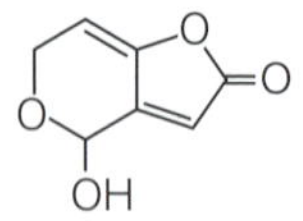

図6-4 パツリンの化学構造式

3 パツリン

▶ リンゴジュースを汚染する

　主にリンゴに着生するペニシリウム属やアスペルギルス属のカビが産生するカビ毒で、リンゴジュースやリンゴ加工品を汚染する（**図6-4**）. 発見当時は抗菌薬と期待されたが、のちに強い毒性が明らかになったため、カビ毒に分類された. 健康被害として、動物では大量に摂取した場合、消化管の充血や出血等が報告されているが、ヒトにおける健康被害は現在までに報告されていない.

　パツリンの基準値は、リンゴジュースを対象に規制値（$50\,\mu g/kg$）が設定されている.

4 オクラトキシンA

▶ 主に腎障害を起こす

　オクラトキシンは、熱帯地方ではアスペルギルス属が、温帯地方ではペニシリウム属が主に産生する. 穀類、果実、コーヒー豆、とうもろこし、カカオ等多くの食品が汚染される. 健康被害としては腎障害が最も多い. 慢性毒性として腎臓がんが実験動物で報告されている.

　国際的には2010年コーデックス委員会で麦類を対象に規制値が設定されたが（$5\,\mu g/kg$）、わが国では食品安全委員会でリスク評価が終了している段階である.

5 ステリグマトシスチン

▶ アフラトキシンの類似物質で米を汚染する

　アスペルギルス属のカビが産生するカビ毒である. 主に貯蔵米に汚染が検出されている. ステリグマトシスチンは、構造的にはアフラトキシンと似ていることから、毒性として発がん性があるが、アフラトキシンB_1よりは弱い. 規制値の設定はされていない.

6 黄変米毒

▶ カビに汚染された米は黄色または褐色に変色する

　主にペニシリウム属が産生するシトリニン，シクロクロロチン，ルテオスカイリン，シトレオビリジンは，**黄変米毒***と呼ばれている．主に貯蔵米や輸入米に汚染が検出されている．

　毒性としては，肝障害，腎障害が健康被害では発がん性，肝障害，腎障害等が実験動物で報告されている．

　とくにシトレオビリジンは，実験動物に対して衝心脚気（中枢神経麻痺性脚気）を引き起こすことが報告されており，脚気のカビ毒原因説の根拠となった．食中毒事例としては2006年にブラジルでカビに汚染された米を食べた1,207名が衝心脚気に罹患し，うち40名が死亡した事例がある．

　紅麹菌（モナスカス属）よりつくられる食品添加物のベニコウジ色素（モナスカス色素）では，シトリニン含有量が0.2 μg/kg以下と定められている．

***黄変米毒**
1951年にビルマ（当時）から輸入された米から見つかったカビが産生するカビ毒として知られる．

B 化学物質

1 化学物質の審査及び製造等に関する法律

▶ 化学物質をリスク評価に基づき分類し，管理・規制を行っている

　化学物質の審査及び製造等に関する法律（**化審法**）は化学物質について，環境での残留性（難分解性），生体への蓄積性（高蓄積性），ヒトの健康や環境への有害性を審査し，有害性の程度により製造・輸入等を管理・規制するための法律であり，1973年に制定された．1968年に発生したポリ塩化ビフェニル（PCB）摂取による油症事件（p.169，コラム参照）が法律制定のきっかけである．この法律は，後述の国際的なPOPsの管理へとつながった，世界に先駆けた法律である．

　2009年の改正では，従来の有害性（ハザード）のみに基づく管理から，有害性とばく露の両方を考慮したリスク評価の考え方に基づく管理に変更された．現在では第一種特定化学物質，第二種特定化学物質，監視化学物質，優先評価化学物質，および一般化学物質に分類され指定されている．最も有害性が強いのが**第一種特定化学物質**で，高蓄積性，難分解性であり，ヒトまたは高次捕食動物への長期毒性を有する化学物質である．PCBやDDT等が指定されており，製造・輸入や使用が事実上禁止になっている．また，化審法の第二種特定化学物質とは，難分解性で，ヒトまたは生活環境動植物への長期毒性を有するおそれのある化学物質である．トリクロロエチレン等が指定されており，製造・輸入においては予定数量および実績を国に届けることが義務付けられている．

> **コラム** 残留性有機汚染物質に関するストックホルム条約（POPs条約）

この条約は，2001年5月にストックホルムで開催された外交会議で採択されたため，一般にストックホルム条約またはPOPs条約と呼ばれている．この条約はPOPsから人の健康と環境を守ることを目的としたもので，環境中での残留性が高いPOPsについて，国際的に協調してその廃絶や削減等をめざす条約である．

2023年1月現在，34物質が第一種特定化学物質に指定されており，後述するPOPsの附属書AおよびBの物質のほとんどが含まれているほか，TBTO（後述）等が指定されている．一方，POPsであっても非意図的に生成する附属書Cのダイオキシン類（PCDD, PCDF）は，化審法の対象外である．

2 POPs

▶ ストックホルム条約による指定汚染物質で，環境中の残留性が高い

a POPsとは

POPsはPersistent Organic Pollutantsの略で，**残留性有機汚染物質**と訳されている．①毒性，②難分解性（環境中の残留性），③生物蓄積性，④長距離移動性，という4つの観点から，**ストックホルム条約**に基づいて指定されている物質である．PCBやDDT等が指定されており，製造および使用の廃絶，排出の削減，POPsを含む廃棄物等の適正な処理等が規定されている．

POPsに指定されている化学物質を**表6-3**に示す．わが国では，化審法や輸出／輸入貿易管理令等により，製造や使用等を禁止する措置がとられている．

3 農　薬

▶ 農薬の使用・残留規制は農薬取締法，食品衛生法に基づき行われる

a 農薬とは

農薬は**農薬取締法**で，「農作物等を害する病害虫（菌，線虫，だに，昆虫，ねずみその他の動植物又はウイルス）の防除に用いられる殺菌剤，殺虫剤，除草剤その他の薬剤及び農作物等の生理機能の増進又は抑制に用いられる成長促進剤，発芽抑制剤その他の薬剤」と定義されている．防除の目的で使用する微生物を利用した農薬や天敵も農薬（生物農薬）に入るが，蚊，ハエ，

B. 化学物質　163

表6-3 POPs条約の対象物質（2023年1月現在）

1. 製造・使用，輸出入の原則禁止（附属書A）

PCB，アルドリン，ディルドリン，エンドリン，クロルデン，ヘプタクロル，トキサフェン，マイレックス，クロルデコン，ペンタクロロベンゼン，ヘキサクロロベンゼン，テトラブロモジフェニルエーテル，ペンタブロモジフェニルエーテル，ヘキサブロモジフェニルエーテル，ヘプタブロモジフェニルエーテル，ヘキサブロモビフェニル，リンデン（γ–HCH），α–ヘキサクロロシクロヘキサン（α–HCH），β–ヘキサクロロシクロヘキサン（β–HCH），エンドスルファン，ヘキサブロモシクロドデカン，ヘキサクロロブタジエン，ペンタクロロフェノールとその塩及びエステル類，ポリ塩化ナフタレン（塩素数2〜8のものを含む），デカブロモジフェニルエーテル，短鎖塩素化パラフィン（SCCP），ジコホル，ペルフルオロオクタン酸（PFOA）とその塩およびPFOA関連物質，ペルフルオロヘキサンスルホン酸（PFHxS）とその塩およびPFHxS関連物質

2. 製造・使用，輸出入の制限（附属書B）

DDT，ペルフルオロオクタンスルホン酸（PFOS）とその塩，
ペルフルオロオクタンスルホン酸フルオリド（PFOSF）

3. 非意図的生成物質の放出の削減（附属書C）

ダイオキシン（PCDD），ジベンゾフラン（PCDF），PCB，ペンタクロロベンゼン，
ヘキサクロロベンゼン，ポリ塩化ナフタレン（塩素数2〜8のものを含む），
ヘキサクロロブタジエン（PCB，ペンタクロロベンゼン，ヘキサクロロベンゼン，
ポリ塩化ナフタレン，ヘキサクロロブタジエンは附属書Aと附属書Cの両方に掲載）

1.と2.では，特定の目的・用途の除外規定がある物質もある．製造・使用が原則禁止される物質（条約の附属書Aに掲載される），製造・使用が原則制限される物質（附属書B），非意図的生成物質で放出の削減が求められる物質（附属書C）の，3つに分類されている．

表6-4 目的別農薬の分類

分類	目的	具体例
殺虫剤	農作物を害する害虫を防除する	フッ素系，ピレスロイド系，ネオニコチノイド系，有機リン系等
殺菌剤	農作物を害するカビや細菌を防除する	ボルドー液，抗生物質，塩素系・リン系殺菌剤等
除草剤	農作物を害する雑草を防除する	フェノキシ酢酸系，アミノ酸系等
植物成長調整剤	植物の発根や着果を促進または抑制（矮化剤）する植物ホルモン等	ジベレリン等
その他	殺そ剤，忌避剤，誘引剤，展着剤等	ワルファリン系，ピレスロイド系，フェロモン剤等

　ゴキブリ等の衛生害虫を防除する薬剤は，農作物の防除という目的ではないため，農薬には含まれない医薬部外品等となっている．
　農薬を目的別に分類すると，**表6-4**のように分けられる．
　農薬は，農作物の病気や害虫・雑草の害を防止して品質と収穫量を安定化する．また，草取り等の労働を軽減する．そのため，農薬は現在の農業に欠かせないものになっている．一方で，使用による危険性があるため，近年では毒性の低い農薬が次々と開発されている．

b ポストハーベスト農薬と特定農薬

　目的別の分類ではなく，収穫後に使用される農薬として，**ポストハーベスト農薬**という分類がある．「〜の後」を意味する"post"と「収穫」を意味

する "harvest" からできた名称である。収穫後の貯蔵・輸送において害虫やカビ等の害を防除するために使用されるが，わが国では一部のくん蒸剤等を除き，収穫後に農薬を使用することは認められていない。輸入食品で使用されているものである。

ポストハーベスト農薬のなかで殺菌剤は輸入かんきつ類等の保存目的で使用されるが，この場合はわが国で収穫後に使用する食品添加物の防カビ剤と同じ目的であるため，ポストハーベスト農薬の一部がわが国では食品添加物としても規制されている。2023年1月現在，イマザリル，オルトフェニルフェノールとそのナトリウム塩，ジフェニル，チアベンダゾール，フルジオキソニル，アゾキシストロビン，ピリメタニル，プロピコナゾール，ジフェノコナゾールがそれである。

一方，農薬取締法による一般的な許可農薬（登録農薬という）と異なり，害がないことが明らかとして許可されているのが**特定農薬**である。特定農薬（特定防除資材）は農薬の代わりに使用されるもので，エチレン，次亜塩素酸水（塩酸または塩化カリウム溶液を電気分解したもの），重曹，食酢，使用場所周辺で採取された昆虫等の天敵の5種が指定されている。

c 農薬の安全確保のための規制

農薬に対する規制は，農薬の使用に関しては農林水産省が農薬取締法に基づいて，食品への残留に関しては厚生労働省（2024年4月より消費者庁）が**食品衛生法**に基づいて実施している。

1) 農薬の登録制度（農林水産省）

国内で農薬を製造・輸入・販売・使用するためには農薬取締法に基づく農薬登録が必要である。申請には農薬の品質・薬効，農作物への影響，毒性，残留性等に関する資料や試験成績等を提出する必要がある。認められる際には，農薬の作物残留，土壌残留，水質汚濁（人畜や水産動植物への影響）を防止するため，国が**登録保留基準**という基準を定めている。

農薬の登録に際しては農薬を使用する者が守るべき使用基準（使用方法）が設定され，食品への残留が基準値以下になるよう，①使用作物，②使用量や濃度の限度，③使用時期，④総使用回数，が規定される。

2) 食品中の残留基準の設定（内閣総理大臣）

内閣総理大臣は，食品衛生基準審議会の意見を聴いて，食品中に残留する農薬が，人の健康に悪影響が出ないように食品に残留基準を設定している。農薬が残留する食品を長期間にわたり食べた場合の影響については，食品からの摂取量がその農薬の**一日摂取許容量（ADI）**の80%を超えないことを確認して，残留基準値が設定される。残りの20%については水や大気等の食品以外からの農薬の摂取量を考慮している。また，農薬が残留する食品を短期間に大量に食べた場合の影響については，その農薬の摂取量が**急性参照用量（ARfD）**を超えないことを確認して，残留基準値が設定されている。2006年5月29日からは**農薬等（農薬，飼料添加物及び動物用医薬品）**のポジティブリスト制度が施行され，残留農薬等に対して厳しく対応している

（第10章参照）．同時に作物残留に関する農薬登録保留基準には，すべて食品中の残留基準が適用されることになった．

4 動物用医薬品

▶ **食肉等を介した耐性菌の人への影響も考慮する必要がある**

a 動物用医薬品とは
動物用医薬品は医薬品医療機器等法で，もっぱら動物のために使用される医薬品と定義されている．すなわち，家畜や養殖魚等の病気の治療や予防の目的で使用される医薬品である．その作用から抗生物質，合成抗菌剤，寄生虫用剤，ホルモン剤，催眠鎮静剤等に分類される．また，飼料添加物として飼料に添加することが認められた抗生物質（特定添加物）や抗菌剤等もある．

b 動物用医薬品に対する規制
動物用医薬品では動物に対する副作用に加えて，耐性菌問題等の人への影響も十分に考慮して規制する必要がある．

食品中の動物用医薬品については，古くは「含有してはならない」と規定されるだけであったが，1996年以降は国際的な動向に合わせて，科学的に残留基準が設定されている．また，農薬と同じく動物用医薬品についても，2006年5月29日から**ポジティブリスト制度**が施行されている．食品衛生法では，「食品は抗生物質又は化学的合成品たる抗菌性物質を含有してはならない」と規定されているが，基準が定められている場合はその濃度までの残留は認められている．

5 ダイオキシン類

▶ **日本人の摂取量の9割は魚介類からのものである**

ダイオキシン類は**図6-5**に示すPCDD（ポリ塩化ジベンゾ-パラ-ジオキシン），PCDF（ポリ塩化ジベンゾフラン），コプラナーPCB（コプラナーポリ塩化ビフェニル，Co-PCB，2つの環が共平面のPCB）の3つの構造分類

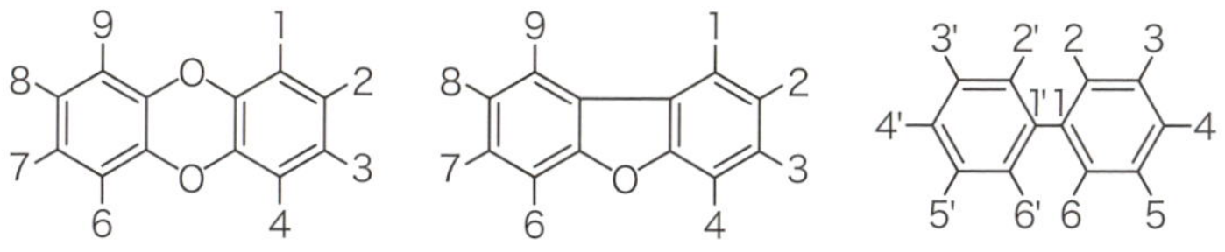

PCDD(7)　　　PCDF(10)　　　Co-PCB(12)
（共平面構造に限る）

図6-5 ダイオキシン類の構造（カッコ内はTEFを有する異性体の数）

からなる，多くの化合物の集合である．POPsとしてはPCDD，PCDF，PCBが別々に指定されているが，同じような毒性発現機構を有するPCDD，PCDF，Co-PCBをまとめてダイオキシン類として生体影響が管理されている．

　通常，ダイオキシン類は多くの化合物の集合体として存在する．各化合物（異性体と呼ばれる）で毒性が異なるため，毒性が最も強い2,3,7,8-TeCDD（図6-5のPCDDで2,3,7,8の位置に塩素が結合した化合物）の毒性を1としたときの他の異性体の相対的な毒性〔**毒性等価係数**（toxicity equivalency factor，TEF）〕を決め，それぞれの分析値に各TEFを乗じ，それらの和を**毒性等量**（toxicity equivalency quantity，TEQ）として，ダイオキシン類全体の毒性を表現している．現在29のダイオキシン類異性体が対象となっている（**表6-5**）．

　ダイオキシン類には発がん**プロモーション作用**（促進作用）があり，内分泌かく乱作用についても研究が進められている．ダイオキシン類による健康影響については，ダイオキシン類の一日平均摂取量（TEQ換算値）を把握し，**耐容一日摂取量**（tolerable daily intake，TDI）である4 pg-TEQ/kg体重/日と比較して安全性を確認している．ダイオキシン類の分析には時間，労力，費用，高度な技術が必要なため，個々の食品に基準値は設定されていない．

　日本人のダイオキシン類摂取量（摂取源別）を**図6-6**に示す．食品については厚生労働省が，大気と土壌は環境省が分析している．日本人はダイオキシン類のほとんどを食品から摂取し，その9割が魚介類からであることがわかる．

表6-5 ダイオキシン類の毒性等価係数（WHO-2006TEF）

化合物	TEF	化合物	TEF
PCDDs		1,2,3,4,7,8,9-HpCDF	0.01
2,3,7,8-TeCDD	1	1,2,3,4,6,7,8,9-OCDF	0.0003
1,2,3,7,8-PeCDD	1	ノンオルトCo-PCB	
1,2,3,4,7,8-HxCDD	0.1	3,3',4,4'-TeCB（#77）	0.0001
1,2,3,6,7,8-HxCDD	0.1	3,4,4',5-TeCB（#81）	0.0003
1,2,3,7,8,9-HxCDD	0.1	3,3',4,4',5-PeCB（#126）	0.1
1,2,3,4,6,7,8-HpCDD	0.01	3,3',4,4',5,5'-HxCB（#169）	0.03
1,2,3,4,6,7,8,9-OCDD	0.0003	モノオルトCo-PCB	
PCDFs		2,3,3',4,4'-PeCB（#105）	0.00003
2,3,7,8-TeCDF	0.1	2,3,4,4',5-PeCB（#114）	0.00003
1,2,3,7,8-PeCDF	0.03	2,3',4,4',5-PeCB（#118）	0.00003
2,3,4,7,8-PeCDF	0.3	2',3,4,4',5-PeCB（#123）	0.00003
1,2,3,4,7,8-HxCDF	0.1	2,3,3',4,4',5-HxCB（#156）	0.00003
1,2,3,6,7,8-HxCDF	0.1	2,3,3',4,4',5'-HxCB（#157）	0.00003
1,2,3,7,8,9-HxCDF	0.1	2,3',4,4',5,5'-HxCB（#167）	0.00003
2,3,4,6,7,8-HxCDF	0.1	2,3,3',4,4',5,5'-HpCB（#189）	0.00003
1,2,3,4,6,7,8-HpCDF	0.01		

（　）内の数字はIUPAC No.を示す．

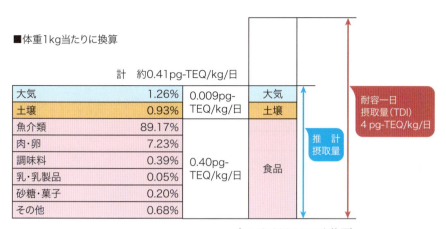

図6-6 日本人ダイオキシン類摂取量（摂取源別，2020年度）

〔環境省：令和4年版環境・循環型社会・生物多様性白書（https://www.env.go.jp/policy/hakusyo/r04/pdf/full.pdf）（最終アクセス2024年10月24日）を参考に作成〕

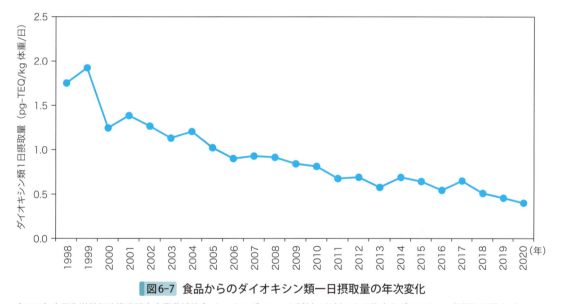

図6-7 食品からのダイオキシン類一日摂取量の年次変化

〔2020年度厚生労働行政推進調査事業費補助金 トータルダイエット試料の分析による塩素化ダイオキシン類摂取量推定（https://mhlw-grants.niph.go.jp/system/files/report_pdf/202024022-buntan1-2_1.pdf）（最終アクセス2024年10月24日）を参考に作成〕

図6-7に，1998〜2020年における日本人の食品からのダイオキシン類一日摂取量の年次変化を示す．2020年の食品からのダイオキシン類一日摂取量は0.40 pg-TEQ/kg体重/日であり，日本の耐容一日摂取量（4 pg-TEQ/kg体重/日）の10％程度であった．また，1998年のダイオキシン類一日摂取量と比較すると，2020年の摂取量は約23％まで低下している．PCBはCo-PCBを含むことが知られているが，日本では化審法に基づき1974年にその製造および使用が原則として禁止された．また，1999年には**ダイオキシン類対策特別措置法**に基づき，ダイオキシン類の環境基準や排出基準等が

表6-6 食品中に残留するPCBの暫定的規制値

対象食品	規制値
魚介類	
遠洋沖合魚介類(可食部)	0.5 ppm*
内海内湾(内水面を含む)魚介類(可食部)	3 ppm
牛乳(全乳中)	0.1 ppm
乳製品(全量中)	1 ppm
育児用粉乳(全量中)	0.2 ppm
肉類(全量中)	0.5 ppm
卵類(全量中)	0.2 ppm

*ppm
parts per millionの略. 百万分の1を表す. 具体的には1kg中に1mg, または1L中に1mgの物質が含まれている場合, 1ppmと表記する. なお, 前者は1mg/kg, 後者は1mg/Lとも表され, 近年はこちらのほうが多く用いられているが, 慣用として依然用いられている. なお, 同様の表記としてppbも用いられる. これはparts per billionの略で, 10億分の1を表す.

設けられ, 焼却施設等からのダイオキシン類の排出が大幅に抑制された. ダイオキシン類摂取量の低下については, これらの措置等の効果がうかがわれる.

6 ポリ塩化ビフェニル（PCB）

▶ **POPs条約により2028年までに全廃することになっている**

　PCBはビフェニル骨格に塩素が結合した構造を有する. 結合する塩素の数や位置の違いにより, 理論上, 209種のPCBsが存在し, これらを総称してPCBという. PCBは1960～1970年代を中心に熱媒体, トランスやコンデンサの絶縁油, 塗料等に使用された. しかし, 1968年に発生したカネミ油症事件をきっかけに, PCBによる環境汚染が大きな社会問題となった. わが国では1973年に制定された化審法に基づき製造・販売・使用が原則禁止され, POPs条約においても2028年までに全廃することになっている. **PCB**のなかにはダイオキシン類で説明した共平面構造のCo-PCBも含まれている.

a 食品中に残留するPCBの暫定的規制値と一日摂取量

　油症事件（コラム参照）等で食品のPCB汚染が問題になったため, 1972年に食品中に残留するPCBの暫定的規制値が示された（**表6-6**）. また, 暫定的に一日摂取許容量を5μg/kg体重/日と算出しているため, 体重50kgの人では250μg/人/日となる. 2020年の日本人の食品からのPCBの一日摂取量は0.0064μg/kg体重/日であり, 暫定的な摂取許容量のわずか0.1%程度である. 魚介類からの摂取が大きな割合を占めている. 1977年頃の一日摂取量は0.066μg/kg体重/日であったが, 約40年間で1/10程度に減少している. PCB摂取量は1990年代前半までに急激に減少しているが, それ以降の減少傾向は鈍化している. 1974年にはPCBは化審法により特定化学物質（現在の第一種特定化学物質）に指定され, 製造・販売・使用が原則禁止された. 1990年代前半までの一日摂取量の急激な低下は, これらの行政施策の効果が反映されているものと考えられる.

コラム　油症事件

　1968年に，PCB等が混入した米ぬか油（ライスオイル）を摂取したために，大規模な健康被害が福岡県を中心とした西日本一帯で発生した．原因はライスオイルの製造プロセスで熱媒体に使用したPCBが，パイプから漏れて混入したためである．この事故で1万4,000以上の人が被害者として届け出たが，油症として認定されたのは2,000人弱である．

　症状としては，顔面への色素沈着や塩素ざ瘡（クロルアクネと呼ばれるニキビ様の皮疹），肝機能障害等である．とくに，事故油を摂取した母親から生まれた赤ちゃんの皮膚に色素沈着が起こり，「黒い赤ちゃん」が生まれて事件の象徴となってしまった．

　原因物質は最初PCBと考えられたが，その後の研究により，加熱で生成した2,3,4,7,8-PeCDF（**図6-5**のPCDFで2,3,4,7,8の位置に塩素が結合した化合物）等のPCDFが主原因で，それにCo-PCBの寄与が加わったと考えられている．この2,3,4,7,8-PeCDFはTEF（WHO-2006）が0.3であり，ダイオキシン類の化合物中でも毒性が強い異性体である．

7 内分泌かく乱化学物質（環境ホルモン）

▶ 野生生物の内分泌系をかく乱する化学物質である

　化学物質のなかには野生生物の内分泌系をかく乱し，健康影響を及ぼすことが報告されているものがあり，内分泌かく乱化学物質（**内分泌かく乱物質***，環境ホルモン）と呼ばれている．ジエチルスチルベストロール（DES）等の合成ホルモン剤，ジコホール（dicofol）やDDT等の有機塩素系農薬，PCBやダイオキシン類，ポリ塩化ビニルの可塑剤として使用されるフタル酸エステル類，漁網や船底に使用されたトリブチルスズ，界面活性剤原料のノニルフェノール（アルキルフェノールの一種）等による生物への影響が報告されているが，ヒトに対する内分泌かく乱作用が確認された例はまだない．現在，国内では環境省が中心となって内分泌かく乱作用に伴う環境リスクを適切に評価し，必要に応じて管理することを目標に調査研究が進行中である．

＊内分泌かく乱物質
1996年発刊の「Our Stolen Future（邦題：奪われし未来）（シーア・コルボーン著）」の出版が発端となり，大きな注目を集めるようになった．

170　6. 食品中の汚染物質

C　有害元素・放射性物質

【有害元素】

1　カドミウム（Cd）

▶ 日本人の食事由来カドミウムの3割は米由来である

　カドミウムは金属メッキやニカド電池，顔料，塗料等に広く使用されている．鉱山での採鉱に伴う汚染や廃棄物等による環境汚染により，水や農産物の汚染を引き起こす．

　経口摂取されたカドミウムの消化管からの吸収率は5％程度であるが，食品中の共存成分により変化する．たとえば，低タンパク質食やカルシウム，鉄，亜鉛等の濃度が低い食事では，カドミウムの吸収率は上昇する．吸収されたカドミウムは主に肝臓と腎臓に運ばれ，そこで**メタロチオネイン**（MT）という低分子量タンパク質（分子量約6,500）に取り込まれる．MTはタンパク質を構成するアミノ酸の約3分の1がシステイン残基であり，そのイオウ原子がカドミウムへの親和性が高いため，カドミウムはMTに強く結合した，毒性がないCd-MTの状態で蓄積していく．しかし，カドミウムが多くなりすぎるとMTに捕捉できないカドミウムが多くなり，ついには腎障害を引き起こす．

　カドミウムを急性的に大量に経口摂取すると，悪心，嘔吐，腹痛，下痢がみられるが，速やかに回復する．一方，慢性的にカドミウムを摂取した場合には，標的臓器である腎臓，とくに近位尿細管に障害を与え，タンパク尿等がみられる．通常なら腎臓で再吸収される低分子量タンパク質のβ_2-ミクログロブリンが尿中に現れるのが，最初に観察される腎臓への影響である．

　長期にわたり有害化学物質を摂取することにより健康影響が懸念される物質に対しては，TDIが設定される．これはヒトが一生涯毎日摂取し続けても健康への悪影響がないと判断される一日当たりの摂取量で，体重1kg当たりの量として表される．金属には生体への蓄積性があるものが多いため，1週間当たりの耐容摂取量が示されることが多く，わが国の**食品安全委員会**は2008年にカドミウムの耐容週間摂取量（TWI）を7 μg/kg体重/週としている．また，**FAO/WHO合同食品添加物専門家会議**（JECFA）は，カドミウムに対しては1ヵ月当たりの量のほうが適切だとして，暫定耐容月間摂取量（PTMI）を25 μg/kg体重/月と設定している．日本人1人当たりのカドミウムの平均一日摂取量は2020年度には17.7 μg（平均体重55.1 kgで除した場合，0.32 μg/kg体重/日，2.25 μg/kg体重/週）であったが，これは食品安全委員会が示したTWIの約30％弱に相当する．

　日本人は食事由来カドミウムの約3割を米から摂取している．そのため，食品衛生法では玄米・精米中のカドミウムの基準値は0.4 ppm以下と定めて

> **コラム** イタイイタイ病

過去に，慢性カドミウム中毒事件として，富山県神通川流域でイタイイタイ病が発生した．1955年に初めて報告されている．1968年の厚生省（当時）の発表では，「カドミウムの慢性中毒に妊娠，授乳，内分泌の変調，栄養（カルシウム等）不足等が加わりイタイイタイ病が形成された」とされている．なお，唯一生存していた認定患者は2024年に死亡した．

いる．また，ミネラルウォーター類において，カドミウムの基準値は0.003 mg/L以下とされている．食品では海産二枚貝（とくにホタテ貝の中腸腺）やイカ等の頭足類（とくに内臓）にカドミウムが多いが，国内ではこれらに対して基準値は設定されていない．

② 水銀（Hg）

▶ 魚介類を介したメチル水銀の摂取が問題となる

　水銀の存在形態としては金属水銀や水銀蒸気の状態（0価），無機水銀（1価や2価のイオン），有機水銀（水銀が炭素に結合した化合物で代表はメチル水銀）があり，それぞれ毒性が異なる．

● 水銀

a 無機水銀

　無機水銀である塩化第二水銀（$HgCl_2$）の消化管からの吸収率は5％以下と低く，その毒性の標的臓器は腎臓である．急性的に経口摂取すると腹痛，嘔吐，血性下痢等の消化器症状がみられ，重篤な場合には腎障害に至る．成人の急性中毒量は0.5 g，致死量は1〜2 gであり，毒性は強い．慢性的に摂取した場合も腎障害が起こる．JECFAは無機水銀の暫定耐容週間摂取量（PTWI）を4 μg/kg体重/週と設定している．

　日本人1人当たりの総水銀の平均一日摂取量は2020年度に6.05 μg（平均体重55.1 kgで除した場合，0.11 μg/kg体重/日，0.77 μg/kg体重/週）であった．約90％を魚介類から摂取しており，魚介類にはメチル水銀が多いため，有機水銀であるメチル水銀がこの摂取量の多くを占めていると考えられる．

b メチル水銀（有機水銀）

　有機水銀として食品との関連で最も重要なのは，魚介類中のメチル水銀である．食品中のメチル水銀は90％以上が体内に吸収される．吸収されたメチル水銀は血液中で90％以上が赤血球に存在し，多くはヘモグロビンと結合している．メチル水銀は，チオール基（−SH）をもつシステインと高い

● メチル水銀

親和性があり結合体をつくる．毛髪中に含まれているケラチンは，システインがS-S結合でつながった構造をもつシスチンを多く含み，メチル水銀が毛髪に取り込まれやすく，濃度が変化しにくいため，毛髪中の水銀濃度はメチル水銀ばく露のよい指標である．

メチル水銀は**血液脳関門**を通過するため，中枢神経系に影響を与える．そのため，メチル水銀の標的臓器は中枢神経系となる．メチル水銀がシステインと結合したメチル水銀・システイン複合体の構造がアミノ酸のメチオニンと類似しているため，メチオニン様化合物として，中性アミノ酸輸送系により血液脳関門を通過すると考えられている．これがメチル水銀が中枢神経系に障害を引き起こす理由の1つである．

メチル水銀による慢性中毒は，初期症状としては四肢末端や口唇周辺のしびれ感で始まり，進行すると手指のふるえ，歩行障害，聴覚障害，失調，求心性視野狭窄を主とする**ハンター・ラッセル**（Hunter-Russell）**症候群**等の症状が現れる．メチル水銀に対しては，発達中の胎児の中枢神経系が最も影響を受けやすい．そこで，胎児への影響を考えて，厚生労働省から妊婦に対して特定の魚介類（キンメダイやマグロ類等）を食べる回数・量について注意喚起がなされている．

JECFAは2003年にメチル水銀のPTWIを1.6 μg/kg体重/週と設定している．また，わが国の食品安全委員会は2005年に，ハイリスクグループを胎児として，妊婦または妊娠している可能性のある女性に対するメチル水銀のTWIを2.0 μg/kg体重/週（水銀として）としている．2020年度の日本人1人当たりのメチル水銀の平均一日摂取量（水銀として）は4.29 μg（平均体重55.1 kgで除した場合，0.078 μg/kg体重/日，0.55 μg/kg体重/週）であった．

魚介類中の水銀に対して，わが国では1973年に**暫定的規制値**が設定され

　コラム　水俣病と第二水俣病（新潟水俣病）

水俣病は1956年5月に水俣市（熊本県）で存在が確認された．最初は脳症状を呈する原因不明の病気であったが，その後チッソ工場廃水中のメチル水銀が原因とわかった．廃水によって汚染された海でとれた魚を食べて，メチル水銀中毒が発症した．母親に症状がないか軽度の場合でも，子供に症状が現れた胎児性水俣病患者が存在した．水俣病患者としては2,000名強しか認定されず，今日まで認定を求めた訴訟が続いている．

第二水俣病は1965年5月に最初に報告された．新潟県の昭和電工鹿瀬工場の廃水中に含まれていたメチル水銀化合物が阿賀野川に放出され，川魚を食べた住民が被害を受けた．認定患者は700名ほどである．

ている．総水銀0.4 ppm, メチル水銀0.3 ppm（水銀として）である．ただし，マグロ類（マグロ，カジキおよびカツオ）および内水面水域の河川産の魚介類（湖沼産は含まず），深海性魚介類等は規制対象から除かれている．

メチル水銀と無機水銀の毒性に対し，セレンが抑制作用を示すことが知られている．

③ 鉛（Pb）

▶ 近年，鉛ばく露による小児IQや成人の神経・循環器系への影響が懸念されている

鉛は帯青色の柔らかい金属である．精錬しやすく成形も容易であるため，古代から広く使用されてきた．現在では蓄電池や鉛ガラス等に使用されている．近年までは，水道管，顔料，ハンダ（鉛とスズの合金）等にも広く使用されてきた．また，有機鉛化合物のテトラエチル鉛がガソリンのアンチノッキング剤として使われた．しかし**鉛中毒**が注目されてからは代替品に切り替えられている．

●鉛中毒

経口摂取した鉛の消化管からの吸収率は成人では5〜15%程度であるが，小児では40%にも達する．カルシウムが多く共存していると，鉛の吸収を抑制する方向に働く．

血中鉛の90%以上は赤血球中に存在する．体内全体では，90%以上が骨中にリン酸鉛のかたちで蓄積しており，軟組織では肝臓と腎臓に分布している．糞便と尿中に主に排泄される．

健康影響としては**ヘム合成系**への血液学的影響が特徴的であり，とくに**δ-アミノレブリン酸脱水酵素**（ALAD）が阻害される．ALADの活性中心のチオール基に鉛が結合することにより阻害が起きる．末梢血中ALAD活性の低下や尿中および血漿中のδ-アミノレブリン酸の増加が，鉛による健康影響を調べる際の初期指標として使われている．

鉛の経口摂取による急性中毒はまれであるが，症状としては，はじめに口腔内の収れんや口の渇き，次いで悪心，嘔吐等がみられる．大量摂取ではショック状態になる．溶血が起こると，貧血やヘモグロビン尿がみられる．

慢性中毒の症状としては鉛蒼白，貧血，伸筋麻痺等が起こる．また，中枢神経系への影響に鉛脳症がある．近年では低濃度鉛ばく露による健康影響が調べられ，乳児期から小児初期における鉛ばく露によるIQ低下や注意欠陥・多動性障害，成人では神経系や循環器系への影響が懸念されている．

食品用器具・容器には鉛を使用したものがある．釉薬（ゆうやく）が高温処理されていない製品では鉛が溶出しやすいため，食品衛生法では食品用器具・容器に対して鉛の規格が設定されている．

JECFAは鉛のPTWIを25 μg/kg体重/週と設定していたが，2010年に撤回し現在再検討中である[1]．鉛摂取の低減化は国際的に大変重要な課題と

---

[1] 25 μg/kg体重/週では小児のIQを少なくとも3ポイント低下させ，成人の収縮期血圧を約3 mmHg(0.4 kPa)上昇させると判断され撤回された．

なっている．食品衛生法では清涼飲料水の成分規格として鉛の規格が設けられている．ミネラルウォーター類で鉛は 0.01 mg/L 以下，ミネラルウォーター類以外の清涼飲料水では鉛は検出されてはならないとされている．また，過去に鉛を含有する農薬が使用されていたため，果実および野菜等に残留農薬基準としての鉛の基準値が 1.0 〜 5.0 ppm に設定されている．

2020年度の日本人1人当たりの鉛の平均一日摂取量は 11.8 μg（平均体重 55.1 kg で除した場合，1.5 μg/kg 体重/週）であった．これは以前のJECFAのPTWI（25 μg/kg 体重/週）の6％程度である．鉛はほぼすべての食品から検出されるため，多く食べる食品群からの寄与が大きくなる．そのため米および穀類からの摂取が多く，全体の半分程度を占める．

4 ヒ素（As）

▶ 日本人は海産物の多量摂取により，総ヒ素摂取量が多い傾向にある

ヒ素は正式には金属ではなく，半金属（類金属）に分類される．周期表でリンの下に位置するため，化学的性質はリンに似ている．ヒ素の用途としては，ガリウムヒ素等の半導体のほか，ヒ素化合物として医薬品，農薬，木材防腐等に使用されてきた．しかし現在では，農薬としては使用されていない．

ヒ素化合物としては毒性が強い**無機ヒ素**の**無水亜ヒ酸（三酸化ヒ素）**が最も有名であるが，食品中に含まれるヒ素の大部分は毒性が低い**有機ヒ素化合物**である．食品中に検出される代表的なヒ素化合物を図6-8に示す．海産物には有機ヒ素化合物が多く含まれており，一般に魚介類中のヒ素は**アルセノベタイン**，海藻中のヒ素は**アルセノシュガー**として存在している．ヒジキ中には5価の無機ヒ素も多く含まれているが，水戻しや調理過程でその多くが除かれる．

無機ヒ素は水中では亜ヒ酸（3価）やヒ酸（5価）として，リン酸のよう

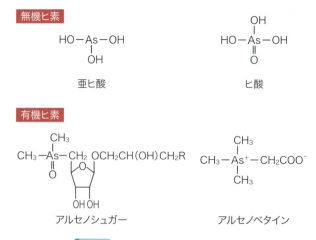

図6-8 食品中のヒ素の主な化学式

に酸素と結合したかたちで存在する．そのため，消化管からの吸収率は非常に高く，吸収されたヒ素は肝臓，腎臓，肺，脾臓に多く分布し，チオール基を多く含む皮膚，爪，毛髪にも蓄積する．

無機ヒ素として吸収されたヒ素であっても，肝臓中でモノメチル化体やジメチル化体の有機ヒ素化合物に代謝される．ヒ素化合物の大部分は尿中に排泄されるが，無機ヒ素として摂取された場合でも吸収後の時間とともにジメチル化体として尿中排泄される割合が高くなる．

ヒ素がチオール基に親和性が高いため，生体影響としてはピルビン酸脱水素酵素等のチオール基に結合して酵素活性を阻害したり，また，ミトコンドリアの酸化的リン酸化に障害を与える．これらの作用は，亜ヒ酸が最も強い．

亜ヒ酸による急性中毒は30分〜1時間で現れる．腹痛，嘔吐，下痢，血圧低下等を呈し，重症の場合は手足のしびれを伴う末梢神経障害を起こす．

慢性ヒ素中毒では食欲不振，皮膚の色素沈着（黒皮病），手掌や足底部の角化症，末梢性神経炎，肝腫等がみられる．**国際がん研究機関（IARC）**は，ヒ素およびヒ素化合物をグループ1「ヒトに対する発がん性が認められる」に分類している．

JECFAは1988年に無機ヒ素に限定したヒ素のPTWIを15 μg/kg体重/週としていたが，2010年に撤回し現在再検討中である．食品衛生法では清涼飲料水の成分規格としてヒ素の規格が設けられている．ミネラルウォーター類ではヒ素は0.01 mg/L（Asとして）以下，ミネラルウォーター類以外の清涼飲料水ではヒ素は検出されてはならないとされている．また，過去にヒ素を含有する農薬が使用されていたため，果実および野菜等に残留農薬基準としてのヒ素の基準値が1.0〜3.5 ppm（As_2O_3として）に設定されている．

日本人は海産物を多量に摂取するため総ヒ素摂取量が多く，2020年度の調査では日本人1人当たりの総ヒ素の平均一日摂取量（Asとして）は291 μgであった．食品別では魚介類と海藻からの摂取が多く，両者で約90％を占めるため，大部分が有機ヒ素化合物であると考えられる．また，無機ヒ素の平均一日摂取量は19.4 μgであった．食品別では，米からの摂取が多く，8割近くを占めていた．

 コラム　ヒ素中毒事件

過去のヒ素中毒事件としては，国内で1955年にヒ素ミルク事件が発生した．粉ミルク中に無機ヒ素が混入したためで，被害児は1万名以上にも達し，そのうち130名が死亡した．ミルクの製造過程で使用された粗製のリン酸水素二ナトリウム中に無機ヒ素が混入していたのが原因である．海外では，現在，無機ヒ素を含む井戸水による大規模な慢性ヒ素中毒が，アジア地域等の開発途上国で広範囲に発生している．

5 スズ（Sn）

> 有機スズでは，船底塗料等による海洋汚染，魚介類への残留が問題となっている

スズの毒性も無機スズと有機スズでまったく異なる．

a 無機スズ

無機スズ中毒のほとんどは，スズメッキされた缶詰食品で起きている．多量の無機スズを経口摂取すると，嘔吐，下痢等がみられる．現在では溶出スズ量を減少させるために，缶の内面を樹脂コーティングした内面塗装缶が一般的に使用されている．食品衛生法では，清涼飲料水中のスズを150.0 ppm以下（金属製容器包装入りのものに限る）と規定しているが，この他の食品には無機スズの規制はない．

b 有機スズ

有機スズ化合物は最初合成樹脂の安定剤として開発されたが，強い生物活性が見出されたことから，その後は殺菌剤，殺虫剤，殺軟体動物剤として開発された．代表的な有機スズ化合物の構造を図6-9に示す．

トリブチルスズ（TBT）やトリフェニルスズ（TPT）を代表とする化合物類は，甲殻類や海藻等が船底に付着するのを防止するための船底塗料や，漁網防汚剤として使用されてきた．そのため，これら化合物による海洋汚染や魚介類への残留が問題となった．そこで，TBT類化合物のビス（トリブチルスズ）オキシド（**TBTO**，単にトリブチルスズオキシドとも呼ばれる）が1990年に化審法で第一種特定化学物質に指定され，製造および使用が禁止された．さらに，他のTBT類化合物13品目およびTPT類化合物7品目も第二種特定化学物質に指定され，製造および輸入が制限されている．

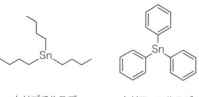

図6-9 代表的な有機スズ化合物の構造

【放射性物質】

1 放射性物質とは

▶ 原子核の崩壊によりα線，β線，γ線等の放射線を出す物質を指す

　原子は原子核とその周りの電子から構成されている．原子の質量のほとんどを占める原子核には，正電荷をもつ陽子と電荷をもたない中性子が存在している．その陽子の数により原子番号（すなわち元素）が決まる．しかし，同じ元素でも中性子の数は多様であるため，陽子と中性子の数により決まる原子核の種類を核種と呼び，陽子と中性子の数の和（これを質量数という）を元素名に付けて区別している．また，同じ元素で中性子の数が異なるもの同士は同位体という．たとえば，陽子の数が1（原子番号1）の元素である水素の場合には，中性子をもたない普通の水素（軽水素，質量数1の^{1}H），中性子を1つもつ重水素（質量数2の^{2}H），2つもつ三重水素（質量数3の^{3}H，トリチウムとも呼ばれる）の3つの同位体が存在する．

　核種や同位体のうち，原子核の崩壊により放射線を出す性質を有するものを放射性核種，放射性同位体といい，自然界で安定なものは安定核種，安定同位体という．このような放射線を出す性質を有する核種を**放射性物質**と呼んでいる．放出される主な放射線は，α線（ヘリウムの原子核^{4}He），β線（電子），γ線（電磁波）である（図6-10）．

●放射性物質

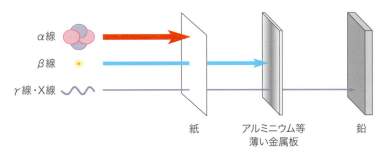

α線→原子核の流れ：薄い紙1枚程度で遮ることができる
β線→電子の流れ：薄いアルミニウム板で遮ることができる
γ線・X線→電磁波：物質を透過する力がα線やβ線に比べて強い

図6-10 放射線の性質

〔食品安全委員会：食品中の放射性物質による健康影響について（https://www.mhlw.go.jp/topics/bukyoku/iyaku/syoku-anzen/iken/dl/120117-1-02-01.pdf）（最終アクセス2024年9月11日）より引用〕

2 放射性物質による汚染

▶ ヨウ素，セシウム，ストロンチウム等が食品中に検出される

　放射性物質による食品汚染が問題となるのは，原子力発電所の事故や核実験により放射性物質が，大気，水，土壌を介して農作物や魚介類を汚染するためである．また，汚染された植物を餌（飼料）とした動物の肉，乳，卵やそれらの加工品も汚染される．食品中に検出される放射性核種は**ヨウ素131**（^{131}I），**セシウム134**（^{134}Cs），**セシウム137**（^{137}Cs），**ストロンチウム90**（^{90}Sr）等である．

　放射性核種が崩壊して他の核種になるとき，元の核種が半分の数になる期間を半減期（**物理学的半減期**）という．一方，体内に存在している元素が体外への排泄により半分の量になる期間を**生物学的半減期**という．そのため，体内に取り込まれた放射性核種は両方の半減期に従って少なくなる．その半減期を**実効半減期**といい，次式で求められる．

$$\frac{1}{実効半減期} = \frac{1}{物理学的半減期} + \frac{1}{生物学的半減期}$$

　表6-7に，食品中に検出される代表的な放射性核種の各半減期を示す．
　^{131}Iの物理学的半減期は8日と短いが，腸から吸収されると速やかに甲状腺に集まる．そのため，とくに小児に甲状腺がんを引き起こす．これは1986年に旧ソ連で起きたチェルノブイリ原子力発電所の事故で証明されたものである．
　^{137}Csの物理学的半減期は約30年であるが，セシウムの生物学的半減期が約70日であるため，体内での実効半減期は生物学的半減期とほぼ同じになる．セシウムはカリウムに化学的性質が似ているため，食品中の^{137}Csが体内に入ると筋肉をはじめとして全身に分布する．
　^{90}Srの物理学的半減期は29年であるが，カルシウムと性質が類似しているため，腸管から吸収されると骨に沈着する．ストロンチウムの生物学的半減期は49年であるため，^{90}Srの骨における実効半減期も約18年と長い．^{90}Srは骨髄の造血機能を障害する．
　放射線の人体への影響は，閾値のある**確定的影響**と，より低レベルの被ばくで起こる閾値がない**確率的影響**に分けられる．確率的影響は突然変異により起こるため，**図6-11**に示すように，被ばく線量が増加すると起こる確率が高くなるが，100 mSv以下の線量による影響はよくわかっていない．そこで現在のところは，たとえわずかな線量であってもがんになる度合いは被ばくした放射線量に比例するという「**閾値なし直線仮説**」（linear no thresholdの頭文字から**LNT仮説**と呼ばれる）が採用されている．なお，日本人は年間約1.5 mSvの自然放射線による被ばくを受けている．

●閾値

表6-7 食品中に検出される代表的な放射性核種の各半減期

核種	対象臓器	物理学的半減期	生物学的半減期	実効半減期
^{131}I	甲状腺	8.0日	120日	7.5日
^{137}Cs	全身	30年	70日	70日
^{90}Sr	骨	28.6年	49.3年	18.1年

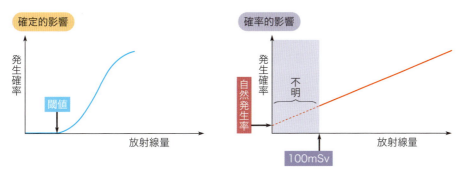

図6-11 確定的影響（左）と確率的影響（右）

コラム　放射性物質に関わる単位

- **Bq（ベクレル）**

放射線量の単位で，放射線を出す放射性核種の量を表す．1秒間に1個の原子核が崩壊すると1 Bqである．半減期が長い核種の場合には，その試料のBq値はあまり変わらないが，半減期が短い試料では値がすぐに変わる．

- **Gy（グレイ）**

吸収線量の単位で，放射線を受ける側が吸収するエネルギーを表す．1 kgの物体が1ジュール（J）のエネルギーを吸収すると1 Gyとなる（1 Gy = 1 J/kg）．放射線の種類は考えていない．

- **Sv（シーベルト）**

放射線の種類や強さを考慮して，人体が放射線を受けた場合に，どれだけ影響があるのかを表すのに用いられる．等価線量と実効線量の両方の単位である．

①同じエネルギーを吸収しても人体への影響は放射線の種類により異なるため，吸収線量に放射線の種類による係数（放射線荷重係数）をかけて補正した等価線量の単位である．係数はα線が20，β線とγ線は1であるため，放射性セシウムや放射性ヨウ素の場合は，吸収線量と等価線量は単位は異なるが，数値は同じになる．

②放射線を受ける組織や臓器によっても人体への影響が異なるため，組織・臓器ごとの等価線量に組織・臓器の違いによる影響の程度を示す係数（組織荷重係数）をかけ，それらをすべて足した実効線量の単位でもある．体内に摂取した放射性物質による影響について，この作業を行うのは大変な作業であるため，摂取した放射性物質の量（Bq）と実効線量の関係をあらかじめ求めておき，摂取した放射性物質の量から内部被ばく線量が簡単に計算できるようにされている．この係数は放射性核種，化学形，摂取経路の別に求められており，実効線量係数と呼ばれる．たとえば^{137}Csを経口摂取した場合はすべての化合物で1.3×10^{-8}（Sv/Bq）であり，^{137}CsのBq数からすぐにSvが計算できる．

180   6. 食品中の汚染物質

③ わが国における食品中の放射性物質の規制と現状

▶ 原子力発電所事故以降，新たな食品中の放射性物質の規制が継続されている

　2011年3月11日に発生した東日本大震災により，**東京電力福島第一原子力発電所**で深刻な事故が発生し，放射性物質が大量に環境中に放出され，食品が汚染される事態となった．緊急的な対応として厚生労働省は**暫定規制値**を設定し，それを超える食品が摂取されないようにした．暫定規制値は，食品から受ける線量の上限値（天然核種からの線量を除く）を年間5 mSvとして設定された規制値であった．その後，長期的な観点から暫定規制値の見直しが行われ，2012年4月からは新しい基準値が施行されている．この基準値は，食品から受ける線量（天然核種からの線量を除く）の上限値を**コーデックス委員会**の**介入免除レベル**である年間1 mSvに引き下げて設定されたものである．

　新しい基準値を**表6-8**に示す．食品中の放射性物質の規制対象となる放射性核種は，福島第一原子力発電所事故で放出された半減期1年以上の核種であるセシウム134（Cs-134），セシウム137（Cs-137），ストロンチウム90，プルトニウム，およびルテニウム106である．放射性Cs（Cs-134およびCs-137）以外の対象核種については，ガンマ線を放出しない核種であるうえ，環境中への放出量が少なく測定が困難であることから，個々の対象核種に基準値を設定するのは現実的ではない．そこで，放射性Cs以外の核種の影響を考慮に入れたうえで，放射性Cs濃度として基準値が設定された．福島原発事故後10年以上経過した現在においても，この基準値に基づいて食品中の放射性物質の規制が継続されている．現在，市場で流通している食品については基準値を超過する食品はほとんどない状態である．全国の検査結果が厚生労働省のホームページに毎年公表されているが，流通している東日本産を中心とした食品の基準値超過率は0.3%程度（2020年度）であり，きわめて小さい．ごく一部の野生品（天然の茸や山菜等）に基準値超過がわずかに認められる程度である．また，食品から受ける放射性Csの年間線量も厚生労働省により調査されており，2021年の年間線量は最大でも0.0009 mSv/年であり，基準値の設定根拠となった年間上限線量（1 mSv/年）を大きく下回っている．

表6-8　食品中の放射性セシウム基準値（2012年4月施行）

食品群	基準値[※1] (Bq/kg)
飲料水	10
牛乳	50
一般食品	100
乳児用食品	50

[※1] 放射性ストロンチウム，プルトニウム，ルテニウムを含めて基準値を設定

D. 食品成分の変化により生ずる有害物質　181

D 食品成分の変化により生ずる有害物質

1 ヒスタミン

▶ 赤身魚等のヒスチジンから腸内細菌等の酵素の作用により生成する

　マグロやカツオ等の赤身の魚類にはアミノ酸の1つである**ヒスチジン**が多く含まれている．これが腸内細菌科のモルガン菌（*Morganella morganii*）等が有する脱炭酸酵素により，脱炭酸反応を受けると赤身に**ヒスタミン**（histamine）が蓄積される．食品由来のヒスタミンを多く摂取すると，**アレルギー様食中毒**を起こすことがある．しかし，細菌がアレルギー様食中毒の直接的な原因ではないことから，わが国の食中毒統計では**化学性食中毒**として分類されている（第4章参照）．

2 *N*-ニトロソ化合物

▶ 畜肉や魚介類に含まれる第二級アミンと亜硝酸から生成する

　野菜や漬物等に含まれる硝酸塩は，口腔や腸管内の硝酸塩還元菌により還元されて亜硝酸塩となる．また，ハム，ソーセージ等には発色用やボツリヌス菌の生育抑制用として亜硝酸塩が添加されている．これらの**亜硝酸**と畜肉や魚介類中に含まれる**第二級アミン**（ジメチルアミン，ジエチルアミン等）が胃内の酸性条件下で反応して発がん性を示す***N*-ニトロソ化合物**を生成する．

　N*-ニトロソジメチルアミン**（*N*-nitrosodimethylamine）やN*-ニトロソジエチルアミン**（*N*-nitrosodiethylamine）は，**IARC**による発がん性分類において，グループ2A（ヒトに対しておそらく発がん性がある）に分類されており，アミン残基の種類によって標的臓器が異なる（**表6-9**）．しかし，発がん性が問題視される量の*N*-ニトロソ化合物が生成されるには，亜硝酸と第二級アミンの濃度が相当に高くなければならず，食品に含まれるアスコルビン酸（ビタミンC）やα-トコフェロール（ビタミンE）は，これらの反応を抑制する効果を示すことから，一般的な食事を摂取していれば*N*-ニトロソ化合物のリスクは非常に低い．

3 過酸化脂質 （第3章参照）

▶ 即席麺類や油脂処理した菓子には規格基準がある

　過酸化脂質は主に不飽和二重結合をもつ油脂（不飽和脂肪酸）が活性酸素種である一重項酸素やヒドロペルオキシラジカル等により**自動酸化**されて生成する．生体内で生成された過酸化脂質は，老化やがん等と関連が深いが，

6

食品中の汚染物質

表6-9 N-ニトロソ化合物のがん原性

化合物	実験動物	発がん標的臓器
揮発性 N-ニトロソアミン		
N-ニトロソジメチルアミン	ラット	肝, 肺, 鼻
N-ニトロソジエチルアミン	ラット	肝, 食道
	モルモット	肝
	ハムスター	肺
N-ニトロソジプロピルアミン	ラット	肝, 食道
N-ニトロソジブチルアミン	ラット	肝, 食道, 膀胱
N-ニトロソジアミルアミン	ラット	肝, 肺
N-ニトロソメチルアミルアミン	ラット	食道
N-ニトロソピロリジン	ラット	肝
N-ニトロソピペリジン	ラット	肝, 食道
N-ニトロソモルホリン	ラット	肝
不揮発性 N-ニトロソアミン		
N-ニトロソメチルウレタン	ラット	前胃, 肺, 腎
N-ニトロソエチルウレタン	ラット	前胃, 脳, 脊髄, 腎
N-ニトロソメチルウレア	ラット	前胃, 脳, 脊髄, 腎
N-ニトロソエチルウレア	ラット	脳, 造血器
N-ニトロソブチルウレア	ラット	造血器, 乳腺
N-メチル-N'-ニトロ-N-ニトロソグアニジン	ラット	腺胃

 コラム 加工肉の発がん性について

　2015年10月29日にIARCは，赤肉（ウシ，ブタ，ヒツジ，ウマ等哺乳動物の食肉）の摂取を「ヒトに対しておそらく発がん性がある（グループ2A）」に，加工肉の摂取を「ヒトに対して発がん性がある（グループ1）」に分類したと公表した．これまでIARCは，単一の化学物質，アルコール飲料，喫煙等，比較的均質でより直接的に発がんと関連があるものを評価してきた．今回のように，栄養成分を含む化学物質の集合体である食品を評価したのは，きわめて異例であるといえる．

　この発表に対する諸外国の政府機関等の反応は様々であった．その内容としては，食肉や食肉加工品は，（とくに欧米では摂り過ぎているため）摂取量を適量とする必要はあるが，重要な栄養源であるため，食生活全体の観点から捉える必要があるとしている．また，日本の食品安全委員会は，今回の評価の解釈には注意が必要であるとしており，肉に含まれる成分が，または赤肉・加工肉に含まれる成分の過剰摂取が，発がん性と関連があると解釈されるべきとしている．国立がん研究センターは，日本人の赤肉・加工肉の摂取量は，1日当たり63gで世界で最も少ない国の1つであり，大腸がんの発生に関して，平均的な摂取の範囲であれば赤肉や加工肉がリスクに与える影響はないか，あっても小さいといえると公表している．

　これまでもハム，ソーセージ等に添加されている亜硝酸塩と第二級アミンからの生成物の関与する発がん性が問題視されてきた．一方で，国内の食肉業者は，基準を大きく下回る量の亜硝酸塩の使用を厳守している．たとえ発がん物質であっても，科学的エビデンスに裏打ちされた有用な使用量を守ることによって，食品としての安全性は十分担保できているのではないだろうか？

D. 食品成分の変化により生ずる有害物質　183

酸化した脂質に含まれる過酸化脂質はほとんど腸管から吸収されることがないため，腸管の刺激に伴う下痢，嘔吐，腹痛等を引き起こす．また，過酸化脂質は，より毒性の強いアルデヒド（とくに4-ヒドロペルオキシアルケナール）を生じることもあるため，過酸化脂質が生成しないように注意しなければならない．

　食品衛生法の規格基準では，「即席麺で酸価が3を超え，または過酸化物価が30を超えるものであってはならない」と定めている．また，揚げ菓子については厚生労働省指導要領として製品中に含まれる油脂の酸価が3を超え，かつ，過酸化物価が30を超えてはならない，および製品中に含まれる油脂の酸価が5を超え，または，過酸化物価が50を超えてはならないと定めている．

4 ベンゾ［a］ピレン

▶ 生体内で代謝活性化され，標的組織のDNAと結合して発がん性を示す

　多環芳香族炭化水素（polycyclic aromatic hydrocarbon，PAH）は化石燃料等の燃焼時に生成され，大気汚染物質として知られている．PAHのなかでも強い発がん性を示す**ベンゾ［a］ピレン**（benzo[a]pyrene）は，自動車の排ガスやタバコの煙だけでなく，焼肉や焼魚，くん製品等の加熱食品にも含まれている．日本人の食事1日当たりのベンゾ［a］ピレンの摂取量は約$0.5\,\mu$gであり，その50%は焼魚由来ともいわれている．

　IARCによる発がん性分類では，グループ1（ヒトに対して発がん性がある）に分類されている．ベンゾ［a］ピレンは，生体内で薬物代謝酵素によって代謝活性化され，標的組織のDNAと反応する（**図6-12**）．まず，チトクロームP450により酸化されて，ベンゾ［a］ピレン-7，8-エポキシド，ベンゾ［a］ピレン-7，8-ジオールを経て，最終的にベンゾ［a］ピレン-7，8-ジオール-9，10-エポキシドとなってDNAに結合する．

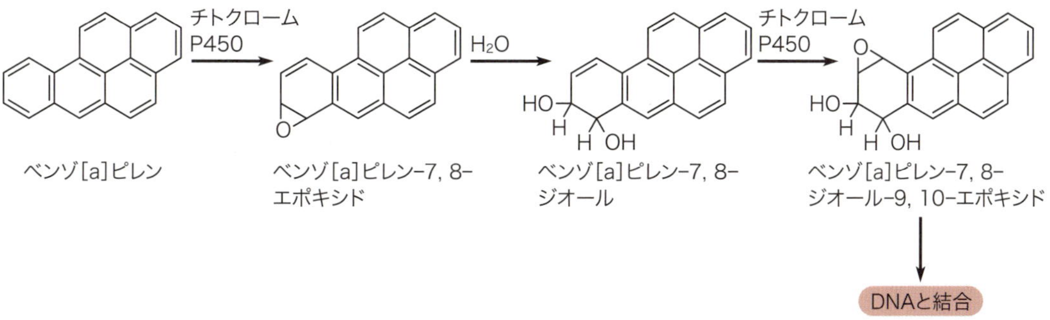

図6-12 ベンゾ［a］ピレンの代謝活性化

184   6. 食品中の汚染物質

5 ヘテロサイクリックアミン

▶ **食品中のタンパク質やアミノ酸の熱分解により生成し，肝がん等を発症させる**

食品の加熱処理あるいは調理中に生成する**変異原性物質**[*]は，PAH以外に，タンパク質やアミノ酸の熱分解によっても生成する．魚や肉の焼けこげや煙から，窒素と炭素で環状構造をつくる**ヘテロサイクリックアミン**（heterocyclic amine）が検出され，これらは肝がん，膵がん，大腸がん，脳腫瘍を発症させる．

アミノ酸であるdl-トリプトファンからは**Trp-P-1**や**Trp-P-2**，l-グルタミン酸からは**Glu-P-1**や**Glu-P-2**が生成される．また，魚のこげから**アミノメチルイミダゾキノリン**（IQ）や**アミノジメチルイミダゾキノリン**（MeIQ）が生成される（**表6-10**）．ヘテロサイクリックアミンの代謝は，PAHと同様に，生体内で薬物代謝酵素によってアミノ基が酸化され，ヒドロキシルアミン体が生成する．このヒドロキシル体から活性酸素が発生し，これがDNA損傷を引き起こす．一方，ヘテロサイクリックアミンは，ブチ

[*] **変異原性物質**
生物で自然発生する突然変異よりも高い割合で突然変異を誘発する化学物質．突然変異誘発物質，化学的突然変異誘発物質等ともいう．突然変異は，DNAに付加体を形成したり，DNA鎖の切断を起こし，この修復過程で誤りが生じ，DNA複製時に異なる塩基対を形成したりすることによって起こる．変異原性物質のほとんどは発がん性を示す．

表6-10 食品の加熱分解物から生成するヘテロサイクリックアミン

加熱材料	構造	略称	加熱材料	構造	略称
DL-トリプトファン		Trp-P-1	丸干しイワシ		IQ（2A）
		Trp-P-2			MeIQ
L-グルタミン酸		Glu-P-1	牛肉，魚肉		MeIQx
		Glu-P-2			PhIP
大豆グロブリン		AαC			
		MeAαC			

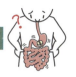

コラム　薬物代謝と代謝活性化

　薬物代謝（drug metabolism）とは，薬物や毒物等の生体異物が生体内で酵素によって化学的に構造が変換される反応をいう．この触媒を担っているのが**チトクロームP450**（cytochrome P450，**CYP**）を中心とした薬物代謝酵素である．1962年，日本人研究者である大村・佐藤によって発見され，当時P450と命名された．

　CYPは細菌から植物，哺乳動物に至るまでのほとんどすべての生物に存在し，ヒトでは約60種類の分子種が報告されている．各々の分子種は基質特異性ではなく，アミノ酸配列の相同性によって命名されており，CYP1A2のように接頭語CYP（cytochrome P450），群（ファミリー）を示すアラビア数字，亜群（サブファミリー）を示すアルファベット，1つの群に2つ以上の亜群があるときは分子種番号を示すアラビア数字の組み合わせで表される．薬物代謝が行われる部位は主に肝臓であるが，脳，肺，腎，小腸，胎盤，皮膚等の肝臓以外の組織・器官でも反応が起こる．

　脂溶性の高い（極性の低い）薬物や毒物等は，肝臓をはじめ各組織で生体内代謝され極性化し，水溶性を増すことにより，組織・器官への蓄積や腎臓での再吸収が抑えられ体外へ排泄される．しかし，ベンゾ［a］ピレンのように反応性が高く毒性のある代謝物が生成することもある．これを**代謝活性化**と呼び，代謝物は生物活性のある代謝物ということから**反応性中間体**と呼ばれる．反応性中間体は，その生成が促進されて解毒能が低下して不均衡になることで，DNAやRNA等の核酸と結合し変異原性や発がん性等を示す．また，タンパク質等と結合すると臓器障害を発現する．

ルヒドロキシアニソール（BHA）やα-トコフェロール（ビタミンE）を添加することにより生成が抑制されることが知られている．

6 アクリルアミド

▶ 炭水化物を多く含む食材を高温加熱することにより生成する

　デンプン等の炭水化物を多く含む食材を高温で加熱した食品（ポテトチップス，フライドポテト，ビスケット，クラッカー等）では**アクリルアミド**（acrylamide）が生成する．アクリルアミドの生成機構については不明な点が多いが，一般にはアミノ酸の一種である**アスパラギン**と**グルコース（ブドウ糖）**等の還元糖が高温加熱により反応して生成するとされている．アクリルアミドはわが国では劇物に指定されており，ポリアクリルアミド（国内では紙力増強剤，繊維加工，沈殿物凝集剤，土壌改良剤，接着剤，塗料等の用途で使用される）の原料等に利用されている．

　アクリルアミドはヒトに対して神経毒性を示すことが知られており，IARCによる発がん性分類において，グループ2A（ヒトに対しておそらく

186　6. 食品中の汚染物質

表6-11 わが国と海外5ヵ国における食品中のアクリルアミド含量の比較

食品	アクリルアミド含量（μg/kg）[*1]	
	日本	海外5ヵ国[*2]
ポテトチップス	467〜3,577	180〜2,287
フレンチフライ	512〜784	＜50〜3,500
ビスケット，クラッカー	53〜302	＜30〜3,200
朝食用シリアル	113〜122	＜30〜1,346
とうもろこしチップス類	117〜535	34〜416
食パン，ロールパン	＜9〜30	＜30〜162
チョコレートパウダー	104〜141	＜50〜100
コーヒーパウダー	151〜231	170〜230
ビール	＜3	＜30

[*1] 最小値〜最大値で示した.
[*2] ノルウェー，スウェーデン，スイス，英国，米国

発がん性がある）に分類されている. しかし，現時点においてヒトに対する発がん性は確認されていない. 一方で，食品に含まれるアクリルアミドと同程度の微量のばく露によるヒトへの発がん性については不明なため，現在，わが国（厚生労働省），米国，欧州等において，代謝や体内分布を含めた調査研究がなされている.

　わが国および海外5ヵ国における食品中のアクリルアミド含量について**表6-11**に示した. 様々な食品にアクリルアミドが存在することが明らかになったが，各国の公的機関で，とくに今までの食生活を変えるように指導しているところはない. また，油で揚げる等，従来の高温加熱の調理方法でもアクリルアミドを食品とともに摂取してきたと考えられるため，これまでの食生活をただちに見直す必要はないと考えられる.

7 トランス脂肪酸

▶ 動植物に含まれるトランス型の二重結合をもつ不飽和脂肪酸である

　天然の食物中に存在する不飽和脂肪酸の二重結合は一般的にシス型である. しかし，マーガリンやショートニング等の加工油脂やそれらを使った食品精製植物油や乳製品，ウシ・ヒツジといった反芻動物の肉等に，一部の二重結合がトランス型に異性化した**トランス脂肪酸**（trans fatty acid）が混入していることがわかった. トランス脂肪酸は，**LDLコレステロール**（悪玉コレステロール）を増加させ，**HDLコレステロール**（善玉コレステロール）を減少させる作用があるといわれている. また，多量に摂取を続けた場合には，動脈硬化等による虚血性心疾患のリスクを高めるともいわれている. 食生活では，できるだけトランス脂肪酸の摂取を少なくすることが望まれる. しかし，トランス脂肪酸を含む脂質は重要な栄養素であるため，脂質全体の摂取バランスにも配慮した栄養バランスのよい食事を心掛けることが必要である（p.46参照）.

E 混入異物

1 異物の定義と種類

▶ 主に動物性，植物性および鉱物性の異物に分類される

異物とは，「生産，貯蔵，流通の過程での不都合な環境や取り扱い方に伴って，食品中に侵入または迷入したあらゆる有形外来物をいう．ただし，高倍率の顕微鏡を用いなければ，その存在が確認できない程度の微細なものは対象としない」と食品衛生検査指針で述べられている．

通常は固形あるいは半固形物であるが，食品汚染の可能性を示す形跡（動物のかじり跡や足跡等）も食品衛生上異物として取り扱う．また，製造工程中や製品保存中に，内部に形成された固形物も異物として扱っている．たとえば，加熱時にできる「焼けこげ」，粉乳製造中にできる「焦粉」，カニやサケ等の水煮缶詰等の保存中に生じる「クリスタル（ストラバイト）」，ワイン中にできる「微細結晶」等がある．その他に，カビ等の微生物も異物の対象となる．一般に微生物は高倍率顕微鏡によって観察できるが，増殖することにより集落を形成し肉眼でも観察できるようになると異物とみなされる．死滅した菌糸等も異物の対象となる．食品に混入する可能性のある異物の種類を**表6-12**に示した．

2 異物混入と衛生

▶ 異物混入は，食品の非衛生的な取り扱いを反映する

食品衛生上有害または危険と考えられる主な異物として**表6-12**のようなものがあるが，これらの異物のなかには必ずしも有害とはいえないものも含まれている．たとえば，ネズミの体毛等はそれ自体が有害というわけではないが，その存在が食品の付近にネズミが出没したという証拠であり，その食

表6-12 動物性，植物性および鉱物性異物の種類

区分	種類
動物性異物	節足動物（昆虫，クモ，ダニ等）の成虫，サナギ，幼虫，卵およびこれらの破片，これらの排泄物，虫つづり，ミミズ，哺乳動物の体毛（動物毛加工品の断片を含む），鳥類の羽毛，哺乳動物および鳥類の排泄物，寄生虫およびその卵等
植物性異物	異種植物種子（雑草の種子等），不可食性植物体およびその断片（木片，わらくず，もみがら等），植物繊維加工品の断片（紙類を含む），ゴム片，カビ等
鉱物性異物	天然鉱物片（小石，土砂等），動物由来鉱物片（貝殻片等），鉱物性加工品（ガラス，陶磁器，セメント，金属およびそのさび，プラスチック，合成ゴム，合成繊維等）の破片等

コラム　食用油中のグリシドール脂肪酸エステル

　一般的な食用油は，**トリアシルグリセロール**を主成分とするが，1998年に**特定保健用食品（トクホ）**の許可を取得した，**ジアシルグリセロール**を主成分とし，「食後の中性脂肪が上昇しにくく，体脂肪がつきにくい」という食用油が販売された．

　一方，2009年にドイツの研究機関によって，一般の食用油中に微量の**グリシドール脂肪酸エステル（GE）**の存在が確認された．GEは，IARCによる発がん性分類において，グループ3（ヒトに対する発がん性については分類できない）に分類されている．そこで，上記のトクホの食用油についてGE量の調査を行ったところ，一般食用油よりも多く含むことが明らかとなったため，一部の商品は販売中止となった．また，GEは分解することにより，**グリシドール**を生成すると考えられており，グリシドールはIARCによる発がん性分類において，グループ2A（ヒトに対しておそらく発がん性がある）に分類されている．トクホの食用油中のGEが生体内でどの程度の量のグリシドールを生成するかは不明であるが，今後，GEおよびグリシドールの安全性を早急に明らかにする必要がある．

品が病原菌を含んだネズミの排泄物等で汚染されている可能性があるということを意味する．また，動物のかじり跡等についても同様で，その食品が非衛生的な取り扱いを受けたと判断される．多数の異物の存在は，その食品が生産および流通の過程で，非衛生的な取り扱いを受けた証拠であり，食品中の異物の存在を軽視してはならない．

　増殖したカビ類は外見上不快であるうえに，多くのカビは発がん性等が認められるマイコトキシンを産生することがわかっており，カビの発生した食品は衛生的に問題となる．多くのマイコトキシンは熱に強いため，加熱された加工食品であっても，食品中に死滅した菌糸が観察された場合，マイコトキシンが含有されている可能性がある．

　食品中の異物に関連する法的取り扱いは，「不潔，異物の混入又は添加その他の事由により，人の健康を損なうおそれがあるもの」として，「これを販売し，又は販売の用に供するために，採取し，製造し，輸入し，加工し，使用し，調理し，貯蔵し，若しくは陳列してはならない」と食品衛生法第6条に規定されている．

3 異物混入の原因とその防止

▶ 食品の製造，加工，調理，流通等において異物混入防止策が必要となる

　異物混入の原因としては，①原料自体の汚染または異物混入，②保管場所が不潔または保管中の不注意，③製造場所が不潔または製造中の不注意，④

調理・加工中の不注意，⑤輸送中の不注意，等が考えられる．異物混入を防止するためには，これらの原因を排除・防止する必要がある．

まず原料や保管場所における異物混入の防止策としては，新鮮で清潔な原料を購入し，温度や湿度が良好な保管条件を維持する．また，多量の原料を長期間保管せず，保管環境を良好に保つことが重要である．もし原料に異物が混入している場合は加工工程等において除去する．

製造場所や調理・加工中における異物混入防止策としては，工場の立地，施設の配置・構造だけでなく，施設や調理・加工場，器具等の定期清掃，従業員の衛生教育・指導等に良好さが求められる．また，加工中に異物が混入する場合は，予測できない事故によることが多い．実際，製造機械の部品や装置の破片等の混入が起きている．現在，ほとんどの食品メーカーでは製品に対し金属探知器を用いて異物排除に努めており，これらの導入も重要である．

輸送中における異物混入の防止策としては，十分に丈夫な密閉容器を使用することが大切である．このように食品の製造，加工，調理，流通等各段階における異物混入防止の初期対策がきわめて重要である．

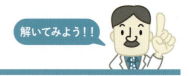

以下の問題について，正しいものには○，誤っているものには×をつけなさい．

Q1 カビ毒とは，カビの代謝産物のうち，ヒトや動物に有害なものを指す．

Q2 カビ毒が検出された食品からは，ほとんどの場合，その産生菌が検出される．

Q3 アフラトキシンは発がん性と腎毒性を有する．

Q4 ポストハーベスト農薬とは，農作物の収穫後使用される農薬のことである．

Q5 海藻やエビに含まれる有機ヒ素化合物は，無機ヒ素化合物に比べて毒性が弱い．

Q6 コプラナーPCB は，他の PCB に比べて毒性が弱い．

Q7 ダイオキシン類の毒性は，異性体の間では，ほとんど差がない．

Q8 有機スズ化合物の急性毒性は，無機スズ化合物よりはるかに弱い．

Q9 無機鉛はポリフィリン代謝を阻害する．

Q10 体内に取り込まれ，エストロゲン作用を含めたホルモン様作用を示し，生殖系，免疫系，神経系等に影響を及ぼす化学物質を内分泌かく乱物質という．

Q11 ヒスタミンは微生物が有する脱炭酸酵素の作用によりヒスチジンから生成する．

Q12 N-ニトロソ化合物は亜硝酸と第二級アミンの反応により生成するが，この反応はアスコルビン酸により抑制される．

Q13 過酸化脂質は主に不飽和脂肪酸の還元作用により生成する．

Q14 くん製品等の加熱食品には微量のホルムアルデヒドが含まれる．

Q15 アクリルアミドはアスパラギンとグルコース等の還元糖が高温加熱により反応して生成する．

Q16 トランス脂肪酸は HDL コレステロールを増加させる作用がある．

Q17 異物とは生産，貯蔵，流通の過程での不都合な環境や取り扱い方に伴って，食品中に侵入または迷入したあらゆる有形外来物をいう．

7 食品添加物

Ⓐ 食品添加物のメリットとデメリット

食品添加物は**食品衛生法**（p.200参照）において，「食品の製造の過程において*または食品の加工もしくは保存の目的で，食品に添加，混和，湿潤その他の方法によって使用するもの*」（第4条2項）と定義されており，食品の製造過程で一時的に使用されるが，最終食品となる前に除かれるものも規制の対象となる．なお，同法では食品添加物を単に添加物と呼んでいる．

食品衛生法では，内閣総理大臣（消費者庁）が安全性を確認して指定した添加物（指定添加物）だけを使用させる規制方式（ポジティブリスト方式による指定）をとっている．食品添加物の指定（必要な場合は使用基準の設定）の手続きの詳細は，1996年厚生省生活衛生局の通知「食品添加物の指定及び使用基準改正に関する指針」（「指針」）（2022年に一部改正）に示されている．

● 食品衛生法

1 食品添加物のメリット

▶ **食品添加物は消費者に利点をもたらすものでなくてはならない**

「指針」が求める食品添加物の条件の1つは，「消費者に何らかの利点を与えるものでなければならない」ことである．この食品添加物の有用性に関しては，①食品の栄養価を維持するもの，②特定の食事を必要とする消費者のための食品の製造に必要なもの，③食品の品質の保持，安定性の向上，または味覚・視覚等の改善を図るもの，④食品の製造，加工，調理，処理，包装，運搬または貯蔵の過程で補助的な役割を果たすもの，のいずれかに該当することが実証または確認されることと定められている．食品添加物の具体的な有用性を**表7-1**に示した．

表7-1 食品添加物の有用性

1．食品の製造工程，品質の改良に使用できる
消泡剤，膨張剤，乳化剤，増粘剤等
2．食品の栄養価を高めることができる
ビタミン，アミノ酸，ミネラル等
3．食品の品質を保持，腐敗・変質を防止できる
保存料，防カビ剤，殺菌剤，酸化防止剤，防虫剤
4．香味・色調等，食品の官能的性質を調整できる
甘味料，調味料，香料，着色料，発色剤，漂白剤等

② 食品添加物のデメリット

▶ **食品添加物は人に有害な影響を与えるものであってはならない**

化学物質は摂取量によって人に有害な作用を及ぼすことが知られている。食品添加物も化学物質のため，一定以上摂取すると有害作用が現れる可能性がある。食品添加物は医薬品と同様に，特定の目的で意図的に使用され，人が摂取するものであるため，安全性の確認が必要である。

そこで，「指針」が求める食品添加物のもう1つの条件は，「人の健康を損なうおそれがないこと」であり，「食品添加物の安全性が，要請された使用方法において，実証または確認されること」としている。実際には，安全性の確保のため，食品添加物の指定に先立って安全性評価が実施されている。

ところで，食品添加物の安全性評価は，安全性の確認をもっぱら動物実験に頼っており，人が摂取するようになってからは，その影響が調べられることはない。また，食生活の条件や健康状態は人それぞれ違うにもかかわらず，不特定多数の人が特定の食品添加物を一律に摂取し，その摂取期間はほぼ一生涯にわたるということも考慮されていない。すなわち，安全性評価は，動物実験のみによる仮定と予測の積み重ねによってできているため，食品添加物が人に及ぼす影響のすべてを説明するのには無理がある。さらに，安全性評価は食品添加物を利用するという前提に立っているので，評価が進めば進むほど，多くの食品添加物と付き合わなければならないという事態になる。

安全性評価に限界があるとすれば，食品添加物の安全性を確保するためにはどうすればよいのか。1つの方法としては，安全性を議論するだけでなく，本当に必要かを考え，種類と使用量を必要最小限にすることが大事になる。そのためには行政，生産者，消費者との間で情報公開と議論を行って社会的合意をつくっていくこと（リスクコミュニケーション）がいっそう必要となる。

Ⓑ 安全性評価

食品添加物の指定を要請するとき，安全性に関しては，毒性試験として，遺伝毒性試験，反復投与毒性試験，発がん性試験，生殖毒性試験，発生毒性試験，アレルゲン性試験等，また，体内動態試験やヒトにおける知見，一日摂取量の推計等に関する資料が必要となる。**表7-2**に資料一覧を示した。食品添加物として指定してもよいと判断されたときは，**最大無毒性量**（**無毒性量**，no observed adverse effect level，**NOAEL**）（p.6も参照）に基づいて**一日摂取許容量**（acceptable daily intake，**ADI**）（p.6も参照）が設定される。ADIが設定された食品添加物は，使用対象食品とその一日摂取量を考慮して，ADIを超えない範囲で，対象食品に添加してもよい食品添加物の上限濃度が決められる。これが食品添加物の**使用基準**における使用量の限度となる。**図7-1**に，安全性評価に関わる毒性試験から使用基準の設定までの流れ

表7-2 添加物の食品健康影響評価に必要な資料一覧

項目		指定	基準改正
評価対象添加物の概要			
1	名称及び用途	○	○
2	起源又は発見の経緯	○	△
3	諸外国における使用状況	○	○
4	国際機関等における評価	○	△
5	物理化学的性質	○	△
6	使用基準案	○	○
7	その他	△	△
安全性に係る知見			
1	体内動態試験	○	△
2	毒性試験		
	(1) 遺伝毒性試験	○	△
	(2) 反復投与毒性試験	○	△
	(3) 発がん性試験	○	△
	(4) 生殖毒性試験	○	△
	(5) 発生毒性試験	○	△
	(6) アレルゲン性試験	○	△
	(7) その他の試験	△	△
3	ヒトにおける知見	○	△
4	一日摂取量の推計等	○	○

注1) ○印は添付すべき資料．△印は利用可能な知見がある場合，新たな知見がある場合等必要な場合に添付すべき資料を示す．
注2) 委員会による食品健康影響評価のなされていない添加物については，原則として「指定」の資料を提出すること．また，委員会による食品健康影響評価が終了している添加物の使用基準改正に当たっては，「基準改正」の資料を提出すること．
注3) 第1章第5のア（ア）～（ウ）に該当する添加物については，その該当性に関する資料を提出すること．
注4) 第3章又は第4章の適用範囲に該当する添加物については，当該各章に従った資料を提出すること．
なお，基準改正に当たっては，改正の内容が当該各章の適用範囲に該当するかを確認し，必要な資料を提出すること．

〔食品安全委員会：添加物に関する食品健康影響評価指針．(https://www.fsc.go.jp/hyouka/index.data/tenkabutu-hyouka-shishin.pdf)（最終アクセス2024年7月30日）より引用〕

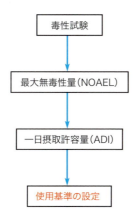

図7-1 食品添加物の安全性評価と使用基準の設定

194　7. 食品添加物

表7-3 安全性評価関係で出てくる主な用語の一覧

	説明	例
最大無毒性量（無毒性量, no observed adverse effect level, NOAEL）	どのような有害な影響も認められなかった用量のうち, 最も大きい用量	サッカリンナトリウム：500 mg/kg/日（mg/kg/日：実験動物の体重1 kg当たりの一日の試料投与量）
一日摂取許容量（acceptable daily intake, ADI）	ヒトが生涯にわたって摂取し続けても有害な影響を受けないと考えられる一日摂取量	安息香酸：5 mg/kg/日 ソルビン酸カリウム：25 mg/kg/日 食用赤色2号：0.5 mg/kg/日 サッカリンナトリウム：5 mg/kg/日 （mg/kg/日：ヒトの体重1 kg当たりの一日の摂取量）
実質安全量（virtually safe dose, VSD）	発がん性物質をヒトが生涯にわたって摂取し続けても有害な影響を受けないと考えられる摂取量 発がん性物質の発がん率が 10^{-5} になるような量	
最小毒性量（lowest observed adverse effect level, LOAEL）	有害な影響が認められた最も小さい用量	実験動物における 2,3,7,8-四塩化ジベンゾ-パラ-ジオキシンの発がん性： NOAEL 1.0 ng/kg/日 LOAEL 1.4 ng/kg/日
耐容一日摂取量（tolerable daily intake, TDI）	ヒトが生涯にわたって継続的に摂取しても健康に影響を及ぼすおそれがない一日当たりの摂取量 ・1週間当たりの摂取量は耐容週間摂取量（tolerable weekly intake, TWI） ・1ヵ月当たりの摂取量は耐容月間摂取量（tolerable monthly intake, TMI） ・暫定をつけたもの： 暫定耐容一日摂取量（provisional tolerable daily intake, PTDI）, 暫定耐容週間摂取量（provisional tolerable weekly intake, PTWI）, 暫定耐容月間摂取量（provisional tolerable monthly intake, PTMI）	ダイオキシン類：4 pg TEQ/kg/日
急性参照用量（acute reference dose, ARfD）	農薬のヒトの24時間またはそれより短時間の経口摂取で健康に悪影響を示さないと推定される一日当たりの摂取量	農薬メタミドホス： ADI 0.0006 mg/kg/日 ARfD 0.003 mg/kg/日
半数致死量（lethal dose 50%, LD$_{50}$）	動物の半数を死亡させるのに必要な推定試料量	サッカリンナトリウム：17,500 mg/kg（ラット, 経口）（mg/kg：実験動物の体重1 kg当たりの試料投与量）

を示した. また, **表7-3**に NOAEL, ADI を含め, 安全性評価関係で出てくる主な用語を一覧で示した.

1 毒性試験

▶ 毒性試験によって食品添加物がどのような毒性をもつかを調べる

食品添加物を対象とした毒性に関する試験等の概要を以下に述べる.

a 急性毒性試験

食品添加物の安全性評価に必要な資料からは除かれている.

動物（ラット, マウス等）に, 試料を比較的大量に1回投与したとき, 短時間・短期間（1〜2週間）のうちに現れる影響（急性毒性）を観察する.

急性毒性の指標として, 動物の半数（50％）を死亡させるのに必要な推定

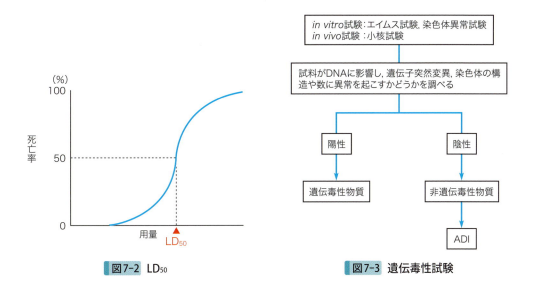

図7-2 LD₅₀　　　　　　　図7-3 遺伝毒性試験

試料量である**半数致死量**（50% lethal dose, **LD₅₀**）が求められる（図7-2）. LD₅₀は動物の種差, 性差, 投与経路（経口, 腹腔内, 皮下, 静脈, 吸入）の違いによって大きく変動することが知られている.

LD₅₀は反復投与毒性試験おける用量設定の基礎となる.

b 遺伝毒性試験（図7-3）

遺伝毒性試験は化学物質の発がん性や遺伝的障害を調べるスクリーニング試験である. 変異原性を調べる試験等がある. 試験結果が, 陽性であった場合は遺伝毒性物質とみなされる. 陰性であった場合は非遺伝毒性物質となり, ADIを算出できる.

以下のようなものがある.

1) エイムス試験

この試験には, ヒスチジンの合成能力を欠損させたサルモネラ属菌を用いる. この菌はヒスチジンを添加しない培地では増殖できないが, 突然変異が起こるとヒスチジンの合成能力が回復する（復帰突然変異）ことがあり, ヒスチジン無添加の培地でも増殖できるようになる. エイムス（Ames）試験は, このことを利用した変異原物質の検出法である.

2) 染色体異常試験

ヒトリンパ球またはチャイニーズ・ハムスター等の培養細胞に試料を添加し, 染色体異常の有無を観察する試験管内（*in vitro*）試験法である.

3) 小核試験

試料を与えた動物（ラットやマウス）の骨髄赤血球を観察し, 小核（染色体の切断や分裂の異常によって染色体が細胞質中に取り残されると小核になる）をもつ赤血球の出現頻度を調べる生体内（*in vivo*）試験法である.

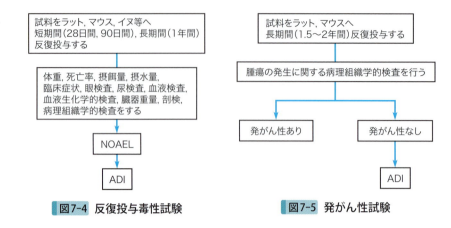

図7-4 反復投与毒性試験　　　　図7-5 発がん性試験

c 反復投与毒性試験（図7-4）

　動物（ラット等）に，試料を少量添加した飼料や飲料水を，短期間（28日間，90日間）あるいは長期間（1年間）反復摂取させ，どのような障害が現れるかを調べる．前者は亜急性毒性試験，後者は慢性毒性試験とも呼ばれる．試料の添加量は，多数の死亡を伴わずに毒性影響が認められる用量から，まったく毒性影響が認められない用量の範囲で数段階を設定する．

　試験期間中は，動物の一般状態，体重，摂餌量等を観察し，試験終了時には解剖し，その所見，臓器重量，病理組織学的な検査，血液の生化学的検査等を行う．それらの結果を総合的に判断して，試料のNOAELを決定する．

d 発がん性試験（図7-5）

　動物（ラットやマウス等）に試料を長期間（1.5～2年）反復投与し，発がん性の有無を調べる試験である．投与終了後，病理組織学的検査を行い，腫瘍の発現頻度や発生個数が高い場合は発がん性ありと判定されるが，低い場合は発がん性なしと判定され，ADIを算出できる．

e 生殖毒性試験（図7-6）

　次世代に及ぼす影響を調べる試験である．二世代生殖毒性試験では，あらかじめ一定期間試料を与えたF0世代の雌雄の動物（ラット等）を交配させ，妊娠・出産させる．雌動物には妊娠・哺乳期間も試料を与え，F1世代の出産仔にも離乳直後から試料を与える．F1に試料を与え続けながら，交配，F2を出産させる．交尾，妊娠，出産，哺乳，離乳，仔の成長に及ぼす影響を観察する．試験の成績からNOAELを求める．

f 発生毒性試験（図7-7）

　出生前発生毒性試験として，妊娠中の動物および発生中の生物に与える影響について調べる．胎児の死亡，構造異常，または発育異常と同様に母体への影響の評価等が含まれる．妊娠動物（ラット等）に，通常，着床（交配後5日目等）から予定帝王切開の前日まで試料を与える．NOAELを求める．

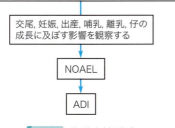

図7-6 生殖毒性試験

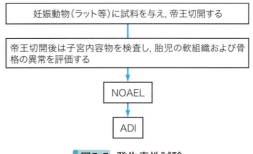

図7-7 発生毒性試験

g アレルゲン性試験

　試料のアレルギー誘発性を予測する．即時型アレルギー誘発性は，適切な感作および惹起方法で試験する．

　遅延型アレルギーを指標とするアレルゲン性試験は，モルモットを用いた皮膚感作性試験やマウスを用いたリンパ節反応試験を利用することができる．

h 体内動態試験

　食品添加物の安全性評価においては，上記の毒性に関する試験以外に，試料を動物に投与して吸収，分布，代謝，排泄を調べる体内動態に関する試験がある．

i ヒトにおける知見

　ヒトにおける適切な臨床試験，疫学データ等があれば評価に活用する．アレルゲン性が疑われる場合，動物試験の結果をヒトに外挿することは困難なことが多く，ヒトにおける知見を重視する．

2 最大無毒性量

▶ 最大無毒性量（NOAEL）では毒性や他のどのような変化も観察されない

　化学物質の各々の量と，その量によって現れるそれぞれの反応（作用）の程度との関係を用量・反応関係と呼ぶ．この場合，用量は投与量あるいは摂取量で，反応は特定の反応（臓器毒性等）の強さ，もしくはある集団における特定の反応（死亡等）の出現率となる．化学物質の用量と反応出現率の関係をグラフ化したものが用量・反応曲線であり，化学物質の用量が増えると反応も増加する（図7-8）．

　化学物質の特定の有害作用について，用量・反応関係を調べるときは，用量が増えると有害作用の出現率も増加するが，逆に用量が減少するときは，用量がゼロになる以前に，有害作用が認められなくなる限界値（閾値）が存

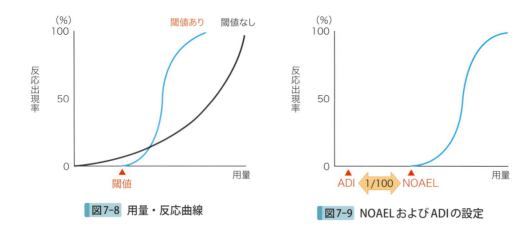

図7-8 用量・反応曲線

図7-9 NOAELおよびADIの設定

在するという考え方を前提とする．ただし，発がん性や遺伝毒性については，閾値が存在しない（用量をゼロとしない限り，有害作用をゼロにすることはできない）とする考え方が一般的である（図7-8）．

そこで，食品添加物の反復投与毒性試験（慢性毒性試験）等では，実験的に求めたこの閾値にあたる用量，すなわちどのような有害な影響も認められなかった用量のうち，最も大きい用量を**最大無毒性量**（**無毒性量**，**NOAEL**）と呼んでいる（図7-9）．

NOAELは食品添加物のADIを設定する際の基礎データとして用いられる．なお，試験によっては，実験で設定した最低用量でも有害な影響が認められる場合がある．この場合NOAELが得られないため，最小毒性量（lowest observed adverse effect level, LOAEL）を選び，後述の安全係数をこれに適用する．

3 一日摂取許容量

> NOAELに安全係数を加味しヒトの安全量とした値である

一日摂取許容量（**ADI**）は，ヒトがある食品添加物を生涯にわたって摂取し続けても有害な影響を受けないと考えられる一日摂取量と定義されている．ADIは，動物実験の結果から得られるNOAELを安全係数（不確定係数とも呼ばれる）で割ることによってヒトの摂取許容量として算出されたものである．安全係数は，通常，実験動物とヒトとの種差，およびヒトの個体差をそれぞれ最大10倍と想定して，両者を掛け合わせた100が用いられる（図7-9）．

$$\mathrm{ADI} = \mathrm{NOAEL} \times \frac{1}{安全係数}$$

なお，ADIの設定は，用量・反応関係において，閾値が存在するという考え方を前提としているので，遺伝毒性物質で発がん性をもつ食品添加物はADIを設定することはできない．一方で，非遺伝毒性で発がん性を有する

コラム 実質安全量

　実質安全量（virtually safe dose, VSD）は，ADIと同様に，ヒトがある化学物質を一生涯にわたって摂取し続けたとしても，有害な影響をもたらさないとみなせる一日摂取量のことである．発がん性物質の規制はVSDに基づいて行われる場合がある．この場合，発がん性物質は閾値が存在しないということを受け入れたうえで，ある発がん性物質の使用を許容したときに予想される発がん率が十分に小さければ，その使用が認められる．WHOや米国環境保護庁（US EPA）では，発がん性のある農薬や水道水中の発がん性物質に対して，許容できる生涯（70年間）の発がん率が 10^{-5} あるいは 10^{-6} となるようにVSDを設定している．VSDは，動物実験で得られた用量と発がん率との関係を，数学的モデルを用い，低用量域まであてはめることによって推定されている（図A）．

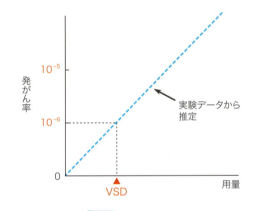

図A 実質安全量

ものは，発がん性があってもADIが設定されている．それは，発がんメカニズムの違いにより閾値が存在する，という考え方をとっているためである．

4 使用基準

▶ 食品添加物の対象食品，使用量，使用方法は，使用基準により制限される

　食品添加物（指定された多くの化学的合成品）は，それを使用できる対象食品，使用量，使用制限を規定した**使用基準**が設けられている．

　食品添加物の実際の一日摂取量（使用対象食品の一日摂取量×食品添加物の濃度）は，その食品添加物のADIを超えてはならない．そこで，ADIを超えない範囲で，対象食品に添加してもよい食品添加物濃度の限度，すなわち使用基準が定められる．

ADI ＞ 食品添加物の実際の一日摂取量*

使用対象食品の一日摂取量は，**国民健康・栄養調査***に基づく対象食品の平均一日摂取量に2〜10の係数（摂取係数と呼ばれる）を乗じた値があてられる．これは，個人によって食品の摂取量は変動することが想定されるため，対象食品の平均摂取量を超えて摂取されても安全性を確保できるようにするためである．なお，食品添加物の指定後は，消費者庁によって，各食品添加物の実際の摂取量調査が行われている．現在のところ，個々の食品添加物の摂取量については，いずれもそのADIより低いことが確められている．

＊食品添加物の実際の一日摂取量
使用対象食品の一日摂取量×添加してもよい食品添加物の濃度（使用基準）

＊国民健康・栄養調査
健康増進法に基づき，国民の身体の状況，栄養摂取量，生活習慣の状況を明らかにすることを目的として毎年実施される調査である．調査は，身体状況調査，栄養摂取状況調査（食品摂取量，栄養素等摂取量，食事状況），生活習慣調査からなる．

C 食品衛生法による分類と表示

1 食品添加物の指定制度

▶ 食品添加物は食品衛生法の規定に基づき4種類に分類される

食品添加物には**化学的合成品**と**天然添加物**があり，食品衛生法上，わが国で使用が認められている食品添加物は，**指定添加物**，**既存添加物**，**天然香料**および**一般飲食物添加物**の4つに分類される．

指定添加物は，食品衛生法第12条の規程に基づき，内閣総理大臣が食品衛生基準審議会に諮問し，安全性，有効性，規格や基準等に関する意見を聴いたうえで定める添加物である．化学的合成品，天然添加物にかかわらず，内閣総理大臣が指定したものでなければ食品添加物として使用してはならない．すなわち，わが国では，原則として指定添加物以外の使用を禁止する，いわゆる**指定制度**がとられている．2024年7月現在，476品目が指定されており，食品衛生法施行規則別表第1「指定添加物リスト」に収載されている．

既存添加物は，1995（平成7）年の法改正までいわゆる天然添加物として使用されていた添加物である．法改正以前にすでに広く使用されていた天然添加物については，それまでの長年の使用実績から経験的に安全とみなし，現在も特例的に指定制度の規定を適用せず使用が認められている．これは，1995年の法改正によって食品添加物の指定の対象が化学的合成品のみから天然添加物を含むすべての添加物に拡大されたことに対する措置として分類され，「既存添加物名簿」を作成し，公示されている．1996（平成8）年に公示された既存添加物名簿には使用実績が確認された489品目が収載されたが，食品業界での使用実態の有無や安全性の問題により順次削除され，2024年7月現在，357品目となっている．

天然香料は，第4条第3項に規定され，動植物から得られた物またはその混合物で，食品の着香の目的で使用される添加物である．「天然香料基原物質リスト」には約600品目が収載されている．一般飲食物添加物は，第12条において「一般に食品として飲食に供されている物であって添加物として使

用されるもの」と定義されている．たとえば，着色の目的で使用されるブドウ果汁，増粘の目的で使用されるコンニャクイモ抽出物（グルコマンナン）等，約70品目が「一般飲食物添加物リスト」に例示されている．食品衛生法第12条では，天然香料および一般飲食物添加物を指定制度の対象外とし使用を認めている．

　2024（令和6）年4月から食品衛生基準行政が消費者庁に移管された．指定添加物の指定を要請する場合，要請する者がその添加物の有効性，安全性に関する科学的データ，成分規格や使用基準案に関する資料を添付して内閣総理大臣（消費者庁）に要請書を提出する．食品衛生基準審議会（消費者庁に設置）において科学的見地に基づき指定の可否が検討される．改正後の指定添加物の指定要請から許可までの経過を図7-10に示す．新規指定されるには，コーデックス委員会（FAO/WHO合同食品規格委員会）の基準やJECFA（FAO/WHO合同食品添加物専門家会議）の規格等を参考にするとともに，表7-4に示すような基準を満たすものでなければならない．さらに，すでに指定されている同様の用途の添加物がある場合は，それらと比較して期待する効果を裏付けること，原則として使用する食品の化学分析等によりその添加を定性的および定量的に確認できることが望ましいとされる．なお，2003年の食品安全基本法の施行に伴い，安全性評価（**食品健康影響評価**）やADIの設定については内閣府の**食品安全委員会**により実施されることとなった．

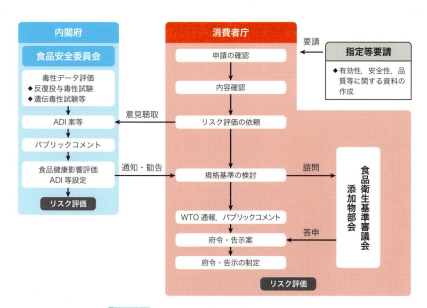

図7-10　食品添加物の新規指定までの流れ

〔国立医薬品食品衛生研究所：食品添加物の指定等要請とは（https://www.nihs.go.jp/dfa/FADCC/dfa_fadccsite/000_index.html#hpb-container）（最終アクセス2024年9月5日）を参考に作成〕

202　7. 食品添加物

表7-4 食品添加物の指定及び使用基準改正に関する基本的考え方

1. 安全性
食品添加物の安全性が，要請された使用方法において，確認されること
2. 有効性
食品添加物の使用が，次のいずれかに該当することが確認されること ①食品の栄養価を保持するもの ②特定の食事を必要とする消費者のための食品の製造に必要な原料又は成分を供給するもの ③食品の品質を保持し若しくはその安定性を向上させるもの又は味覚，視覚等の感覚刺激特性を改善するもの ④食品の製造，加工，調理，処理，包装，運搬又は貯蔵の過程で補助的役割を果たすもの
3. 以下の目的の場合には指定されない
①添加物の使用が不要でも食品の製造又は加工が比較的安価にできる場合 ②栄養価を低下させること ③疾病の治療その他医療効果を目的とする ④食品の特性，品質を変化させ，消費者を誤認されるおそれがある ⑤劣悪な原料や非衛生的な手段を隠ぺいする目的で使用

〔厚生労働省：食品添加物の指定及び使用基準改正に関する指針（令和4年9月29日付け生食発0929第3号）より引用〕

2 食品添加物の規格および基準

▶ 品質を担保するため，様々な規格や基準が設けられている

　食品添加物は，食品衛生法第13条の規程により，必要に応じて品目ごとに成分の規格および製造，加工，使用や保存等の方法について基準が定められる．基準または規格が定められたときは，その基準や規格に合わない添加物の製造，輸入，販売，使用等が禁止される．また，第21条に基づいて内閣総理大臣はこれらの基準または規格を収載した**食品添加物公定書**を作成することが義務付けられている．食品添加物公定書は1960（昭和35）年に第1版が刊行され，科学技術の進歩や新たに改良された試験方法の導入等によって概ね5年ごとに改訂され，現在第10版である．

a 成分規格

　成分規格は，食品添加物に不純物や有害物質が混入するおそれのないよう，安全性や有効性に関して一定の品質を確保するために設けられている．指定添加物のほとんどすべて，また既存添加物および一般飲食物添加物は一部について設定されている．品目ごとに，①含量，②性状，③確認試験，④純度試験，⑤乾燥減量，⑥微生物限度（原則，増粘安定剤および酵素），⑦定量法，等の規格が定められている．

b 保存基準

　保存方法が分解等成分規格に大きな影響を与える場合，品質維持のため，密封容器や遮光容器，不活性ガス置換，冷所等での保管が設定されている．β-カロテンやエルゴカルシフェロール等約10品目に適用されている．たと

えば,「遮光した密封容器に入れ,空気を不活性ガスで置換して保存する」等の保管が定められている.

c 製造基準

添加物および添加物の製剤を製造する際に遵守すべき基準を定めている.添加物一般,中華麺用かんすい,抽出用溶剤等の項目がある.不溶性の鉱物性物質の使用禁止,添加物の製剤の製造に用いる原料,かんすいを製造・加工する場合の基準,天然添加物の製造・加工する場合の抽出に使用する溶媒等が規定されている.

d 使用基準

食品添加物は,その使用が消費者に何らかの利点を与える有効性を有しつつ,かつ安全性も確保されなければならない.そのため,品目ごとに使用できる食品の種類,使用量または残存量,使用目的,使用方法等について定められている.これを食品添加物の**使用基準**という.使用基準の設定は,ADIを超えないよう,各食品の摂取量や諸外国における使用状況等を考慮したうえで,決定される.現在,指定添加物は約476品目について使用基準を定めている.既存添加物を含む添加物使用基準リストは,日本食品化学研究振興財団のwebサイト(https://www.ffcr.or.jp/)に掲載されている.また,安全性が高いとみられる添加物には使用基準は設定されない.

3 食品添加物の表示

▶ 表示の方法は,物質名・用途名の併記・一括名のいずれかで行う

食品に含まれる添加物は,原則すべての添加物について**食品表示法**に基づいた食品表示基準の規定に従った表示が義務付けられている.食品中の添加物に占める重量の割合の高いものから順にすべて表示される.表示の方法は,①原則として,**物質名による表示**を行う.ただし,食品表示基準の範囲において一般に広く使用されている別名,簡略名や類別名で表示することができる.また,②保存料,防カビ剤,酸化防止剤,発色剤,漂白剤,着色料,甘味料,増粘剤(安定剤,ゲル化剤,糊料)の8種類の用途で使用した添加物については,物質名と**用途名を併記**する.たとえば,「保存料(ソルビン酸)」「発色剤(亜硝酸Na)」のように表記する.加えて,③複数の成分から構成される**表7-5**に示す用途の添加物に限り,**一括名による表示**が認められている.これらは通常複数の添加物の組み合わせで使用され,食品中にも存在する成分であるため,その用途を一括名で表示しても表示の目的を達成できるために認められている.たとえば,調味料については「調味料(アミノ酸等)」のように,括弧内に主として使用した添加物のグループ名(アミノ酸,核酸,有機酸,無機塩)を表示する.

そのほか,加工助剤,キャリーオーバー,栄養強化の目的等,**表7-6**に示

表7-5 一括名で表示できる14種類の用途

> イーストフード，ガムベース，かんすい，苦味料，酵素，光沢剤，香料，酸味料，軟化剤，調味料（アミノ酸等），豆腐凝固剤，乳化剤，pH調整剤，膨張剤

表7-6 食品添加物の表示免除

表示の免除	免除の理由	例
加工助剤	食品の加工の際に添加されるが，食品の完成前に除去・分解・中和されたり，最終食品中にごくわずかな量しか存在せず，その食品に影響を及ぼさない	除去：油脂製造時の抽出溶剤であるヘキサン 分解：プロセスチーズ製造時に用いた炭酸水素ナトリウム
キャリーオーバー[*1]	食品原材料の製造加工に使用されるが，食品の製造加工では使用されず，最終食品中では効果を発揮する量より少ない量しか含まれていない	パンやビスケットの原料配合において使用されるバターやマーガリンに含まれる酸化防止剤や乳化剤
栄養強化剤[*2]	食品の栄養成分の強化を目的とし，添加物として扱わない国が多く，FAO/WHOにおいても添加物の定義に含めていない	ビタミン類，ミネラル類，アミノ酸類
バラ売り食品[*3]	容器包装に入れないで販売されるため	
小包装食品[*4]	容器または包装の面積が30 cm^{2}以下でパッケージが小さいため	

[*1] 微量であっても効果を示すものはキャリーオーバーに該当しない
[*2] 栄養強化の目的であっても食品表示基準別表第4に規定する，農産物漬物，果実飲料等は表示が必要である
[*3] 防かび剤又は防ばい剤および甘味料のサッカリン類は，それぞれの使用に関する表示をしなければならない
[*4] 保存方法・消費または賞味期限・アレルゲン・L-フェニルアラニン化合物を含む旨は省略不可となった

表7-7 指定添加物の用途別分類

食品の保存性を高めるもの
保存料（21），防カビ剤（9），殺菌料（11），酸化防止剤（21），表面処理剤（1），防虫剤（1），被膜剤（3）
食品の嗜好性の向上を目的としたもの
発色剤（4），着色料（25），漂白剤（8），甘味料（11），酸味料（24），調味料（約60），香料（約160），その他
食品の製造・加工等に使用されるもの
増粘安定剤（21），乳化剤（36），かんすい（16），小麦粉処理剤（4），膨張剤（41），水素イオン濃度調整剤（35），結着剤（12），消泡剤（1），豆腐用凝固剤（5），その他
栄養強化を目的とするもの
栄養強化剤（約90）

括弧内は2024年7月現在の指定添加物数（主要用途のほか複数用途のものも含む）を示す．

すように表示が免除される場合がある．

D 主な食品添加物の種類と用途

食品添加物は，①食品の品質低下を防ぐ，②食品の嗜好性を高める，③食品の製造や加工に用いる，④食品の栄養価を高める，等の役割を目的として，様々な加工食品に使用されている．指定添加物の用途別分類と現在の品目数を**表7-7**に示した．

D. 主な食品添加物の種類と用途　　205

1 保存料

▶ 微生物の増殖を抑制する目的で食品に利用される

　保存料は，カビや細菌等の増殖を抑制して腐敗や変質を防止することで食品の保存性を高めたり，食中毒を予防する目的で使用される．殺菌料と異なり，殺菌作用はほとんどなく，**静菌作用**である．主な保存料を**表7-8**，**図7-11**に示した.

　保存料は，2021年1月にぶどう酒の製造に用いる亜硫酸水素アンモニウム水が認められ，現在は指定添加物として21品目がある（2023年2月現在）.

　指定添加物の保存料は，**酸型保存料**と非解離型保存料（エステル型，ペプチド型）に分類され，酸型保存料は酸性領域で抗菌性の効果が発揮され，中性～アルカリ性領域では抗菌力が減弱する．これは酸性領域では化学形態が非解離分子で存在するため微生物の細胞膜を通過し，代謝を阻害することで静菌作用の効果を示すが，一方でpHの上昇によって解離分子の割合が多くなると，細胞膜を通過しにくくなるためと考えられている．そのため，酸型保存料を使用する場合は，食品のpHを低く保つため，酸味料やpH調整剤

表7-8　主な保存料

品名	ADI[1]	一日摂取量[3]	特徴
安息香酸	0～20	1.326	酸型保存料．各種の微生物に対して有効．pKaは4.2であり，抗菌効果はpHによる影響を著しく受ける．天然の食品にも低濃度含まれ，古くから多くの国で使用されている．安息香酸は水に難溶で，ナトリウム塩は水に溶けやすい
安息香酸ナトリウム	0～5		
ソルビン酸 ソルビン酸カリウム ソルビン酸カルシウム	0～25[2]	4.312	酸型保存料．抗菌力は強いものではないものの，広い抗菌スペクトルを示し，静菌作用を発揮する．乳酸菌には抗菌力がやや弱い．各種食品に用いられ，最もよく使用されている保存料である．脂肪酸と同様に生体で代謝され，二酸化炭素と水になると考えられている．ソルビン酸は水に難溶である
プロピオン酸 プロピオン酸カルシウム プロピオン酸ナトリウム	制限しない	2.333	酸型保存料．カビや好気性芽胞菌に抗菌作用を示す．微生物の代謝産物であり，発酵食品中に含まれる．酵母に対する抗菌性は弱いため，パン，洋菓子に使用されている
デヒドロ酢酸ナトリウム	設定せず	検出限界以下	酸型保存料．中性付近でも解離しにくく，効力が期待できる．チーズ，バター，マーガリンに限って使用される．水に溶けやすい
パラオキシ安息香酸エチル	0～10	検出限界以下	エステル型保存料で，pHによる影響は受けにくい．カビや酵母に対して増殖抑制を示し，アルキル基の炭素数が多くなるほど抗菌力が強くなる．水に溶けにくく，アルコール等に溶かして使用する．数種のエステル類を混合して使用されることが多い．パラベンとも呼ばれ，医薬品や化粧品にも用いられる
パラオキシ安息香酸プロピル	削除		
パラオキシ安息香酸ブチル パラオキシ安息香酸イソプロピル パラオキシ安息香酸イソブチル	現在の使用を認める		
ナイシン	0～2	検出限界以下	ペプチド型保存料．乳酸菌が産生する34個の抗菌性ポリペプチドで，グラム陽性菌に有効．主成分はナイシンA．食肉製品，チーズに使用される．50ヵ国以上で保存料として使用されている

[1]JECFAによる安全性評価（mg/kg体重/日），[2]ソルビン酸として，[3]厚生労働省 令和2年度マーケットバスケット方式による一日摂取量の調査（20歳以上）（mg/人/日）

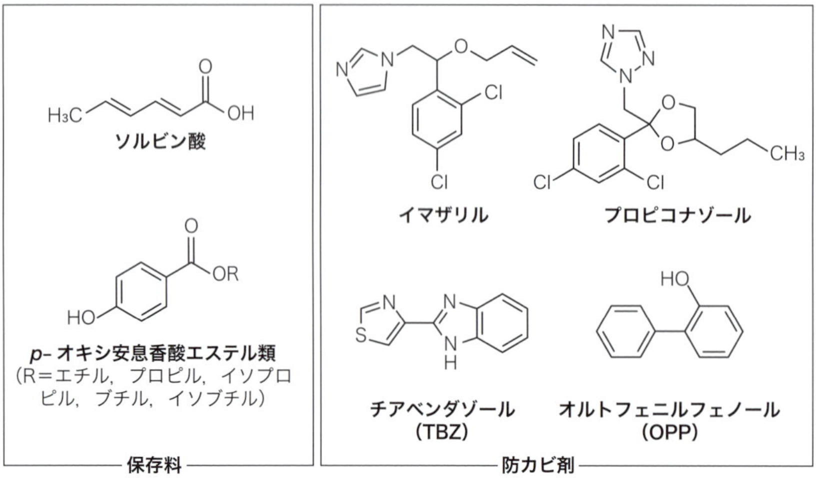

図7-11 主な保存料および防カビ剤の化学構造式

を併用することが多い．**安息香酸**，**ソルビン酸**，**デヒドロ酢酸**および**プロピオン酸**が酸型保存料に分類される．一方，エステル型の**パラオキシ安息香酸エステル類**やペプチド型はpHの影響が少なく中性においても十分効果を発揮する．抗菌性ポリペプチドである**ナイシン**は2009年に国際汎用添加物として新規指定された．

このほか，**亜硫酸塩類**（亜硫酸ナトリウム，二酸化硫黄等）5品目が漂白や酸化防止の目的で用いられ，保存料としても許可されている．また，既存添加物として5品目が保存料として品目リストに記載されている．これらには，**しらこタンパク抽出物**（しらこタンパク，プロタミン），**ε-ポリリシン**（ε-ポリ，L-リジン）等がある．一方，ロダン酢酸エチルエステル，メチルナフトキノン，**サリチル酸**等は安全性や使用実態によって必要性が乏しい等の理由により指定削除された．

保存料は目的に応じて使い分けられ，それぞれに**抗菌スペクトル**が異なる．指定添加物はすべてに使用基準があるが，既存添加物にはなく，表示は物質名に用途名の併記を行わなければならない．

保存料には分類されていないものの，チーズの表面処理剤（製造用剤）としてナチュラルチーズ表面のカビや酵母の生育を特異的に阻害するために**ナタマイシン**の使用が認められており，またピペロニルブトキシドは防虫剤として穀類に限って認められている．

2 防カビ剤

▶ 輸入かんきつ類やバナナ等の輸送・貯蔵中のカビの発生を防ぐ

防カビ剤は，輸入かんきつ類やバナナ等の輸送・貯蔵中にカビの発生・繁殖を防止するために収穫後に使用される添加物である．外国ではポストハー

D. 主な食品添加物の種類と用途　207

表7-9　防カビ剤

品名	ADI[*1]	一日摂取量[*3]	対象食品	特徴
アゾキシストロビン	0～0.2	0.03	かんきつ類[*5]，ばれいしょ	ストロビルリン系殺菌剤として多くの国で農薬登録されている．添加物としては2013年に防カビ剤として指定，2021年に使用基準が改正され，ばれいしょへの使用が追加された
イマザリル	0～0.03	0.01	かんきつ類[*5]，バナナ	強いカビ防止効果を示す．海外ではポストハーベスト農薬として使用されている．耐性菌の出現への対応から防カビ剤として認められた
オルトフェニルフェノール（OPP）およびそのナトリウム塩	0～0.4	検出限界以下	かんきつ類	とくにかんきつ類に発生する真菌類に効果をもち，欧米では果実，野菜類の防カビ剤として広く使用されている．他の防カビ剤に耐性を示す白カビに有効．TBZ等と併用される
ジフェニル	0～0.05[*2]	―[*4]	グレープフルーツ，レモン，オレンジ類	初めて防カビ剤として指定された．貯蔵・運搬に供する容器に入れる紙片に浸潤させて使用する．近年，耐性菌の出現から使用は減少
ジフェノコナゾール	0～0.01	―[*4]	ばれいしょ	トリアゾール系殺菌剤．数多くの糸状菌に対して細胞膜のエルゴステロール生合成阻害により防除活性を示し，乾腐病に効果をもつ
チアベンダゾール（TBZ）	0～0.1	0.026	かんきつ類，バナナ	ヘテロサイクリック系殺菌剤．腐敗病である軸腐れ病や緑カビに防腐効果をもつ．国内では農薬としての登録が失効している
ピリメタニル	0～0.2	検出限界以下	かんきつ類[*5]，モモ，リンゴ等8種類	アニリノピリミジン系殺菌剤．灰色カビ病菌に対する活性が高く，子嚢菌類，また従来の防カビ剤耐性菌にも有効
フルジオキソニル	0～0.4	検出限界以下	かんきつ類[*5]，キウィー，マンゴー等16種類	フェニルピロール系殺菌剤．糸状菌に対し広い抗菌スペクトルをもつ．ブドウや野菜類の灰色カビ病，麦類の種子消毒剤として各国で農薬登録されている
プロピコナゾール	0～0.07	―[*4]	かんきつ類[*5]，あんず等6種類	トリアゾール系殺菌剤．白カビ病，緑カビ病等，数多くの種類の糸状菌に対して有効．イマザリル耐性菌に対してはフルジオキソニルとの混合で効果を示す

[*1]JECFA/JMPRによる安全性評価（mg/kg体重/日），[*2]条件付きで0.05～0.25，[*3]厚生労働省 平成29年度マーケットバスケット方式による一日摂取量の調査（20歳以上）（μg/人/日），[*4]分析対象外，[*5]みかんを除く

ベスト農薬（収穫後処理農薬）として取り扱われているが，わが国では収穫前にまかれる薬剤として分類される農薬と区別し，添加物として規制されている．2020年6月にジフェノコナゾールが新たに指定され，**イマザリル，オルトフェニルフェノール（OPP）およびそのナトリウム塩，チアベンダゾール（TBZ），ジフェニル**等，9品目が指定されている（**表7-9，図7-11**）．直接散布することや，ワックスに混ぜて塗布する方法や浸漬する方法等で使用される．すべてに使用基準があり，防カビ剤の表示についてバラ売りの値札や陳列棚等に物質名と用途名を記載するよう定められている．

3 殺菌料

▶ 有害細菌を殺菌する目的で使用され，保存料よりも作用が強い

　殺菌料は，食品の腐敗や食中毒の原因となる有害細菌を殺菌することを目的とし，静菌作用の保存料よりも強い作用を示す．食品や飲料水，食品製造用器具・装置等に使用される．殺菌料は「最終食品の完成前に分解，又は除去すること」等の使用制限が規定されており，食品への残留はほとんどないため，食品への表示は免除されている．現在，**高度サラシ粉を含むハロゲン系殺菌料**6品目（**表7-10**），**過酢酸製剤**および**過酸化水素**が使用され，2020年1月に**二炭酸ジメチル**が果実酒，ぶどう酒，清涼飲料水に使用する目的で新たに指定された．高度サラシ粉を除いて使用基準がある．

　過酸化水素は食品中で水と酸素に分解し，生じる酸素によって強い殺菌作用と漂白作用を示す．速やかに分解されることから安全性が高いとみられ，ゆで麺，かまぼこ，しらす干し等に広く使用されていた．しかし，動物実験で弱い発がん性が指摘されたことなどから，1980（昭和55）年に「最終食品の完成前に分解し，又は除去しなければならない」と使用基準が改正され，以後，かずのこの漂白・殺菌，飲料用紙パックの殺菌のみに使用されていた．近年，生しらすが有するカタラーゼを利用した新たな過酸化水素処理法によって残存量が抑えられることが確認され，2016年の使用基準の改正によって「釜揚げしらす及びしらす干し」に過酸化水素として最大残存量0.005 g/kg未満が設定された．

　過酢酸製剤（過酢酸，酢酸，過酸化水素，1-ヒドロキシエチリデン-1，1-ジスルホン酸（HEDP），オクタン酸，反応生成物である過オクタン酸を構成成分とする混合溶液）は，食肉，果実および野菜の表面の殺菌目的で2016年に新たに指定された．

表7-10 殺菌料（ハロゲン系）

品名	ADI[1]	特徴
亜塩素酸水	0～0.03[2]	亜塩素酸を主たる有効成分とする酸性～微酸性の水溶液であり，持続性を改善させたものが開発された．精米，豆類，野菜類，鮮魚介類や食肉等に認められている
亜塩素酸ナトリウム	0～0.03[2]	一般細菌，食中毒菌への効果があり，漂白剤としても用いられる．かずのこの加工品，生食用野菜類，卵類（卵殻部に限る），かんきつ類果皮や食肉製品等に認められている
次亜塩素酸水	設定せず	次亜塩素酸を主成分とする水溶液で，塩酸または塩化ナトリウム水溶液を電気分解することで得られる．強力な酸化作用をもち，強・弱・微酸性次亜塩素酸水がある
次亜塩素酸ナトリウム	設定せず	野菜，果実，食品製造装置，器具等の殺菌消毒に使用される．ごまには使用してはならない
次亜臭素酸水	設定せず	次亜臭素酸を主成分とする水溶液である．食肉の表面殺菌の目的以外では使用できず，食肉・食鳥肉で使用量の最大限度が異なる
高度サラシ粉	設定せず	次亜塩素酸系殺菌料．果実や野菜等の消毒，油脂やデンプン，果皮等の漂白に使用される．使用基準は設定されていない

[1]JECFA による安全性評価（mg/kg体重/日），[2]亜塩素酸イオンとして．塩素酸イオンのADI：0～0.01

> **コラム** 乳酸菌による食品保存―バイオプリザベーション―

食品は安全で，品質が優れ，しかもその食品にふさわしい保存性を備えていなければならない．そのため，適切な加熱処理，適量の保存料の添加，水分活性やpHの調整，真空あるいはガス置換包装，低温保存の利用等，食品微生物制御に様々な工夫を凝らしている．最近の消費者は新鮮で，自然に近く，添加物が含まれない食品を選択する傾向がある．このためには，熱殺菌条件を緩和せざるを得ないが，それは残存微生物を多く残す結果となる．したがって，殺菌処理後の微生物の生育抑制の手段が重要となる．このうち，低温，冷蔵はエネルギーの問題と低温菌の発生の問題がある．凍結，高浸透圧化，酸性化は食品の味に関わり，適用できないものが多い．こうした合成保存料の安全性に対する不安と，健康食品志向から生物的保存料を用いる生物的保存法（バイオプリザベーション）が注目されるようになった．**バイオプリザベーション**は，「植物，動物あるいは微生物起源の物質，またはそれらが生産する抗菌物質で，人間が長期間にわたって食品に添加して利用し，健康に支障がないことが明らかとなっているものを用いる保存法」として定義されている．バイオプリザベーションは，加熱殺菌を施すことができない生鮮食品や調理済み食品，あるいは低塩食品等の保存性を高めるために適用でき，また冷蔵条件でも生育するリステリア菌（*Listeria monocytogenes*）等の低温性食中毒細菌の抑制にも役立つものと期待できる．

バイオプリザベーションとして最も期待されているのは乳酸菌である．たとえば，乳酸菌が生産する乳酸や酢酸等の有機酸は，塩酸よりも抗菌力が強く，非解離型分子（酸性条件下）が多いほど強くなる．また，ある種の乳酸菌が産生するタンパク質性の抗菌物質**バクテリオシン**は，一般に生産菌に近縁のグラム陽性菌に対してのみ抗菌作用を示すが，なかには食品汚染菌等に対しても働き，比較的広い抗菌作用範囲をもつものもあり，注目されている．さらに，バクテリオシンはヒトの腸管にある消化酵素により分解されること，乳酸菌が古くから広く食品に利用されていて安全性が高いこと，熱安定性に優れていること，食品の風味に影響を与えないこと等から，今後，多くのバクテリオシンが食品の保存性向上に利用されるものと考えられる．実際，チーズの製造に用いられる乳酸菌 *Lactococcus lactis* のある株が生産するバクテリオシンの1つ，**ナイシンA** が天然の安全な食品保存料として世界50ヵ国以上で使用されており，2009年にわが国でも食品添加物として認められている[1]．

4 酸化防止剤

▶ 食品の酸化を防ぎ，品質低下を防止する目的で使用される

食品の酸化は，風味や味の低下，さらには栄養価の低下につながる．とくに，油脂を含む食品は，貯蔵中や使用中に酸化され，過酸化物を生じる．脂

---

[1] ナイシンにはA，Z，Q，U等の構造類縁体が存在するが，今のところ添加物として認められているのはナイシンAのみである．

質の過酸化は，異臭や味の低下だけでなく，消化器障害等の健康被害にもつながる．そこで，主に脂溶性酸化防止剤が油脂の酸化防止のために使用されている．また，食品中の色素も酸化の影響を受け，褐変や変色を起こし，食品としての価値を低下させる．このような色素の変色防止には，水溶性酸化防止剤が用いられている．

現在，化学合成および天然由来の様々な酸化防止剤が，指定添加物として登録されている．代表的な酸化防止剤を図7-12および表7-11に示した．アスコルビン酸類以外は，すべてに使用基準がある．表示は物質名に用途名を併記する．酸化防止剤の多くはフェノール性の化合物で，**ブチルヒドロキシアニソール（BHA）**，**DL-αトコフェロール（ビタミンE）**等が挙げられる．これらの化合物は，自身が酸化されることによって抗酸化作用を示す．2種以上併用することにより相乗効果を発揮することが知られている．また，食品中に含まれる金属イオンは，食品の酸化を促進する．そのため，金属封入剤である**エチレンジアミン四酢酸（EDTA）塩**等も酸化防止剤として使用されている．

このほか，漂白剤，殺菌剤である亜硫酸ナトリウムも酸化防止の目的でぶどう酒等に使用されている．また，**日EU経済連携協定**＊の発効を受けて，2014（令和3）年1月より亜硫酸水素アンモニウムがぶどう酒の製造にのみ使用可能な酸化防止剤，保存料として登録された．

既存添加物として登録されている酸化防止剤は約30品目あり，グアヤク脂，没食子酸，カテキン，ルチン等がある．そのうち，グアヤク脂については使用基準がある（油脂に対し1.0 g/kg）．

＊日EU経済連携協定
日本とEUとの間で貿易や投資などの経済関係を強化するために締結された．

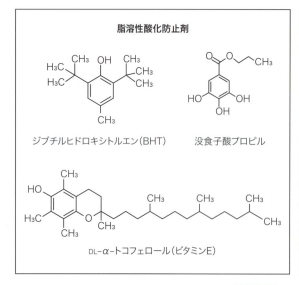

図7-12 酸化防止剤

D. 主な食品添加物の種類と用途　**211**

表7-11　代表的な酸化防止剤

	品名	ADI[*1]	一日摂取量[*2]	対ADI比(%)[*3]	特徴
脂溶性酸化防止剤	ジブチルヒドロキシトルエン (BHT)	0〜0.3	0.009	0.05	化学合成品で，強い酸化防止作用を有する．フェノール系脂溶性物質で他の酸化防止剤と比べて熱安定性が高く，加熱調理後でも効果が低下しない．油脂，水産食品，チューインガム等に使用される．単品で用いられることは少なく，他の酸化防止剤と併用される．代謝が遅く，体内蓄積が懸念されている
	ブチルヒドロキシアニソール (BHA)	0〜0.5	0	0	化学合成品で，安定性に優れている．BHTと同様の食品に使用されている（ただしチューインガム不可）．BHTと併用する場合は，合計量で使用量が規制される．動物実験で発がん性が示されたが，その後安全性には問題ないとされている
	DL-α-トコフェロール	0.15〜2	4.64	3.96	脂溶性ビタミン．D体は天然油脂中に存在する．化学合成品はDL体である．BHTやBHAよりも酸化防止効果は弱いが，酸化防止の目的であれば，使用制限はなく，様々な食品に使用できる
	没食子酸プロピル	0〜1.4	0	0	天然由来成分で，油脂に用いられる．抗酸化作用が強いが，金属が共存すると着色する．また，溶けにくい
	クエン酸イソプロピル	0〜14	—	—	金属封鎖剤．BHTやBHAとの相乗作用が知られている．油脂に使用される
水溶性酸化防止剤	エリソルビン酸 エリソルビン酸ナトリウム	特定せず	0.2	—	アスコルビン酸の立体異性体でイソアスコルビン酸とも呼ばれるが，ビタミンCとしての効果はない．強い抗酸化作用を有し，酸化防止剤の目的に限り使用でき，対象商品や使用量の制限はない．褐変防止の目的で食肉，魚介冷凍品，果物加工品等に広く用いられる
	L-アスコルビン酸 L-アスコルビン酸ナトリウム	特定せず	76.7	—	用途はエリソルビン酸とほぼ同様．ただし，エリソルビン酸よりも抗酸化作用はやや劣る．栄養強化剤，品質改良剤としても使用される．使用基準がない
	EDTAニナトリウム (EDTA・2Na)[*4] EDTAカルシウムニナトリウム (EDTA・CaNa₂)	0〜2.5[*5]	0	0	金属封入剤．EDTA・2Naは体内に吸収されるとカルシウムと結合し，体内のカルシウムを体外へ排泄させる作用がある．そのため，EDTA・2Naは最終食品の完成前にEDTA・CaNa₂に変換しなくてはならない

[*1] JECFAによる安全性評価（mg/kg体重/日）
[*2] 厚生労働省 平成25年および平成29年マーケットバスケット方式による年齢層別食品添加物の一日摂取量調査
[*3] 対ADI比（%）＝一日摂取量（mg/人/日）/一人当たりの一日摂取許容量（mg/人/日）×100，一人当たりの一日摂取許容量＝ADIの上限×58.6（20歳以上の平均体重 kg）
[*4] EDTA：エチレンジアミン四酢酸
[*5] EDTA・CaNa₂として

5 着色料

▶ **食品を着色し，色調を調整する目的で使用される**

　着色料は，食品に好ましい色調を与え，また，食品加工等に伴う変色や退色の補正，加工食品の製造ごとの色調変動を調整する目的に使用される．ただし，着色によって粗悪な原料を使った食品の外観をごまかし，品質を偽る

おそれがないように使用基準が定められている．表示は，物質名に用途名を併記する．

　着色料は，主に**合成着色料**と**天然着色料**に大別される．合成着色料はさらにタール系とその他の色素に分けられる．合成着色料は，微量で着色性がよく，安価で光，熱，酸等に対して安定なものが多い．しかしながら，近年は安全性への懸念から使用量が大幅に減少している．一方，天然着色料は，消費者に受け入れやすいことから近年使用量が増加している．しかし，合成着色料よりも着色性，安定性に劣るものが多く，高価になる傾向がある．合成着色料の一部を**表7-12**に，既存添加物として指定されている天然着色料を**表7-13**に示した．

　タール色素は，古くはコールタールを原料としていたことからタール色素と呼ばれているが，近年は主原料として，石油由来の芳香族炭化水素が用いられている．2022（令和4）年8月時点で，わが国で食品添加物に指定されているものは，赤色7品目，黄色2品目，緑色1品目，青色2品目の計12品目であり，すべて水溶性酸性色素である．8品目については水に不溶なアルミニウムキレートも指定されている．製造時の異物混入の可能性から，製造ロットごとに登録検査機関によって**製品検査**が行われている．使用基準は使用禁止食品を定めているが，使用量の制限はない．タール色素は，これまでに発がん性や毒性等の健康問題が取り上げられている．わが国では，登録されている12品目は毒性がないという見解から使用されているが，国によっては使用不許可のものもある．なかでも赤色104号，赤色105号，赤色106号は日本以外の国ではほとんど使用不許可となっている．このように，タール色素の使用をめぐる現状は国内外で異なっているが，常に最新の知見をもとに見直しがされている．

　その他，天然物を起源とし化学合成されているもの，天然色素に加水分解や置換反応等を行って得られた化合物が合成着色料として用いられている．**β-カロテン**は，緑黄色野菜に含まれる黄色の脂溶性天然色素としてよく知られているが，添加物として使用されているものは化学合成品である．また，β-カロテンの中間代謝物の1つである$β$-アポ-8'-カロテナール，魚類，甲殻類，食用きのこ等に含まれるカンタキサンチンは，化学合成のカロテノイド色素として2014（平成26）年に**国際汎用添加物**＊として指定されている．葉緑素のマグネシウムを銅や鉄に置換し，さらに加水分解し水溶性にした色素等も合成着色料として使用されている（銅クロロフィル，鉄クロロフィリンナトリウム等）．リボフラビン類以外は使用基準が設けられている．

　天然着色料は，既存添加物として**カラメル色素**，**コチニール色素**，アナトー色素等約50品目がある．また，一般飲食添加物にはムラサキキャベツ色素，クロレラ末等約75品目がある．カラメル色素は，糖類，デンプン加水分解物，糖蜜等を熱処理し製造される．また，製造過程で亜硫酸化合物やアンモニウム化合物を添加する等の違いから**カラメルⅠ～Ⅳ**がつくられる．これらは色調や耐塩性，耐酸性，耐アルコール性等に違いがあり，用途によって使い分けられる．コチニール色素は，サボテンに寄生するエンジムシ

＊**国際汎用添加物**
FAO/WHO合同食品添加物専門家会議で一定の範囲内で安全性が確認されており，かつ米国およびEU諸国等で使用が広く認められていて国際的に必要性が高いと考えられる添加物．

D. 主な食品添加物の種類と用途　213

表7-12　合成着色料

品名		ADI[*1]	一日摂取量[*2]	対 ADI 比(%)[*3]	使用基準
タール系素	食用赤色2号[*4]	0〜0.5	0	0	カステラ, きなこ, 魚肉漬物, 鯨肉漬物, こんぶ類, しょうゆ, 食肉, 食肉漬物, スポンジケーキ, 鮮魚介類（鯨肉を含む）, 茶, のり類, マーマレード, 豆類, みそ, めん類（ワンタンを含む）, 野菜, わかめ類には使用してはならない
	食用赤色3号[*4]	0〜0.1	0.001	0.02	
	食用赤色40号[*4]	0〜7	0	0	
	食用赤色102号	0〜4	0.004	0	
	食用赤色104号	—	0	—	
	食用赤色105号	—	0	—	
	食用赤色106号	—	0.002	—	
	食用黄色4号[*4]	0〜10	0.036	0.01	
	食用黄色5号[*4]	0〜4	0.001	0	
	食用緑色3号[*4]	0〜25	—	0	
	食用青色1号[*4]	0〜6	0.001	0	
	食用青色2号[*4]	0〜5	0.0002	0	
β-アポ-8′-カロテナール		0〜5[*5]	0	0	こんぶ類, 食肉, 鮮魚介類（鯨肉を含む）, 茶, のり類, 豆類, 野菜およびわかめ類に使用してはならない
β-カロテン		0〜5[*5]	—	0	
カンタキサンチン		0.025	0.0005	0.03	魚肉ねり製品（かまぼこに限る）0.035 g/kg はんぺん, さつま揚げ, ツナハム, 魚肉ソーセージおよびこれらの類似品は除く
ノビキシンカリウム ノビキシンナトリウム		0〜0.6	0.004	0.01	こんぶ類, 食肉, 鮮魚介類（鯨肉を含む）, 茶, のり類, 豆類, 野菜およびわかめ類に使用してはならない
銅クロロフィル 銅クロロフィリンナトリウム		0〜15	—	—	銅として：こんぶ（無水物）0.15 g/kg, 野菜類または果物類の貯蔵 0.1 g/kg, チューインガム 0.05 g/kg, 魚肉ねり製品（魚肉すり身を除く）0.03 g/kg, 生菓子（菓子パンを除く）0.0064 g/kg, チョコレート 0.001 g/kg, みつ豆缶詰またはみつ豆合成樹脂製容器包装詰中の寒天 0.0004 g/kg 等
鉄クロロフィリンナトリウム		設定せず	—	—	こんぶ類, 食肉, 鮮魚介類（鯨肉を含む）, 茶, のり類, 豆類, 野菜およびわかめ類に使用してはならない
三二酸化鉄		0〜0.5	—	—	バナナの果柄の部分, コンニャクに使用可
二酸化チタン		特定せず	—	—	着色目的以外の使用不可 カステラ, きなこ, 魚肉漬物, 鯨肉漬物, こんぶ類, しょうゆ, 食肉, 食肉漬物, スポンジケーキ, 鮮魚介類（鯨肉を含む）, 茶, のり類, マーマレード, 豆類, みそ, めん類（ワンタンを含む）, 野菜およびわかめ類に使用してはならない

[*1] JECFA による安全性評価（mg/kg体重/日）
[*2] 厚生労働省 令和2年度マーケットバスケット方式による年齢層別食品添加物の一日摂取量調査
[*3] 対 ADI 比（%）＝一日摂取量（mg/人/日）/一人当たりの一日摂取許容量（mg/人/日）×100, 一人当たりの一日摂取許容量＝ADIの上限×58.6（20歳以上の平均体重 kg）
[*4] アルミニウムキレートを含む
[*5] β-カロテン, β-アポ-8′-カロテナール等のカロテノイドの Group ADI

表7-13　既存添加物として登録されている天然着色料

品目	色調	使用基準
アナトー色素	黄〜橙色	こんぶ類, 食肉, 鮮魚介類（鯨肉を含む）, 茶, のり類, 豆類, 野菜およびわかめ類に使用してはならない
ウコン色素	黄色	
カラメル色素（カラメル I, II, III, IV）	褐色	
クチナシ黄色素	黄色	
コチニール色素	橙〜赤紫色	
ブドウ果皮色素	赤〜赤紫色	
ベニコウジ色素	赤色	
ベニバナ黄色素	黄色	

の乾燥体から得られる赤色色素で，古くから飲料，菓子類等に広く使用されている．2012（平成24）年に，コチニール色素を含む飲料と急性アレルギー反応に関する国内の研究情報が消費者庁に提出されたことを受け，消費者庁より「コチニール色素に関する注意喚起」が行われた．しかしながら，現時点で使用量の基準等はとくに定められていない．

6 発色剤

▶ 食品中の不安定な色を長く保持する目的で使用される

発色剤は，食品中の不安定な色素と反応して食品本来の色を長く保つために使用される．それ自体は無色な化合物で，亜硝酸ナトリウム（$NaNO_2$），硝酸ナトリウム（$NaNO_3$），硝酸カリウム（KNO_3）の3品目が指定添加物に登録されている．いずれも使用基準がある（**表7-14**）．使用の際は物質名に用途名を併記する．

古くから肉の塩蔵は保存加工のために行われており，この目的に岩塩を使用すると保存性が向上するだけでなく，肉の色調や風味が向上することが経験的に知られてきた．この効果は，肉中の微生物が岩塩中の硝酸塩を亜硝酸塩に還元することによることがわかり，亜硝酸塩が利用されるようになった．食肉の赤色は，主にミオグロビンと呼ばれる色素タンパク質である．ミオグロビンは酸化されやすい不安定なタンパク質で，酸化されると暗褐色の**メトミオグロビン**に変わる．亜硝酸ナトリウムを添加することにより，一酸化窒素が発生し，この一酸化窒素がミオグロビンと反応して安定した赤色の**ニトロソミオグロビン**を生成する．加熱することで，安定な鮮赤色のニトロソミオヘモクロモーゲンとなる（**図7-13の1)**）．この一連の反応により，ハムやソーセージの鮮赤色が保たれている．硝酸塩も食品中で微生物によって還元され，亜硝酸塩となり，同様の効果を発揮する．なお，亜硝酸塩は，グラム陰性菌やボツリヌス菌等の嫌気性細菌に対する増殖抑制作用も認められている．そのため，海外では食肉加工による食中毒防止のために重要視されているが，わが国の使用基準では発色剤としての用途のみで，抗菌作用は期待できない．

表7-14 発色剤

品名	ADI[*1]	使用基準[*2]
亜硝酸ナトリウム	0〜0.07[*3]	食肉製品，鯨肉ベーコン 0.07 g/kg 魚肉ソーセージ，魚肉ハム 0.05 g/kg いくら，すじこ，たらこ 0.005 g/kg
硝酸ナトリウム 硝酸カリウム	0〜3.7[*4]	食肉製品，鯨肉ベーコン 0.07 kg 未満

[*1] JECFA による安全性評価（mg/kg 体重 / 日）
[*2] 亜硝酸根としての残存量
[*3] 亜硝酸イオンとして
[*4] 硝酸イオンとして

1) 発色剤添加による畜肉製品の色素変化

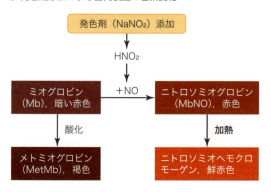

2) N-ニトロソ化合物の生成反応

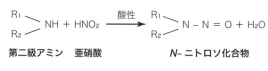

図7-13 亜硝酸塩の化学反応

　亜硝酸塩は，酸性条件で第二級アミノ酸類と反応し，発がん性の**N-ニトロソ化合物**を生成する（**図7-13の2）**）．食肉，鯨肉より魚肉や魚卵は第二級アミン含量が高いため，亜硝酸塩の残存量が低く設定されている．また，野菜等には比較的多量の硝酸塩が存在し，一部は還元されて亜硝酸が生成する．すなわち，体内における亜硝酸塩は，食品添加物由来に限らず，野菜由来のものも存在する．そのため，私たちが1日に摂取している亜硝酸塩のうち，食品添加物に由来する割合はわずかである．かつては，発がん性等の面から加工肉等における使用の是非が問題となっていたが，その後の研究から，食品添加物として使用される量では安全性に問題はないとされている．

　このほか，指定添加物である硫酸第一鉄，グルコン酸第一鉄が野菜の褪色防止に，ニコチン酸類が食肉加工の赤色を保持するために**色調調整剤**として使用されている．

7 漂白剤

▶ 食品中の好ましくない色素成分を漂白する目的で使用される

　漂白剤は，食品原材料の色素や褐変物質等を漂白し，嗜好性を高める目的で使用される．酸化作用によるものと還元作用によるものがある．酸化漂白剤は亜塩素酸ナトリウム（$NaClO_2$），次亜塩素酸ナトリウム（$NaClO$），過酸化水素（H_2O_2）が，還元漂白剤には亜硫酸ナトリウム（Na_2SO_3），次亜硫酸ナトリウム（$Na_2S_2O_4$），二酸化硫黄（SO_2）等が挙げられる．いずれも指定添加物である．すべての化合物で使用基準が設定されており，最終食品に

残存してはならない，もしくは残存許容量が規定されている．また，ごま，豆腐および野菜への使用は，品質や鮮度の判断を消費者に誤らせるおそれがあることから使用が禁止されている．表示は，物質名に用途名を併記する．

8 甘味料

▶ **食品に甘味や風味を与える目的で使用される**

甘味料は，ヒトの嗜好を満たすうえで重要な役割を果たしている．甘味料は糖質系と非糖質系に分けられる．糖質系甘味料である砂糖（ショ糖）は，好ましい甘味を有するが，摂取エネルギーの増加やう歯の原因となる．そこで，ショ糖よりも甘味度が高く，エネルギーが低く，さらにう歯の原因にならない非糖質系の甘味料が広く利用されている．現在，指定添加物として11品目が登録されており，そのうち合成甘味料が8品目，天然物由来の甘味料3品目である．また，既存添加物としてカンゾウ抽出物，D-ソルビトール，ステビア抽出物等12品目が，一般飲食物添加物としてアマチャ抽出物，カンゾウ末の2品目が使用されている．代表的な甘味料を**図7-14**および**表7-15**に示した．指定添加物の一部に使用基準がある．ただし，特別用途表示の許可または承認を受けた場合はこの限りではない．表示は用途名併記で行う．

サッカリンは，古くから使用されている合成甘味料であるが，過去に動物実験において膀胱がんとの関係が指定され一時使用が禁止された．しかし，その後の研究でヒトにおける発がんリスクは低いと判断され，現在も使用されている．合成甘味料の現在の主流は，**アスパルテーム**，**アセスルファムカリウム**，**スクラロース**である．アスパルテームは，L-アスパラギン酸とL-フェニルアラニンにより合成された甘味料であり，L-フェニルアラニンの代謝異常をきたすフェニルケトン尿症の患者が多量に摂取することを防ぐため，L-フェニルアラニン化合物を含む旨の表示が必要である．一方で，アスパルテームより合成されるネオテームおよびアドバンテームについては，いずれもヒトではL-フェニルアラニン以外の化合物となって排泄される．また，これらの物質がすべてL-フェニルアラニン化合物に変換すると想定した場合でも，フェニルケトン尿症患者の摂取目安量を下回ることから，ネオテームやアドバンテームはフェニルケトン尿症にも安全とされる．

9 調味料

▶ **食品に旨味を与え，味を整える目的で使用される**

一般的に使用されているみそ，しょうゆ，塩等の調味料は，すべて食品扱いになっているが，調味料のなかでも化学的に合成されたもの，抽出されたものは食品添加物として扱われる．指定添加物57品目，既存添加物17品目

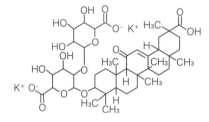

図7-14 主な甘味料の化学構造式

が許可されている．化学的にはアミノ酸系，核酸系，有機酸系，無機塩類に分類される．食品に表示する際は，「調味料」という一括名でよいが，4つの分類のうちいずれであるかを併記する必要がある〔例：調味料（アミノ酸）〕．一部の調味料には，使用基準がある．

　調味料は，わが国で最も使用量の多い添加物で，とくにL-グルタミン酸ナトリウムは大量に使用されている．L-グルタミン酸ナトリウムの大量摂取は偏頭痛の原因になることが示唆されており，以前は，いわゆる「中華料理店症候群」が起こる原因物質とされていた．しかしながら，その後の疫学研究等により，通常の使用量では問題ないとされ，うま味調味料としてのL-グルタミン酸ナトリウム使用による中華料理店症候群の発症は否定されている．

7. 食品添加物

表7-15 甘味料

	品名	甘味度[*1]	ADI[*2]	一日摂取量[*3]	対ADI比 (%)[*4]	特徴
合成甘味料	アドバンテーム	約20,000	5	0	0	アミノ酸系甘味料アスパルテームからつくられる. 2014年に指定. 合成甘味料のなかで最も甘味が強い
	アスパルテーム	約100〜200	0〜40	0.055	0	L-アスパラギン酸とL-フェニルアラニンが結合したジペプチドの化合物. 1965年に米国で開発され, 世界各国で使用されている. 加熱すると分解して甘味が減少する
	アセスルファムカリウム	約200	0〜15	1.779	0.2	耐熱性や耐酸性に優れ, 各種食品に幅広く使用されている. 他の甘味料との併用により甘味の強化や向上が得られる. 使用基準あり
	サッカリン サッカリンカルシウム サッカリンナトリウム	約200〜700	3.8	0.144	0.06	1879年に米国で開発されて以来, 世界中で使用されている. サッカリンは水に難溶性であるが, ナトリウム塩は水溶性で様々な食品に利用される. わずかに苦味をもつが, 長く口内に甘味を残す. 酸性で不安定で, とくに加熱すると甘味を失う. サッカリンナトリウムの残存量として使用基準あり
	スクラロース	約600	0〜15	0.752	0.09	フルクトースの一部を塩素に置換した化合物. ショ糖に似た甘味をもち, 熱や酸に安定で, 幅広い食品に活用されている. 使用基準あり. 医薬品添加物規格にも収載されており, 薬の苦味を抑え, 飲みやすくする目的にも使用されている
	ネオテーム	約7,000〜13,000	1	0.0002	0	アスパルテームをN-アルキル化することにより得られたジペプチドメチルエステル誘導体の甘味料. 2007年に指定. 甘味料としてだけでなく, 風味増強剤としても使用されるが, 風味に用いられる際は甘味を発現しない低濃度である
天然由来の甘味料	グリチルリチン酸二ナトリウム	約200〜700	推定せず	0.401	—	マメ科植物甘草の根から抽出され精製された配糖体. 既存添加物であるカンゾウ抽出物等は種々の食品に使用できるが, グリチルリチン酸二ナトリウムは, 使用基準があり, しょうゆとみそのみ使用可
	D-ソルビトール	約0.54	推定せず	—	—	グルコースを還元してつくられる糖アルコール. 天然にも植物中に広く分布する. 溶解時に吸熱性があるため, 口腔内で清涼感がある. 保湿性, 安定性にも優れ, 使用量が非常に多い
	キシリトール	約1.08	推定せず	—	—	樹木等から抽出したキシランを加水分解して得られたキシロースを原料として生産される糖アルコール. 天然にも存在する. 溶解時に吸熱性があるため, 口腔内で清涼感がある. 加熱に対して安定. ショ糖と同じくらいの甘味であるが, エネルギー量は若干低い
	ステビア抽出物	約300	0〜4	0.579	0.25	南米原産のキク科ステビアを原料として製造される. 精製されたものがステビオサイドまたはレバウディオサイド等の配糖体. 国内では使用制限はないが, 欧米を始め, 海外では使用許可が必要

[*1] ショ糖を1としたときの甘味度
[*2] JECFAによる安全性評価（mg/kg体重/日）
[*3] 厚生労働省 令和元年度マーケットバスケット方式による年齢層別食品添加物の一日摂取量調査
[*4] 対ADI比（%）＝一日摂取量（mg/人/日）／一人当たりの一日摂取許容量（mg/人/日）×100, 一人当たりの一日摂取許容量＝ADIの上限×58.6（20歳以上の平均体重 kg）

D. 主な食品添加物の種類と用途　**219**

⑩ 香　料

▶ **食品に香りを与える目的で使用される**

　食品の香りは，食欲をそそるために重要な役割を果たし，香料は香りの付与・増強のために使用される．香気特性をもつ化合物は非常に多く，指定添加物として約160品目登録されており，そのうち総称（エステル類，イソチオシアネート類等）で登録されているものを考慮すると数千もの化合物が該当する．天然香料としても，約600品目の使用が認められている．天然香料は，香料そのものではなく原料が天然香料基原物質リストとして例示されている．単一の香料で，ある食品の特徴香を表現することは困難であり，複数種の香料を混合することによって目的の食品の香気特性を再現している．着香以外の使用が禁止されているが，対象食品や使用量の制限はない．表示は一括名で行う．

⑪ 栄養強化剤

▶ **アミノ酸，ビタミン，ミネラルの3種の栄養成分を強化する**

　製造や貯蔵の過程で失われた栄養成分の補塡や，本来その食品に備わっていない栄養を添加する際に使用される．栄養強化に用いられるアミノ酸は必須アミノ酸の9種類で，そのうち，L-ロイシン以外は指定添加物に登録されている（一部，塩酸塩として登録）．L-ロイシン，L-リシン，L-ヒスチジンは既存添加物として登録されている．ビタミン類は，指定添加物として脂溶性ビタミン（A，D，E誘導体）および水溶性ビタミン（B_1，B_2，B_6，葉酸，ナイアシン，ビオチン，パントテン酸および誘導体）が指定されている．メナキノン（ビタミンK），シアノコバラミン（ビタミンB_{12}），トコフェロール類（ビタミンE）は，既存添加物として登録されている．また，多量ミネラルであるカルシウム塩類，マグネシウム塩類，微量ミネラルである鉄塩類，銅塩類，亜鉛塩類がミネラル強化に使用され，一部に使用基準が定められている．

　栄養強化のための添加物は基本的には表示が免除されているが，特別用途食品，機能性表示食品および食品表示基準別表第四に示される食品は免除対処に該当しない．

　食品添加物の国際的な評価機関であるFAO/WHO合同食品添加物専門委員会（JECFA）では，栄養強化剤を食品添加物として扱っていない．

⑫ その他の食品添加物

　その他，増粘剤，乳化剤等食品の品質向上や製造・加工に必要な食品添加物が存在する．その一部を**表7-16**に示した．

表7-16 その他の食品添加物

種類	目的	食品添加物例
増粘剤 （安定剤・ゲル化剤・糊剤）	食品に滑らかさや粘性を与え，分離を防止する	ペクチン，メチルセルロース等
乳化剤	水と油を均一に混ぜ合わせる	レシチン，グリセリン脂肪酸エステル等
製造用剤	製造工程で，脱水，中和，濾過等に使用される	アセトン，塩化アンモニウム等
pH 調整剤	食品の pH を調節し，品質を高める	クエン酸，乳酸カリウム等
イーストフード	パンのイースト発酵をよくする	酸化カルシウム，炭酸アンモニウム等
ガムベース	チューインガムの基材となる	エステルガム，グウリセリン脂肪酸エステル等
かんすい	中華麺の食感，風味を出す	炭酸ナトリウム，ポリリン酸ナトリウム等
豆腐用凝固剤	豆腐をつくるときに豆乳を固める	塩化マグネシウム，グルコノデルタラクトン等
酵素	食品の製造や加工の過程で触媒作用の目的で使用する	アミラーゼ，カタラーゼ等
光沢剤	食品の表面に光沢を与える	サトウキビロウ，ミツロウ等
苦味料	食品に苦味を与える	テオブロミン，カフェイン等

　近年の加工食品の低塩分，低糖化が進むことによる保存性の低下や，食品ロス削減等の観点から，消費・賞味期限を少しでも伸ばすための**日持向上剤**の重要性が高まっている．日持向上剤は，短期間の腐敗・変敗を抑えるための添加物であり，保存料ほどの効果はない．日持向上剤という用途名は，食品添加物名簿には存在せず，原材料表示には「pH調整剤」「調味料」等のように記載される場合もあれば，物質名が記載されていることもある．主に，酢酸ナトリウム，グリシン，リゾチームが使用されている．卵由来のリゾチームはアレルゲンのため，添加した際は，特定原材料等がわかるように表示する必要がある．

練習問題

  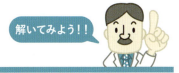

以下の問題について，正しいものには○，誤っているものには×をつけなさい．

Q1 食品の製造過程で使用される食品添加物が，最終的に食品に残っていない場合，その添加物は規制の対象とならない．

Q2 指定を受けた食品添加物は，人に対する影響が追跡調査される．

Q3 食品添加物の指定には，安全性試験として，急性毒性試験のデータが必要である．

Q4 発がん物質のスクリーニングのための遺伝毒性試験として変異原性を調べるエイムス試験がある．

Q5 最大無毒性量（NOAEL）とは，反復投与毒性試験等において，どのような有害な影響も認められなかった用量のうち，最も大きい用量のことである．

Q6 一日摂取許容量（ADI）は，NOAEL に通常 100 を乗じて求め，ヒトの体重 1 kg 当たりの一日摂取量（重量，mg）として表示される．

Q7 使用基準の設定においては，食品添加物の実際の一日摂取量が，その食品添加物の ADI を超えない範囲内で使用基準が定められる．

Q8 天然添加物は指定添加物に含まれない．

Q9 エリソルビン酸は，微生物の増殖を抑制して腐敗や変質を防止する目的で使用される．

Q10 エリソルビン酸は脂溶性の酸化防止剤である．

Q11 タール色素は，鮮魚介類の着色への使用は禁止されている．

Q12 ミオグロビンは，発色剤添加によりメトミオグロビンを生成する．

Q13 アスパルテームは分子内にフェニルアラニンを含んでいる．

Q14 栄養強化のための添加物は，一部の食品を除いて表示が免除されている．

Q15 イマザリルは，外国ではポストハーベスト農薬として取り扱われている．

Q16 次亜塩素酸ナトリウムは野菜の消毒に使用が認められている．

Q17 DL-α-トコフェロールは，栄養強化の目的で使用される．

Q18 亜硫酸塩類は，食肉の発色剤として指定されている．

Q19 タール色素には，対象食品と使用量の制限が定められている．

Q20 着色料は一括名での表示が許されている．

Q21 サッカリンは動物実験において膀胱がんが発生したため，指定を解除された．

Q22 アスパルテームはショ糖の約 200 倍の甘味をもつジペプチドで，使用基準はない．

8 食品衛生管理

A HACCPに沿った衛生管理

1 食品安全の確保

▶ 一般的衛生管理プログラム(PRPs)とHACCPに沿った衛生管理が前提となる

　食品衛生管理のゴールは食品安全を確保すること，すなわち安全な食品を消費者に提供することである．食品安全は，品質の良好な原材料を清潔で衛生的な環境で取り扱い，取り扱う過程で危害を排除，増幅，発生させないようにすることで確保できる．

　HACCPは食品取扱現場における食品衛生の管理方法の1つであるが，これだけでは安全な食品は提供できない．HACCPと同時に，**一般的衛生管理プログラム**（Prerequisite Programs, **PRPs**）を適切に運用することが求められる．PRPsは施設設備，機械器具，従事者，使用水等の食品を取り巻く環境が衛生的に管理，維持，保守，点検されていること，従事者が教育訓練され，衛生的に食品を取り扱えること等を要求するもので，食品を取り扱う環境なら必須，不可欠とされる管理項目で構成されている（表8-1）．

● HACCP

　食品事業は製品や献立が多種多様で，そのため工程も管理手段や管理方法も複雑で，使用する機器や器材が変更されたり従事者が頻繁に入れ替わることも珍しくない．したがって食品衛生の管理事項のうち，ヒトとモノ（施設設備，機械器具）を管理するPRPsが重要で，HACCPとPRPsと従事者の教育訓練を包括的に行う衛生管理システムを構築することが重要である（図8-1）．

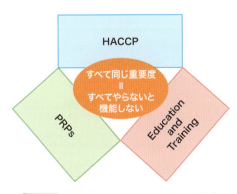

図8-1 包括的衛生管理システムの構築

224　8. 食品衛生管理

表8-1 一般的衛生管理プログラム（Prerequisite Programs, PRPs）

1. 施設・設備の衛生管理	1）構造	作業が安全に効率的に行える広さがあり，汚染区域と非汚染区域に区別されており，隔壁等で不衛生な場所から完全に区分されていること．また，トイレ，休憩室及び更衣室は食品を取り扱う場所と区分されていること
	2）採光，換気，天井，床，排水	明るさは作業台面で 350 ルクス以上，その他の場所で 150 ルクス以上あり，十分な換気が行われ，高温多湿が避けられていること．天井は結露しにくく清掃しやすい構造で，床は耐水性と堅牢製を備えた素材が使用されていること
	3）手洗い，洗浄設備，製造用設備	入口と各作業区域ごとに手洗い設備があり，履き物の洗浄および殺菌設備が設置されていること．また，製造用設備は用途別に相互汚染しないように設置されていること
2. 施設・設備，機械・器具の保守管理	1）整理・整頓	作業に不必要な物品が置かれていないこと
	2）清掃・洗浄	施設・設備，機械が適切に清掃，洗浄，殺菌されていること
	3）手洗い設備・トイレ	手洗い設備（洗浄剤，ペーパータオル，殺菌液）が適切に整備され，トイレには，専用の手洗い設備，専用の履き物が備えられていること
	4）機械・器具・容器等	機器は使用後洗浄，殺菌，乾燥されていること．器具，容器は用途別及び食品別に用意し，混同しないように使用され，衛生的に保管されていること
3. そ族・昆虫の防除		ネズミや衛生昆虫の発生があれば駆除しその記録を保存すること
4. 使用水の衛生管理		使用水の色，濁り，におい，異物，遊離残留塩素濃度が毎日検査され，記録されていること．貯水槽も定期的に清掃，水質検査され，その記録が保管されていること
5. 排水および廃棄物の衛生管理		床や排水溝は水が滞留しない構造になっていること．廃棄物は作業場内に放置せず，適宜集積場に運搬し，集積場も清潔に管理すること
6. 従事者の衛生管理		定期的に健康診断，検便が実施されていること．下痢，手指に化膿創を持つ者は直接業務に携わらないこと．清潔なユニフォームを着用し，専用の履物を使用すること．手洗いが適切なタイミングでマニュアル通りに実施されていること
7. 従事者の衛生教育		従事者の経験やレベルに沿った教育訓練プログラムが計画，実施されていること．知識や技術教育のほか，使命教育（心構えや責任感）も実施されていること．健康管理，身だしなみ，規則遵守など自主管理事項の徹底を図る教育が行われていること
8. 食品等の衛生的取り扱い	1）原材料の取り扱い	受入検査（品質，鮮度，品温，異物混入）が適正に行われ，その記録があること．原材料は種類ごとに専用の保管場所に適切な温度で保管されており，先入れ，先出しを適切に行っていること
	2）製造，製品	製造基準のある食品は，基準を遵守して製造されていること．加熱工程のある食品は，温度，時間等の管理基準を定め，管理記録されていること．製品は出荷まで適切に温度管理が行われ，時刻及び温度が記録されていること．配送過程のある製品は，適切な温度管理が行われ，時刻及び温度が記録されていること
9. 製品の回収プログラム		不良食品発生時の製品回収や原因追究等を行うための，出荷・在庫管理が行われており，回収及び再発防止体制が整備されていること．保存サンプルがロット毎に採取され，品質保持期間まで保有されていること．履歴を遡ることができる帳票類が整備され，トレースバックが可能であること
10. 試験・検査に用いる設備等の保守管理		原材料，製品，及び保存サンプルについて，自主検査を実施すること．金属検出器等の感度は適切に設定され，テストピースによる検証結果が記録されていること

② HACCPとは

▶ 食品の安全性，健全性および品質を確保する計画的，予防的な管理方式である

　HACCPは「エイチ・エー・シー・シー・ピー」「ハサップ」「ハセップ」

等の読み方がある．Hazard Analysis Critical Control Point の略語で危害分析・重要管理点と訳される．しかし，この訳語ではその概念が伝わりにくく，Hazard を「危害要因」，Critical を「必須」に置き換え，監視（モニタリング）方式（システム）を付け加えて「危害要因分析・必須管理点・監視方式」とすればその外観が見えてくる．

HACCP は，食品の生産，製造，加工，調理，流通，消費に至るフードチェーンの各段階で発生する危害要因を分析し，危害を防除するための監視を行うことにより，食品の安全性，健全性および品質を確保する計画的，予防的な管理方式（マネジメントシステム）である．

すなわち，HACCP は危害の発生を予防するためのツールで，①どのような危害があるかを分析（HA）し，②危害をなくしたり，減らしたりすることができるポイントを決め（CCP），③徹底的にそのポイントを管理し，④管理したことを記録に残すことも怠らないようにして，⑤その危害による事故や事件が発生しないようにするシステムである．

3 危害要因とは

▶ 微生物，寄生虫，プリオン，毒素，合成化学物質，アレルゲン物質，異物等がある

危害要因とは「健康に悪影響を引き起こす可能性をもった，生物的，化学的，物理的な作用を引き起こす食品のなかのもの（Codex2013）」で，微生物（細菌，真菌，ウイルス），寄生虫，プリオン，毒素（微生物，動物，植物由来），合成化学物質，アレルゲン物質，異物等がある．

HACCP の基本は HA（危害要因分析）である．危害要因を認知してそれを排除，減少させられなければヒトの健康や生命が脅かされる．HA は経験や勘で行うものではなく，科学的な知見やデータに基づいて認知，判断しなければならない．このとき，現場の実態（施設設備，機械器具，工程，従事者等食品を取り巻くもの，状況すべて）を把握すること，微生物，アレルゲン，化学物質等の知識も必須となる．どの工程でどのような危害要因が存在するか，発生するか，残存するか，増幅するか，追加されるかを予測し，その危害要因により健康被害が起きる可能性と重篤度（すなわちリスク）の見積もりをする力量が求められる．

4 HACCP に沿った衛生管理の制度化

▶ 2018年に食品衛生法が改正され，HACCP が制度化されることになった

2018年6月13日，食品衛生法が一部改正，公布され原則としてすべての食品等事業者に，一般衛生管理に加え HACCP に沿った衛生管理の実施が制度化され，2020年6月1日に施行，2021年6月1日以降は，原則すべての食品等事業者は HACCP と PRPs に沿った衛生管理が義務付けられた．

食品等事業者の規模や業種等によりHACCPは2つの区分に分けられており，①大規模事業者，と畜場，食鳥処理場に対してコーデックス委員会のHACCP7原則に基づき，食品等事業者自らが，使用する原材料や製造方法等に応じ計画を作成し管理を行う方式「**HACCPに基づく衛生管理**」が求められる．一方，②小規模な営業者〔店舗での小売販売のみを目的とした製造・加工・調理事業者，食品を調理する営業者（弁当，惣菜，パン製造，飲食店，喫茶店等），包装食品のみを貯蔵運搬・販売する営業者，食品等の取り扱いに従事する者の数が50人未満の製造・加工・貯蔵・販売する営業者〕に対しては各業界団体が作成する手引書を参考に，簡略化されたアプローチによる衛生管理を行う「**HACCPの考え方を取り入れた衛生管理**」が求められる．

学校や病院等の営業でない集団給食施設もHACCPに沿った衛生管理を実施する必要がある．ただし，1日の提供食数が20食程度未満の場合は対象外となる．また，農業・林業や水産業における採集業等，対象外の食品事業者もある．

「**HACCPに基づく衛生管理**」を行う事業者は，①「一般的な衛生管理」及び「HACCPに沿った衛生管理」に関する基準に基づき衛生管理計画を作成し，従業員に周知徹底を図る，②必要に応じて，清掃・洗浄・消毒や食品の取扱い等について具体的な方法を定めた手順書を作成する，③衛生管理の実施状況を記録し，保存する，④衛生管理計画および手順書の効果を定期的に検証し，必要に応じて内容を見直す，等の管理運営を行う．

「**HACCPの考え方を取り入れた衛生管理**」を行う小規模な営業者は，①**手引書***の解説を読み自分の業種・業態では何が危害要因となるかを理解し，②手引書のひな形を利用して衛生管理計画と手順書を準備し，③その内容を従業員に周知し，④手引書の記録様式を利用して衛生管理の実施状況を記録し，⑤手引書で推奨された期間，記録を保存し，⑥記録等を定期的に振り返り衛生管理計画や手順書の内容を見直す，等の管理運営を行う．

＊**手引書**
食品等事業者団体が作成した業種別手引書はweb上で公開されており，2024年2月27日現在114の手引書が公表されている．

⑤ HACCPによる衛生管理の基本構造

図8-2にHACCPによる衛生管理の基本構造を示した．

⑥ HACCP 7原則と12手順

▶ 手順1～5は危害分析の準備作業であり，手順6以降はHACCP 7原則といわれる

HACCPによる衛生管理を準備，計画するには12の手順に従って行う（**図8-3**）．HACCP 12手順のうち手順1～5は，危害分析〔手順6（原則1）〕を実施するための準備作業であり，HACCP実施計画作成の基本となる作業である．なお，この12手順を実施すると同時に，一般的衛生管理プログラム

A. HACCPに沿った衛生管理

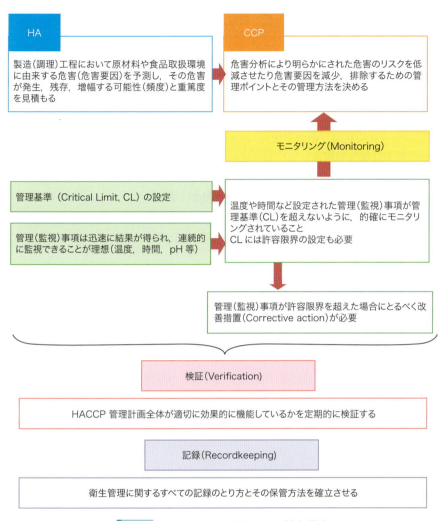

図8-2 HACCPによる衛生管理の基本構造

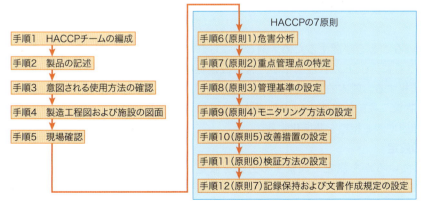

図8-3 HACCPシステムの衛生管理過程

（PRPs）の状況を確認し，改善活動を行うこと，従事者の教育訓練の実施も重要である．

手順1：HACCPチームの編成

HACCPシステムを実施するために，専門的な知識や技術をもったメンバーを編成する．

手順2：製品の記述

製品の名称や原材料，添加物，賞味期限（消費期限），包装形態，使用者（喫食者），その他，製品の特性や仕様等を明確にして記述する．

手順3：意図される使用方法の確認

対象となる使用者（喫食者）が，製品をどのように利用するかを明確にする．

手順4：製造工程図および施設の図面

原材料の受け入れから製品出荷に至る製造工程の一覧や施設の図面，作業手順書等を作成する．

手順5：現場確認

手順4に示された内容が，一致しているかを現場で確認する．

手順6：危害分析

危害の原因となる要因を明らかにしたうえで，それらの発生の防止方法を明らかにする．具体的には，食品の原材料から製品出荷に至る工程で，発生するおそれのある危害を明らかにし，その発生の可能性について解析し，危害の発生要因や発生の防止方法等を明らかにする．危害の重大性や発生頻度を検討，予測する．発生の防止方法には，製造工程での衛生管理と一般的な衛生管理による措置がある．

手順7：重点管理点の特定

危害分析で明らかとなった危害を防止するために管理すべき重要点を，重要管理点（CCP）として定める．加熱処理の温度や時間，pH，水分活性，保存温度，賞味期限，使用水の水質，食品の構成成分，従業員の衛生状態（手指の衛生徹底，検便），再加熱条件等の危害分析の結果から，重要管理点は必要不可欠なものにしぼり込むほうが管理を徹底しやすい．

なお，コーデックス委員会の「HACCPシステムおよび適応のガイドライン」ではCCP決定の判断基準が公表されている．

手順8：管理基準の設定

CCPが適正に管理されていることを確認するため，適合しなければならない管理基準を設定する．さらに，CCPの管理基準が，常に設定範囲内におさまっているかどうかを監視する．基本的には加熱温度，加熱時間，湿度，pH，水分活性，色調，微生物数，殺菌効果等のCCP管理基準を，計測機器等を用いて頻繁に測定し，確認できる指標を基準化する．

手順9：モニタリング方法の設定

CCPの管理基準が守られているかを測定・観察する方法を設定する．CCPが適正に機能し，基準を逸脱した場合，速やかに確認できるものにする必要がある．モニタリングを連続的に行うこと，その実施者を特定すること，実施状況を記録することが求められる．

手順10：改善措置の設定

CCPにおいてモニタリングの値が基準を逸脱していた場合，管理基準を逸脱した製品の排除を行い，管理状態を速やかに正常に戻さなければならない．このため，管理状態を迅速かつ的確に正常に戻すための改善措置を設定する．また，基準を逸脱した製品の適切な処分，安全性を確保するための改善措置を実施する者を定める．また実施方法を記録することが必要である．

手順11：検証方法の設定

HACCPシステムが適切に実施されているかを確認および評価するための検証方法を設定する．たとえば，製品等の品質管理検査，記録の点検，クレームに対する原因等の解析，測定機器等の校正，HACCPシステムの実施方法の定期的な検証等を確立しておく必要がある．

手順12：記録保持および文書作成規定の設定

食品衛生管理計画に関わる記録を正確に作成し，記録に関する文書保管システムを確立する．記録すべき事項は，CCPにおけるモニタリング，改善措置内容，一般的な衛生管理および検証内容等，関係するものすべてである．この記録は，HACCPシステムの実施運用が適切であることの検証に活用できるだけでなく，食品衛生監視員等による監査の際等に有効な情報となる．

Ⓑ HACCPに基づく衛生管理の例

1 一般的な衛生管理に関する基準

▶ **一般的な衛生管理の基準はHACCPを効果的に機能させるうえで必要**

食品事業者は食品衛生法第50条の2第2項の規定に基づき，「一般的な衛生管理に関すること」および「食品衛生上の危害の発生を防止するために特に重要な工程を管理するための取組に関すること」の基準に従い，公衆衛生上必要な措置を定め，これを遵守しなければならない．

食品衛生法施行規則別表第17（第66条の2第1項関係）に一般的な衛生管理に関する14の基準が示されている．

①**食品衛生責任者等の選任**：食品衛生責任者の指定と責務等に関すること

②**施設の衛生管理**：施設の清掃，消毒，清潔保持等に関すること

③**設備等の衛生管理**：機械器具の洗浄・消毒・整備・清潔保持等に関すること

④**使用水等の管理**：水道水または飲用適の水の使用，年1回以上の水質検査，貯水槽の清掃，殺菌装置・浄水装置の整備等に関すること

⑤**ねずみ及び昆虫対策**：年2回以上のねずみ・昆虫の駆除作業，または，定期的な生息調査等に基づく防除措置に関すること

⑥**廃棄物及び排水の取扱い**：廃棄物の保管・廃棄，廃棄物・排水の処理等に関すること

⑦**食品又は添加物を取り扱う者の衛生管理**：従事者の健康状態の把握，従事者が下痢・腹痛等の症状を示した場合の判断（病院の受診，食品を取り扱う作業の中止），従事者の服装・手洗い等に関すること

⑧**検食の実施**：弁当・仕出し等大量調理施設での検食の実施に関すること

⑨**情報の提供**：製品に関する消費者への情報提供，健康被害または健康被害につながるおそれが否定できない情報の保健所等への提供等に関すること

⑩**回収・廃棄**：製品回収の必要が生じた際の責任体制，消費者への注意喚起，回収の実施方法，保健所等への報告，回収製品の取扱い等に関すること

⑪**運搬**：車両・コンテナ等の清掃・消毒，運搬中の温度・湿度・時間の管理等に関すること

⑫**販売**：適切な仕入れ量，販売中の製品の温度管理に関すること

⑬**教育訓練**：従事者の教育訓練，教育訓練の効果の検証等に関すること

⑭**その他**：仕入元・販売先等の記録の作成・保存，製品の自主検査の記録の保存に関すること

② HACCPに基づく衛生管理の構築

> ▶ **厚生労働省は，手引書等により中小企業へのHACCPの導入を進めている**

厚生労働省は「食品製造におけるHACCP入門のための手引書」を11種類（乳・乳製品編，食肉製品編，清涼飲料水編，水産加工品編，容器包装詰加圧加熱殺菌食品編，大量調理施設編，漬物編，生菓子編，焼菓子編，豆腐編，麺類編）web上で公開している．これは，中小規模の食品製造事業者がHACCPに取り組むきっかけとなるように作成されたものである．

さらに，食品事業者団体が作成した業種別手引書が6種web上で公開されている．これらの手引書は事業者がHACCPに基づく衛生管理に取り組む際の負担軽減を図るために作成されたものである．

また，厚生労働省は「食品製造業におけるHACCPによる衛生管理普及のためのHACCPモデル例」も作成，HACCP導入にあたっての手順（原則）を示している．モデル例には，乳・乳製品，食肉製品，清涼飲料水，水産加工品，容器包装詰加圧加熱殺菌食品，焼菓子，めん類，発酵食品，ドレッシング類の9種類，計23アイテムのモデル例がある（2024年8月現在）．

モデル例にも示されているHACCP導入，構築の手順を以下に示す．

a HACCPチームの編成（手順1）

HACCP導入の第一歩であり，HACCPチームのメンバーは業務に精通した人が各部署から選出されることが理想である．HACCPに関する専門知識を持った外部の人材をメンバーに加えることもある．チームリーダーの役割は重要でコミュニケーション能力が高く，意見をまとめ，決断し，組織の責任者に報告，進言する資質が求められる．

B. HACCP に基づく衛生管理の例　　231

製品名：牛乳（紙容器（ゲーブルトップ））　　　　　　　　　　　　　　○○牛乳株式会社

記載事項	内　　容
製品の名称及び種類	合成樹脂加工紙容器入り牛乳 種類：牛乳
原材料に関する事項	生乳 100%
使用基準のある添加物と使用基準	なし
アレルギー表示	乳
容器包装の材質及び形態	【形態】ゲーブルトップ 1000 ml 【材質】ポリエチレン / 紙 / ポリエチレン
製品の特性	【加熱条件】130℃2 秒（UHT 殺菌） 【紙容器成形充填】ESL 仕様
製品の規格	【製品規格】 （自社基準）無脂乳固形分：8.3% 以上，乳脂肪分：3.5% 以上，比重（15℃において）：1.028 以上，酸度（乳酸として）：0.14% 以下 （乳等省令）無脂乳固形分：8.0% 以上，乳脂肪分：3.0% 以上，比重（15℃において）：1.028 以上，酸度（乳酸として）：0.18% 以下 【細菌規格】 （自社基準）大腸菌群：陰性，一般細菌数：30 以下 /ml （乳等省令）大腸菌群：陰性，一般細菌数：5 万以下 /ml
保存方法 消費期限又は賞味期限	【賞味期限】冷蔵（10℃以下）で製造日を含む 14 日間 【保存方法】要冷蔵（1℃〜10℃）
喫食又は利用の方法	①そのまま飲用 ②温めて飲用 ③料理用
喫食の対象消費者	幼児から老齢者まで幅広く飲用される

図8-4 製品説明書（記載例）

〔厚生労働省：食品製造業における HACCP による衛生管理普及のための HACCP モデル例【乳・乳製品】，牛乳（http://www.mhlw.go.jp/file/06-Seisakujouhou-11130500-Shokuhinanzenbu/0000126914.pdf）（最終アクセス 2024 年 9 月 11 日）より引用〕

b 製品情報および用途対象者の確認と共有（手順2・3）

食品工場で製造される製品の情報を整理し，確認，共有する．このとき「**製品説明書**」（図8-4）と呼ばれる文書に，製品の名称・種類，原材料，添加物およびその使用基準，アレルギー表示，容器包装の材質・形態，製品の特性（加熱条件や容器包装の仕様等），製品の品質規格（法令基準，自社基準），製品の微生物規格（法令基準，自社基準），保存方法，消費期限（賞味期限），喫食方法，喫食対象者等を記述する．

c 製造工程図の作成と現場確認（手順4・5）

「**製造工程図**」（図8-5）は操作条件も併記し，原材料の入荷から製品の出

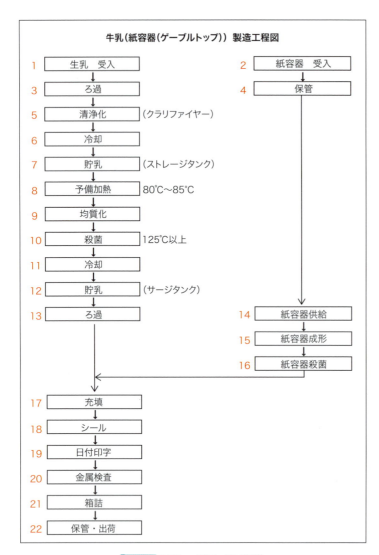

図8-5 製造工程図（記載例）

〔厚生労働省：食品製造業におけるHACCPによる衛生管理普及のためのHACCPモデル例【乳・乳製品】，牛乳（http://www.mhlw.go.jp/file/06-Seisakujouhou-11130500-Shokuhinanzenbu/0000126914.pdf）（最終アクセス2024年9月11日）より引用〕

荷までの工程をわかりやすく，フロー図等で表現する．作成したら現場でその工程通りに製造されているかを確認する．工程中で再利用や一時保管，温度測定，時間計測，使用する設備，機器等の指定があれば，工程図に書き込んでいく．この工程図に沿って危害要因分析をするので，工程ごとに番号を振り，実際の作業状況で気づいたことも記録しておくとよい．

d 危害要因分析とCCPの設定（手順6・7）

「危害要因リスト」（図8-6）を作成する．リスト表の左列には「原材料ま

B. HACCP に基づく衛生管理の例　　233

製品名：牛乳（紙容器（ゲーブルトップ））　　　　　　　　　　　　　　　　　　○○牛乳株式会社

(1) 原材料/工程	(2) この原材料/工程に関連があると考えられる潜在的なハザードをすべて記載する	(3) この工程で, 侵入, 増大, 除去される潜在的なハザードは重要か？(Yes/No)	(4) (3) 欄の決定を下した根拠を記す	(5) (3) 欄で重要と認められたハザードを予防, 除去, 低減するために適用できる管理手段は何か？	(6) この工程はCCPか？(Yes/No)
1　生乳　受入	生物：病原微生物の存在				
	黄色ブドウ球菌, エルシニア・エンテロコリシカ, カンピロバクター・ジェジュニ/コリ, サルモネラ属菌, 病原大腸菌, リステリア・モノサイトゲネス	Yes	生産時の取扱い不備, 流通時の管理不足により病原微生物が存在する可能性がある	受入検査, 生産者等の衛生指導, 殺菌工程（No.10）で管理する	No
	耐熱芽胞菌の存在（セレウス菌）	Yes	生産時の取扱い不備, 流通時の管理不足により病原微生物が存在する可能性がある	受入検査, 生産者等の衛生指導, 殺菌工程（No.10）で管理する	No
	微生物の汚染	Yes	生産時, 流通時, 受入時の管理不足により微生物が汚染する可能性がある	受入検査, 生産者等の衛生指導, 殺菌工程（No.10）で管理する	No
	化学：抗生物質	Yes	治療中の乳牛から搾乳する可能性がある	受入時のペーパーディスク検査の結果を確認する	Yes/CCP1
	農薬等の成分である物質	No	生産者の牧場, 周辺農場等での農薬, 動物用医療品等の使用履歴の確認, 飼料の履歴を確認する		
	洗浄剤・殺菌剤の混入	No	タンクローリーの洗浄・殺菌記録を確認する		
	物理：異物の混入	No	受入時までに混入があっても, ろ過工程（No.3）で排除する		
2　紙容器受入	生物：なし				
	化学：容器包装の規格不適合	No	規格に適合したものを購入する		
	物理：なし				
3　ろ過	生物：なし				
	化学：洗浄剤の残留	No	機器洗浄手順で管理する		
	物理：異物の除去不良	No	機器セットの確認, フィルターを維持管理する		
	異物の混入	No	フィルターを維持管理する		
4　紙容器保管	生物：微生物の汚染	No	保管場所の環境整備, 衛生を維持管理する		
	化学：なし				
	物理：なし				
5　清浄化	生物：なし				
	化学：洗浄剤の残留	No	機器洗浄手順で管理する		
	物理：異物の残存	No	機器を定期的に維持管理する		

図8-6　危害要因リスト（記載例）

〔厚生労働省：食品製造業におけるHACCPによる衛生管理普及のためのHACCPモデル例【乳・乳製品】, 牛乳（http://www.mhlw.go.jp/file/06-Seisakujouhou-11130500-Shokuhinanzenbu/0000126914.pdf）（最終アクセス2024年9月11日）より引用〕

234 8. 食品衛生管理

たは工程」順に記載していく．続けてその横に危害要因を記載，続けてその危害要因は重要かをYes，Noで表し，その判断根拠を記載する．さらにYesとした危害要因に対しては予防，除去，低減する方策，手段を記載する．そしてそれが重要管理点（CCP）として常時監視（モニタリング）する対象かどうかを判定する．

e HACCPプラン作成（手順8・9・10・11・12）

「HACCPプラン」（図8-7）を作成する．ここではどの工程で，どのような危害要因が，どのような要因で発生するかを記載し，その危害要因が存在，発生，残存，増幅しないようにするための管理手段を決め，管理基準（CL）を設定する．次に管理基準を逸脱しないように監視（モニタリング）する方法を設定し，何を，どのような手段・方法で，どれくらいの頻度で，誰が監視するかを決める．さらに，管理基準を逸脱した場合にどうするかを決めておく．これを改善措置といい，誰がどのように対処するかを具体的に決めておくことが重要である．そして，管理基準の妥当性や，機器が正しく作動しているか（校正），記録が適正に行われているかをチェックする等して，HACCPプラン全体を検証することを忘れてはいけない．この検証を行うには必要な内容が記録されている文書がなければならず，HACCP運用には記録が不可欠といわれるのはこのためである（図8-8）．

C ISO22000

1 ISOとは

▶ 国家間の製品・サービス交換を助けるための国際的標準規格の制定・発行機関である

ISOはInternational Organization for Standardization（国際標準化機構）を表す．ISOの前身は万国規格統一協会（ISA）で，国際的に通用させる標準（国際標準）や規格（国際規格）を制定・発行する非政府組織の機関である．スイスのジュネーブに本部がある．1947年18ヵ国により発足，日本は1952年より参加，日本産業標準調査会（JISC）が窓口である．ISOは国家間の製品やサービスの交換を助けるために，標準化活動の発展を促進すること，知的，科学的，技術的，そして経済的活動における国家間協力を発展させることを目的としている．

ISOの規格には，製品規格として，非常口のマーク（ISO7010）やクレジットカードのサイズ（ISO/IEC7810）等がある．また，商品の品質や環境保全を管理するマネジメントシステム規格として品質マネジメントシステム（ISO9001）や環境マネジメントシステム（ISO14001）等の番号によって整理・分類されており，「なぜISOマネジメントシステムを構築したいのか」

製品名：牛乳（紙容器（ゲーブルトップ））	○○牛乳株式会社
	内　　容
CCP 番号	CCP2
段階 / 工程	10　殺菌
ハザード 　生物的	病原微生物，耐熱芽胞菌の生残 （サルモネラ属菌，カンピロバクター，病原大腸菌，黄色ブドウ球菌，エルシニア，リステリア，セレウス）
危害要因の 発生要因	殺菌温度の低下により病原微生物が生残する可能性がある
管理手段	UHT 殺菌による温度と時間（流量）を管理する
管理基準（CL）	加熱殺菌温度 125℃以上 （通常 130℃で運転し FDV は 125℃未満で作動）
モニタリング方法 　何を 　如何にして 　頻度 　担当者	 殺菌機の加熱温度 ①自動温度記録計　②現場温度計 ①，②とも殺菌開始時・終了時及び作業中は 1 時間ごとに温度を目視で確認し，記録表に記入 ライン担当者
改善措置 　措置 　担当者	加熱殺菌温度が管理基準を逸脱した場合， ①自動で FDV が正常に作動していれば装置内の乳は回収されるので， ・殺菌器内の乳は廃棄し，次工程のサージカルタンク内の乳は使用可とする ・温度低下の原因を究明し，確認後，ラインを CIP 洗浄し，再稼働する 　　　　　　　　　　　　　　　（その都度，ライン担当者） ②FDV が作動しなかった場合，手動で全工程停止する（その都度，殺菌担当者） ・製造責任者に報告する ・充填された製品は出荷を停止する（加工乳に再利用） ・次工程のサージカルタンク及び殺菌器内の乳を再殺菌する ・温度低下の原因を究明し，確認後，ラインを CIP 洗浄し，再稼働する 　　　　　　　　　　　　　　　（その都度，ライン担当者）
検証方法 　何を 　如何にして 　頻度 　担当者	 ・FDV の作動を確認する（製造前・後，ライン担当者） ・モニタリングの記録を確認する（製造日ごと，製造責任者） ・殺菌機，均質機の装置が正常であることを確認する（年 4 回，ライン担当者） ・自記温度記録計，現場温度計を校正する（年 1 回，ライン担当者） ・改善措置記録を確認する（その都度，工場長） ・微生物検査の結果を確認する（毎ロット，品質管理担当者）
記録文書名 　記録内容	 殺菌日報，殺菌機保守点検記録，改善措置記録，自動温度計及び現場温度計の校正記録，微生物検査記録

図8-7 HACCP プラン（記載例）

FDV：フローデバージョンバルブ．原料乳を元に戻すバルブのこと．
〔厚生労働省：食品製造業におけるHACCPによる衛生管理普及のためのHACCPモデル例【乳・乳製品】，牛乳（http://www.mhlw.go.jp/file/06-Seisakujouhou-11130500-Shokuhinanzenbu/0000126914.pdf）（最終アクセス2024年9月11日）より引用〕

殺菌工程　モニタリング記録（記載例）

製造日	FDVの作動確認	製造前FDV作動確認	製造後FDV作動確認		製造責任者確認欄	
2016年3月18日	確認時刻	8:02	13:51		確認日	3月19日
	良・不良	ⓧ良・不良	ⓧ良・不良		サイン文は捺印	佐藤
	ライン担当者	小川	鈴木			

管理基準	125℃以上で殺菌すること

逸脱時の改善措置方法

① FDVが作動した（送液停止，循環シフト）
　殺菌機内の乳は廃棄．次工程のサージカルタンクは使用可．
　温度低下の原因を究明し，確認後，ラインをCIP洗浄後，再稼働．

② FDVが作動しなかった⇒手動で，速やかに全工程停止
　充填された製品は出荷停止（加工乳に再利用）．
　次工程のサージカルタンク及び殺菌機内の乳は再殺菌．
　温度低下の原因を究明し，確認後，ラインをCIP洗浄後，再稼働．

時間 （○○:○○）	製品名 （液種）	自記温度計 （○○.○）	現場温度計 （○○.○）	異常時の改善措置 （①または②）	改善措置記録の有無	ライン担当者
8:14	○○牛乳1,000 mL	131.2	131.0			小川
9:10	○○牛乳1,000 mL	131.1	131.0			小川
10:16	○○牛乳1,000 mL	130.3	130.0			鈴木
11:15	○○牛乳1,000 mL	128.5	128.5			鈴木
12:12	○○牛乳1,000 mL	124.9	124.5	①	あり	鈴木
12:45	○○牛乳1,000 mL	131.1	131.0			鈴木
13:51	○○牛乳1,000 mL	131.2	131.5			鈴木

改善措置記録

（記録日，記録者）加熱殺菌機の殺菌温度を確認しようとしたところ，FDVが作動しており，自記温度計124.9℃，温度計124.5℃を示していた．

　FDVが作動し，送液停止，循環シフトを確認したので，殺菌機内の乳は廃棄した．
　また，次工程のサージカルタンクは使用可能とし，一時保管することとした．
　温度低下の原因を究明したところ，……であることがわかつため，ラインをCIP洗浄後，12:45に再稼働した．

　（3月18日　鈴木）

改善措置記録の確認
（工場長）

　逸脱確認後，すみやかに対応ができ，製品には問題がないことを確認した．

　なお，当日のモニタリング記録を見ると，1時間ごとに温度が低下していることもふまえ，
　あらためて検証を要します．

　（3月19日　鶴川）

図8-8　製造工程図（記載例）

〔厚生労働省：食品製造業におけるHACCPによる衛生管理普及のためのHACCPモデル例【乳・乳製品】，牛乳（http://www.mhlw.go.jp/file/06-Seisakujouhou-11130500-Shokuhinanzenbu/0000126914.pdf）（最終アクセス2024年9月11日）より引用〕

「ISOによって何がしたいのか」という目的によりその種類が分かれる．たとえばISO9001は顧客品質のよいものやサービスを提供することで「顧客満足」を目的とした規格である．ISO14001は組織を取り巻く地域住民や関係者のために環境に悪影響を与えないよう「環境保全」を目的としている．

　ISO規格に沿って組織内にシステムを構築し，ISO審査機関の審査によって認証された状態を**ISO認証取得**という．ISOが発行した国際規格（IS）も一般的にISOと呼ぶ（ISO規格）．ISO規格は国際的な取引がある組織だけが利用するのではなくどんな組織でも利用でき，その内容は汎用的なものになっている．規格の内容は「具体的に○○をすること」というような事項や，「自組織でルール（○○はよい，××はだめ）を決めること」といった事項もある．ISO認証を取得するということはこのような要求事項をもとにISOシステムの構築を行っていくということになる．

② ISO22000とは

▶ 食品安全のための国際標準に基づいたマネジメントシステムである

　ISO22000（食品安全マネジメントシステム－フードチェーンのあらゆる組織に対する要求事項）はTC34委員会WG8により策定，2005年に正式な国際規格として発行された．安全な食品を生産・流通・販売するためにHACCPシステムを，ISO9001を基礎としたマネジメントシステムとして運用するために必要な要求事項を規定している．すなわち，ISO22000とは食品安全のためのマネジメントシステムである．

●ISO22000

　ISO22000規格はHACCPシステムを基軸に，フードチェーンにおいて食の安全を守ることを目指しており，安全な食品を顧客に提供するために食品に関係する様々な業種および職種が利用できる内容となっている．すなわち，食品製造業者だけではなく，飼料生産者，一次生産者，輸送・保管業者，小売業者，フードサービス提供業，機械・包装材料・洗浄剤・添加物および材料生産者等すべてのフードチェーンに関わる組織でISO22000マネジメントシステムが適用導入できる．

　注意したいのは，ISO22000規格は安全性の基準を定めたものではなく，組織全体で取り組むマネジメントシステムを構築するためのガイドラインであるという点である．食品の安全を確保するために安全を損なう要因が発生する工程や作業に基準を設けて，それを徹底的に管理することを基本とする．

　したがって，ISO22000は原材料，プロセス（過程），施設，設備，機械，器具，従事者等と関連して発生する可能性のあるすべての危害要因を明確にして，評価し，制御することを目的とし，HACCPとPRPsを組み合わせて，安全な製品を生産，提供するためのマネジメントシステムを構築し，危害要因が健康や安全を損なわないことを仕組み（システム）として保証することを要求したガイドラインであるといえる．

　またISO22000は緊急事態に対する備えおよび対応も求めている．このこ

とは，①適合性（危害要因制御を確実にするシステムがある），②妥当性（システムは危害要因制御に効果がある），③有効性（定めた手順等が確実に実施されている），を満たすという表現で説明されることが多い．

ISO22000は2018年6月に規格改正を行い，ISO22000：2018が発行された．マネジメント，リーダーシップ，コミュニケーション，改善活動に関する要求事項が重視される等，組織の仕組みを整えるという側面を強化した規格となった．

D 家庭における衛生管理

厚生労働省が実施する国民生活基礎調査の結果等から，わが国では単独世帯および夫婦のみの世帯，高齢者世帯，夫婦共働き世帯の増加が明らかになっている．それに伴い，家庭外で商業的に調理・加工された食品を家庭等で消費する食事形態が年々増加している．近年このような食事は**中食**（なかしょく）とも呼ばれ，具体的にはスーパーやコンビニエンスストア，惣菜店，外食店のデリバリー等を利用して購入した惣菜や弁当を喫食することをいう．中食は家事の負担軽減や種類が豊富で必要な量だけ購入できるといったメリットもある一方で，デメリットが生じるおそれもある．最近では，新型コロナウイルス感染症の流行拡大に伴う外出自粛等の影響により，新たに持ち帰り（テイクアウト）や宅配（出前）等のサービスを始める飲食店が増加した．持ち帰りや宅配については，店内で喫食する場合と比べて，調理してから喫食までの時間が延長することに加え，夏季には気温や湿度の上昇も食中毒発生のリスクを高める要因になる．家庭における食事形態は多様化が進んでおり，これまで以上に食品衛生に関する意識向上と予防に努める必要がある．

●中食

厚生労働省は，家庭での衛生管理のポイントを具体的に示した「家庭でできる食中毒予防の6つのポイント」と題したパンフレットと動画をホームページ（https://www.mhlw.go.jp/stf/seisakunitsuite/bunya/kenkou_iryou/shokuhin/syokuchu/01_00006.html）で公開している．このパンフレットには，家庭における衛生管理上の危害分析の結果をもとにした重要管理点が記載されており，それらは①食品の購入，②家庭での保存，③下準備，④調理，⑤食事，⑥残った食品，の6つであるとし，食中毒予防の3原則（食中毒の原因となる微生物を「付けない」「増やさない」「殺す」）に基づいた管理方法がわかりやすく具体的に示されている．

さらに世界保健機関（WHO）は，専門家から一般消費者に至るまでの食品を取り扱うすべての関係者を対象に，食品衛生の基本的な知識と行動を普及させるためのマニュアルとして「Five Keys to Safer Food Manual」を出版した（2006年）．その後，このマニュアルの日本語版の翻訳権がWHOより委譲され，2007年に国立保健医療科学院より「食品をより安全にするための5つの鍵マニュアル日本語版」として出版された．このマニュアルには，可能な限り覚えやすいように鍵となる5つの単純な見出しに衛生対策の行動

指針が示されている．それぞれの見出しは，「清潔に保つ」「生の食品と加熱済み食品とを分ける」「よく加熱する」「安全な温度に保つ」「安全な水と原材料を使う」と理解しやすいものになっている．さらにこれらの行動指針に沿ったかたちでの，家庭における衛生管理の具体的なポイントを**図8-9**にまとめた．

1 清潔に保つ

▶ 手洗い，食器・調理器具の洗浄と消毒，害虫や害獣による調理場所の汚染防止が重要

私たちの身の回りには多種多様な微生物が存在しているが，一般にそれらの多くは健康なヒトに対しては通常，無害であることが多い．ヒトやその他の動物に対して病原性を示す微生物は一部の種に限られており，それらが様々な感染症の原因となる．また，家庭で起きる食中毒の多くが，何らかの病原微生物が原因となって起きる**食品由来（媒介）感染症**である場合が多い．したがって食品を調理したり，保存する際には，食中毒の原因となる微生物によって汚染される危険を避けるために「清潔に保つ」という意識を常にもつことが重要である．家庭においては，具体的に以下のような注意点が挙げられる．

a 手洗いの励行

手指を介した食品の二次汚染の防止を目的として，食品を取り扱う前や調理中（とくに生の食肉に触れた後）には手洗いを行う．その他にも食事前，トイレの使用後，乳幼児のおむつ交換後，鼻をかんだ後，動物（ペットや家畜等）と接触した後，化学薬品の使用後にも必ず手洗いを行う．

b 食器や調理器具の洗浄と消毒

微生物の増殖には栄養素となる有機物と一定程度以上の水分（自由水）の存在が重要であるため，食器や調理器具に付着した食べ残しや油汚れは洗剤を用いて除去し，洗浄後は速やかに乾燥させておくようにする．また，生の食肉や魚肉が接触したまな板や調理器具は，熱湯あるいは次亜塩素酸ナトリウム水溶液等で消毒するようにする．

c 害虫や害獣による調理場所の汚染防止

ゴキブリやハエ，ダニ類，ネズミ類等は，食品ならびに調理器具，食器類に接触して，糞等の排泄物を付着させる場合がある．これにより病原微生物等による汚染が起きて，間接的にヒトへ伝播される危険がある．したがって，食品はラップフィルム等で覆うか，密閉容器に入れて保存するとともに，残飯の入ったゴミ箱等も定期的に片付けるようにして，害虫や害獣の接近を防ぐ．また調理場所の壁のひび割れや穴（隙間）も補修し，場合によっては殺

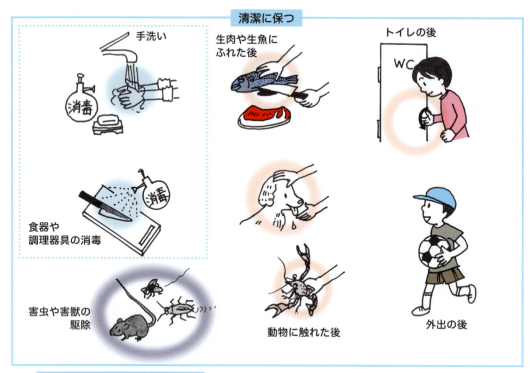
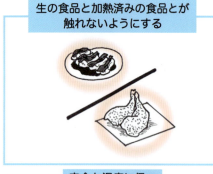
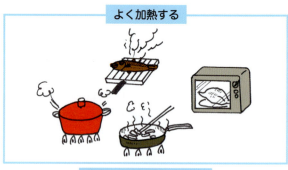
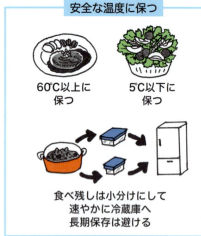
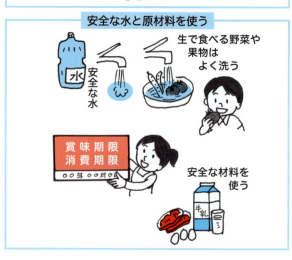

図8-9 家庭における衛生管理のポイント

〔今井博久ほか（監）：食品をより安全にするための5つの鍵マニュアル，日本語版，国立保健医療科学院疫学部，2007
（https://www.niph.go.jp/soshiki/ekigaku/Five_keys_manual_Japanese.pdf）（最終アクセス2024年10月25日）を参考に作成〕

D. 家庭における衛生管理 241

虫剤や罠を用いて害虫や害獣の駆除を行う.

② 生の食品と加熱済み食品とを分ける

▶ 生の食品から加熱済み食品へ病原微生物が移行するのを防ぐ

　肉類や魚介類等の生の食品およびそれらに由来するドリップには，病原微生物が含まれている可能性があることから，調理準備中あるいは保存中に他の食品へ病原微生物が移行する危険性を考慮し，以下のような点に注意する必要がある.

- 生の肉類や魚介類は，購入後に運搬している過程においても他の食品と接触しないように離しておくようにする.
- 冷蔵庫内での交差汚染を防ぐ目的で，加熱済みの食品（汚染度が低い）は，生の肉類や魚介類（汚染度が高い）よりも上段で保存する.
- 生の食品と加熱済み食品とが接触しないように食品は蓋の付いた容器のなかに入れて保存する.
- 調理器具や食器類は，生の食品用と加熱済み食品用とに分ける.
- 生肉を漬け込むのに使った液体を調理後の肉に再びかけないようにする.

③ よく加熱する

▶ 食品の中心が75℃で1分間以上保たれるように加熱する

　病原微生物の多くは，加熱により死滅することから，食品を適切に加熱することにより，その安全性を確保することができる.逆に不適切あるいは不十分な加熱による調理は，病原微生物が食品中で生残する可能性を高めることから，以下のような点に注意すべきである.

- 適切な加熱とは，食品の中心が75℃で1分間以上保たれることである（ただし，二枚貝等のノロウイルス汚染のおそれがある食品は，中心が85〜90℃で90秒間以上）.
- 肉類（とくに挽肉，ロールロースト，鶏肉），卵，魚介類は十分加熱するようにする.
- 電子レンジによる調理（加熱）の際には，食品の温度が不均等になっていないか注意し，食品全体が適切な温度に達していることを温度計で確認する.また，温度計が使用できない場合でも肉汁や食品内部の色をある程度の指標にできる場合がある.

8

食品衛生管理

4 安全な温度に保つ

▶ 食品は5℃以下または60℃以上に保ち，食中毒原因菌の増殖を防ぐ

　食品が室温で保存されている場合には，食中毒の原因となる細菌が急速に増殖する可能性がある．一方，食品を5℃以下あるいは60℃以上の温度に維持することで，そうした食中毒原因菌の多くの増殖を遅らせる，あるいは停止させることができ，ある程度の期間，食品を保存することができる．したがって安全な温度とは，食品中の多くの食中毒原因菌の増殖を抑制することが可能な5℃以下あるいは60℃以上の温度を意味しており，家庭における具体的な対策としては以下のような点があげられる．

- 調理済みの食品を室温で2時間以上放置しないようにする．
- 調理済みの食品ならびに生鮮食品を保存する場合には，できるだけ素早く5℃以下に冷却するようにする．
- 食べ残しを減らせるように，毎回の食事を少量ずつ調理する．
- 食べ残しを保存する場合には，何日間保存したものか後でわかるような表示をして，ただちに冷却（5℃以下）する．
- 食中毒原因菌のなかには，低温（5℃程度）でも増殖できるものがあることに留意し，冷蔵庫内で食品を保存する場合でも，長期間の保存は避ける．
- 冷凍された食品を室温で解凍しないようにする．

5 安全な水と原材料を使う

▶ 適切に消毒された水と新鮮で衛生的な原材料を用いることが重要である

　ここで用いられている「安全」とは，水や原材料中に存在する微生物や化学物質の量あるいは濃度が，ヒトの健康に対して障害を引き起こす可能性のあるレベル以下に保たれている状態にあることを意味する．家庭においても，病原微生物や有毒化学物質で汚染された水や氷を調理や調理器具の洗浄，手洗い等に使用することの危険性を認識することが必要である．また，生の原材料を使う際にも，洗浄や皮むき等の簡単な処理で，リスクを軽減することができる．具体的には，以下のような点に注意が必要である．

- 河川や用水路等の未処理の水は，安全ではないことを理解する．
- 殺菌乳等，安全を目的として加工された食品を選ぶようにする．
- 表示されている消費期限を過ぎた食品は処分するようにする．
- 生鮮野菜，果実は，とくに生で食べる場合には安全な水で洗ってから食べる．
- 傷がついていたり，変質（腐敗）した食品は使わないようにする．
- 目で見てカビの増殖が認められるような食品には，カビが産生した毒性のある化学物質が含まれている可能性があり，使わないようにする．

コラム 災害時の食品衛生

　災害時は，食料の確保が難しいだけでなく，衛生的な環境で調理や食事ができるとは限らない．過去には，救援物資のおにぎりや炊き出しの食事が感染源となった食中毒が発生している．災害時の食品衛生においても，食中毒予防の3原則に基づき，以下のように備え，対策をすることが好ましい．

① **「つけない」**：日頃から，使い捨て手袋，紙皿，割り箸，アルミホイルやラップ等を備蓄しておくことが好ましい．災害時は断水する可能性が高く，手洗いや食器の洗浄も困難となることが予想される．そのため，使い捨て手袋を用いて調理を行い，食事の提供の際は紙皿や割り箸等の活用や，食器にアルミホイルやラップ等を巻いて使用することが細菌を付着させないための有効手段となり食中毒の発生予防につながる．

② **「増やさない」**：災害時は食事の確保が困難になるため，配給された食事を大事にとっておくケースがある．しかしながら，災害時は食品の温度管理を行うことも困難である．そのため，長時間の放置は細菌増殖の原因となり食中毒の発生につながる．配給された弁当や炊き出しの食事等は，早めに食べることが大切である．一時的に保管したとしても，少しでも異常を感じたら食べずに廃棄するよう互いに声かけを行うことが食中毒の発生予防につながる．

③ **「やっつける」**：カセットコンロ等の熱源を災害時にも使用できるよう，日頃から確保しておくことが大切である．食品を加熱することで，食中毒の発生予防につながる．また，消毒用アルコールやウェットティッシュ等の衛生用品を用いて身の回りの消毒を行うことも大切である．

　さらに，体調が悪い際は，調理業務に関わらないこと，我慢せずに早めに医師や医療スタッフに届け出ることも感染拡大予防のために非常に重要である．

E 洗　　剤

　一般に**洗剤**とは，身体以外の衣服・衣料品や食器や台所用品，それに住居や家具等を洗うためのものを指す．身体を洗うための化粧石けん・薬用石けん・ボディソープ・シャンプー等は「身体洗浄料」と定義され，「洗剤」とは別のものとして区分される．洗剤は家庭用品品質表示法において，その用途別に，「**洗濯用**」「**台所用**」と，それ以外の「**住宅・家具用**」の3種類に大別されている（**表8-2**）．

　2021年には，洗濯用洗剤：75万9,747トン，台所用洗剤：25万5,444トン，住宅・家具用洗剤：13万9,148トン，洗濯用，工業用，台所用等の石けん：2万5,669トンが生産または輸入されており，洗剤は身近な化学製品・日用品として広く使われている．

　なお，洗剤には界面活性剤（後述）が用いられており，その用途によって種類や配合量が異なる．また，粉末・固形・液体といった形状によっても分類される．

表8-2 家庭用洗剤の種類と用途（一部洗浄剤を含む）

		用途
洗濯用	洗剤（石けん・合成洗剤）	一般衣類洗濯用（綿・麻・合成繊維用），おしゃれ着洗い用（毛・絹・綿・麻・合成繊維用），その他作業着用，等
	柔軟仕上剤	
	漂白剤	
台所用	洗剤（石けん・合成洗剤）	食器・野菜・果物用，調理器具用，スポンジ・まな板用（除菌），食器洗い乾燥機専用，等
	クレンザー	
	漂白剤	
住宅・家具用	洗剤（石けん・合成洗剤）	一般掃除用，窓ガラス用，浴室用，トイレ用，換気扇用，カーペット用，カビ取り用，排水パイプ用，等
	クレンザー	
	酸・アルカリ洗浄剤	

コラム　水道水の殺菌の条件

　清浄な水の供給を達成するため，水道法ではその第 4 条[1]で，「清浄な水」として水道により供給される水の備えるべき要件を定めている．その施行規則第 17 条に以下のように消毒基準が示されている．

　給水栓における水が，遊離残留塩素*を 0.1 mg/L（結合残留塩素の場合は，0.4 mg/L）以上保持するように塩素消毒をすること．ただし，供給する水が病原生物に著しく汚染されるおそれがある場合又は病原生物に汚染されたことを疑わせるような生物若しくは物質を多量に含むおそれがある場合の給水栓における水の遊離残留塩素は，0.2 mg/L（結合残留塩素の場合は，1.5 mg/L）以上とする．

　次亜塩素酸ナトリウム溶液は不安定な物質であり，保存中に徐々に自己分解して塩化ナトリウムと酸素が生成する．その際，副産物として亜塩素酸ナトリウムを経て，有毒な塩素酸ナトリウムが生成する．さらに，次亜塩素酸ナトリウムは保管温度が高いと分解が速く，有効塩素濃度が急激に減少，逆に塩素酸濃度が急激に増加する．近年，次亜塩素酸ナトリウムの不適切な管理により，次亜塩素酸ナトリウム中の有効塩素の減少や，不純物として含まれる塩素酸の増加等の知見が明らかとなった．原水にアンモニア態窒素が多く含まれる等によって，塩素注入率の高い水道においては，とくに塩素酸の薬品基準を遵守するために，次亜塩素酸ナトリウムの適切な管理が求められている．

* 遊離残留塩素
塩素が水に溶けて生成される次亜塩素酸（HOCl）と次亜塩素酸イオン（OCl⁻）のこと．結合残留塩素とは次亜塩素酸と水中に存在するアンモニアが結合して生成されるクロラミンのこと．

---

[1] 水道法第 4 条　水道により供給される水は，次の各号に掲げる要件を備えるものでなければならない．
　一　病原生物に汚染され，又は病原生物に汚染されたことを疑わせるような生物若しくは物質を含むものでないこと．
　二　シアン，水銀その他の有毒物質を含まないこと．
　三　銅，鉄，弗素，フェノールその他の物質をその許容量をこえて含まないこと．
　四　異常な酸性又はアルカリ性を呈しないこと．
　五　異常な臭味がないこと．ただし，消毒による臭味を除く．
　六　外観は，ほとんど無色透明であること．

1 界面活性剤

> 洗浄作用の由来成分により石けん・合成洗剤・洗浄剤に分類される

　界面活性剤とは，本来は混じりあわない水と油を混ぜることのできる物質を意味し，その分子構造には水になじみやすい**親水基**（丸い頭の部分）と，油になじみやすい**親油基**（軸の部分）の両方が含まれる*．そのため，油汚れ等の周りを親油基が取り囲み，同時に親水基が水に溶け込むことで汚れを落とすことができる．界面活性剤は**陰イオン界面活性剤**（アニオン系），**陽イオン界面活性剤**（カチオン系），**両性イオン界面活性剤**，**非イオン界面活性剤**（ノニオン系）の4種類に分類される（表8-3）．

　主に洗剤に使われているのは，陰イオンになる陰イオン活性剤（アニオン系）と，イオンにならない非イオン界面活性剤（ノニオン系）である．これらは界面活性剤の機能（浸透・乳化・分散，そして再付着防止）を活かし，目的に応じて使い分けられている．

　また，対象の素材や材質によっては，酸性，アルカリ性といった洗剤の液性により影響を受けることもあるため，弱アルカリ性洗剤，**中性洗剤**も用いられている．粉末洗剤の界面活性剤としては**直鎖アルキルベンゼンスルホン酸塩**（**LAS**）等のアニオン系が中心であり，液体洗剤の界面活性剤としては

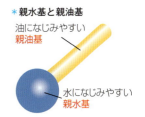

● 界面活性剤

＊親水基と親油基
油になじみやすい　親油基
水になじみやすい　親水基

表8-3　界面活性剤の種類の名称および系列

区分	系別	種類
陰イオン系界面活性剤	脂肪酸系（陰イオン）	脂肪酸ナトリウム 脂肪酸カリウム アルファスルホ脂肪酸エステルナトリウム
	直鎖アルキルベンゼン系	直鎖アルキルベンゼンスルホン酸ナトリウム
	高級アルコール系（陰イオン）	アルキル硫酸エステルナトリウム アルキルエーテル硫酸エステルナトリウム
	アルファオレフィン系	アルファオレフィンスルホン酸ナトリウム
	ノルマルパラフィン系	アルキルスルホン酸ナトリウム
非イオン系界面活性剤	脂肪酸系（非イオン）	しょ糖脂肪酸エステル ソルビタン脂肪酸エステル ポリオキシエチレンソルビタン脂肪酸エステル 脂肪酸アルカノールアミド
	高級アルコール系（非イオン）	ポリオキシエチレンアルキルエーテル
	アルキルフェノール系	ポリオキシエチレンアルキルフェニルエーテル
両性イオン系界面活性剤	アミノ酸系	アルキルアミノ脂肪酸ナトリウム
	ベタイン系	アルキルベタイン
	アミンオキシド系	アルキルアミンオキシド
陽イオン系界面活性剤	第4級アンモニウム塩系	アルキルトリメチルアンモニウム塩 ジアルキルジメチルアンモニウム塩

〔消費者庁：家庭用品品質表示法，製品品質表示の手引き，洗濯用又は台所用の石けん（http://www.caa.go.jp/policies/policy/representation/household_goods/guide/zakka/zakka_05.html）（最終アクセス2024年9月11日）より引用〕

表8-4 界面活性剤の成分による区分

		純石けん分の割合／すべての界面活性剤	純石けん分以外の界面活性剤の割合／すべての界面活性剤
洗濯用	石けん	100%	0%
	複合石けん	70%以上100%未満	30%未満
	合成洗剤	70%未満	30%以上
台所用	石けん	100%	0%
	複合石けん	60%以上100%未満	40%未満
	合成洗剤	60%未満	40%以上

アニオン系のほか，カルシウム等の硬度成分に影響されない特徴をもつノニオン系の**ポリオキシエチレンアルキルエーテル（AE）**も使用されている．LASは粉末化，AEは液状化に適した性質をもっている．

a 石けん

界面活性剤のうち，以下の特徴をもつものは**石けん**と定義される．
- 洗浄作用＝**純石けん分**（長鎖脂肪酸アルカリ塩）に由来．純石けん分以外の界面活性剤を含まない（洗浄補助剤，添加剤は可）

なお，成分としての石けんは「純石けん分」のことを指し，界面活性剤として純石けん分をどれだけ含むか（＝重量割合）により，界面活性剤は以下のように区分される（**表8-4**）．
- 純石けん分100%→石けん
- 純石けん分70%以上100%未満（「洗濯用」の場合）→**複合石けん**
- 純石けん分70%未満（「洗濯用」の場合）→**合成洗剤**

b 合成洗剤

合成洗剤は主な界面活性作用が純石けん分以外に由来するものであり，石けんと比べて低温の水にも溶けやすい．合成洗剤の界面活性剤の原料には**石油由来**のもの（アルキルベンゼン，アルファオレフィン，**高級アルコール**[*]）と**動植物油脂由来**のもの（**高級脂肪酸**[*]，高級アルコール）がある．

c 洗浄剤

洗浄の主な作用が界面活性剤ではなく，酸，アルカリまたは酸化剤の化学作用によるものは**洗浄剤**と定義され，以下の点を特徴とする．
- 主な洗浄作用が酸・アルカリまたは酸化剤の化学作用に由来する．
- 酸，アルカリ，酸化剤および洗浄補助剤，添加剤を含む．
- 研磨剤を含まない．

[*]**高級アルコール**
炭素の数が6個以上のアルコール

[*]**高級脂肪酸**
炭素の数が12個以上の脂肪酸

> **コラム** 界面活性剤の生分解

　以前界面活性剤として汎用されてきた分枝状の**アルキルベンゼンスルホン酸ナトリウム**（ABS）は，生分解性が低いため河川中に排出された後，発泡し長く残留することが問題となり，現在ほとんど使用されていない．合成洗剤の生分解性は，1971年より法的に，生分解性が90％以上（ABSの生分解性は20％以下）であることとされ，生分解性がよい直鎖アルキルベンゼンスルホン酸塩（LAS）やアルキル硫酸エステル塩（AS），さらにポリオキシエチレンアルキルエーテル（AE）等が開発され汎用されている（**表8-3**）．とくにASはきわめて生分解性がよく，AEは液性に関係なく汚れを落とすことができ，少ない使用量で洗浄力が高く，生分解性もLASよりもよいとされている．このように近年ではコンパクト化，酵素の配合等，使用量および排泄量の削減，有機物汚染，生分解性，水生生物への影響等の環境影響を考慮した洗剤の開発が進んでいる．

　また，湖沼の富栄養化による赤潮の発生が続いたことの原因として，洗剤の助剤として使われていたリン酸塩が指摘され，無リン洗剤が開発された．一方で，非イオン界面活性剤のアルキルフェノールポリオキシレートは微生物によって生分解され生成するアルキルフェノール類（同界面活性剤の原料でもある）を生成するが，これは魚類に対して内分泌かく乱作用をもつことが報告されており，今後の課題となっている．

2 台所用洗剤（表8-5）

> 使用基準・成分規格は食品衛生法，表示は家庭用品質表示法で規定される

　台所用洗剤は，**食品衛生法**（p.9参照）において「飲食に起因する衛生上の危害の発生を防止し，もって国民の健康の保護を図ること」を目的として「洗浄剤であって野菜若しくは果実又は飲食器の洗浄の用に供されるもの」（第62条2項）と定義される[1]．また同法において，用途が「食器」のものには使用基準の一部（すすぎの基準）が，用途が「野菜・果物」の洗浄剤には成分規格および使用基準が定められている（**表8-6**）．

　家庭用品質表示法では，洗浄剤は「洗浄効果が単に研磨剤や酸・アルカリの化学反応のみによるもの」とされ[2]，食品衛生法とは定義が異なることに注意する必要がある．

　また，食品衛生法では台所用洗剤の表示規格は設定されていないが，家庭用品質表示法では台所用合成洗剤および台所石けんについて表示が義務付けられており，「浸漬時間」と「すすぎ」に関する基準も設定されている．

---

[1] 食品衛生法では洗剤の概念はなく，一様に「洗浄剤」と表記される．
[2] なお同法では，台所用洗剤として界面活性剤に研磨剤を加えた鍋のこげつきを落とすクレンザー，住宅・家具用洗剤としてトイレや浴室固有のがんこな汚れを落とす目的で界面活性剤に酸・アルカリや酸化剤等が配合されたものが挙げられている．

248　8. 食品衛生管理

表8-5 台所用洗剤等の分類と成分

分類		主剤	補助剤
台所用合成洗剤		陰イオン界面活性剤，非イオン界面活性剤，両性界面活性剤	安定化剤，酵素
台所用石けん（粉末，固形，液体）		界面活性剤（長鎖脂肪酸塩）	キレート剤
台所用複合石けん		純石けん分の含有量が界面活性剤の総含有量の60％以上，非イオン界面活性剤が40％未満	
食器洗い機用洗剤		界面活性剤	アルカリ剤，水軟化剤，分散剤，安定化剤，工程剤，漂白剤，酵素，防さび剤
台所用漂白剤	塩素系（液体）	次亜塩素酸ナトリウム	アルカリ剤，界面活性剤
	酸素系（粉末）	過炭酸ナトリウム	アルカリ剤，安定化剤，界面活性剤
クレンザー（粉末，液体）		二酸化ケイ素（シリカ）	界面活性剤

〔製品評価技術基盤機構：身の回りの製品に含まれる化学物質シリーズ4，家庭用洗剤（https://www.nite.go.jp/data/000097447.pdf）（最終アクセス2024年9月11日）より引用〕

表8-6 食品衛生法による台所用洗剤（食器・食品用洗浄剤）の成分規格と使用基準

	非脂肪酸系	脂肪酸系
界面活性剤	LAS，AES（アルキルエーテル硫酸エステルナトリウム）等の従来の界面活性剤	高級脂肪酸のカリウム酸，ナトリウム塩，高級脂肪酸エステル系
分析資料	製品を150倍に希釈する	製品を30倍に希釈する
ヒ素	0.05 ppm以下	
重金属（鉛として）	1 ppm	
pH	6.0〜8.0	6.0〜10.5
メチルアルコール	1 mg/g以下	
酵素，漂白剤	含んではならない	
香料	食品衛生法施行規則別表第2に掲げてある香料以外のものは使用してはならない	
着色料	食品衛生法施行規則別表第2の着色料以外にインダントレンブルーRS，パテントブルーV，キノリンイエロー，ウールグリーンBSが使用できる	
生分解度	アニオン系界面活性剤を含むもの85％以上	
使用基準濃度	0.1％以下	0.5％以下
浸漬時間	野菜，果物は5分以上浸漬しないこと	
すすぎ	流水の場合は野菜，果物は30秒以上，食器調理器具は5秒以上．ためすすぎの場合は水をかえて2回以上すすぐ	

〔厚生労働省：食品，添加物等の規格基準（第5　洗浄剤）（http://www.mhlw.go.jp/topics/bukyoku/iyaku/kigu/dl/6.pdf）（最終アクセス2024年9月11日）を参考に作成〕

3 殺菌・消毒剤

▶ 種類によって特徴・注意事項と適した用途がある

　食品衛生上，多様な食材を健全な食品として摂取するためには，土壌，塵埃，農薬，有害微生物等を極力減らし，必要に応じて消毒を行い，食中毒を起こすリスクを低減しなければならない．とくに，調理場の衛生管理は，

一次汚染：有害微生物による直接の汚染，

二次汚染：手指，まな板や包丁等の調理器具，エプロン等を介した汚染，

E. 洗　剤　249

の双方に配慮する必要がある.

　そのため，作業区域・手洗いおよび調理器具類の洗浄と消毒といった衛生管理を徹底し，土壌，塵埃，農薬の洗浄に加え，これらの有害微生物の汚染防止，増殖防止，死滅の対策が必要となる．有害微生物の増殖を防止し，死滅させる（消毒）には，①加熱等の物理的方法，②殺菌・消毒剤等を用いる化学的方法，がある．ここでは②の化学的方法で使用される代表的な殺菌・消毒剤について，その特徴と用途，注意事項を紹介する.

　なお，以下の殺菌・消毒剤は有機物が含まれる状態で用いても消毒効果が著しく低下し，有害微生物を確実に死滅させることはできない．したがって，消毒剤を用いて有害微生物を目的とする量以下に死滅させるためには，洗浄によりできる限り有機物を除いた状態にしてから消毒を実施する必要がある.

　また，消毒の目的は，食品の安全性を高め作業環境をより清潔に保つことであって，人に無害な非病原性の微生物までを完全に除去し，無菌化を目指すものではない．消毒剤は定められた濃度や方法で使用する際には健康被害は生じないが，過剰な濃度や誤った使用によっては人の健康を損ねることもある.

a　次亜塩素酸ナトリウム*

1）　特　　徴

　比較的安価であることや，食品添加物として認められていること等から殺菌剤として広く使用されており，細菌・ウイルス・カビ等に対して幅広く有効性が認められている.

2）　用　　途

　まな板やふきんの「殺菌・漂白」や器具，容器類の「殺菌」，床や壁の「カビ除去」等の用途に適している．適切な濃度に希釈することで，野菜や果物の殺菌剤として使用することもできる．希釈液に対象物を浸漬するか，もしくはふきんに染み込ませて対象物に接触させることで殺菌効果を発揮する．また，ウイルスの不活化能力も高く，ウイルス性食中毒の予防にも用いられる.

3）　注意事項

　塩素臭がある．水溶液は強アルカリのため，手荒れが起こるほか，金属器具では変質が生じる．有機物の存在下では著しく殺菌効果を失う.

b　アルコール

1）　特　　徴

　速乾性で，噴霧ができること，安全性が高いこと等の理由により幅広く使用されている．エタノールに複数の添加物を配合し，「食品添加物」の認可を受けたアルコール[1]はすすぎが不要で食品に噴霧することも可能であるため，食品衛生分野では上記のアルコールを使用することが望ましい.

＊**次亜塩素酸ナトリウム**
化学式NaClO．水酸化ナトリウムの水溶液に塩素を通じることで得られる.

8

食品衛生管理

---

[1] エタノールに配合する添加物については，殺菌効果を高める相乗作用を期待している要素もあり，市販されているアルコールは様々な添加物が配合されている．近年では添加物が配合されたアルコール濃度が50％台の製品が使用される傾向があり，濃度が70 〜 80％のアルコールと同等の効果が得られるとされる.

2) 用　　途

濃度によって殺菌能力が大きく変化するため，調理場で使用する際には原則として希釈せずに原液で，かつ対象物の水分を十分に除去した状況で使用する．対象物の表面殺菌，食品の殺菌，手指の消毒等に用いられる．

3) 注意事項

脱脂作用，引火性がある．アルコールそのものの洗浄効果は弱いため，使用する前に洗浄によって有機物が除去されているか，もしくはほとんどない状況において使用することが重要である．

c 洗浄除菌剤

1) 特　　徴

洗浄に適した成分と除菌に適した成分を配合したものであり，洗浄と除菌が同時に行える利点がある．殺菌を主な目的とした陽イオン界面活性剤と洗浄補助効果のある非イオン界面活性剤等を配合しているものが一般的である．アルコールで十分な殺菌効果が期待できない水分の除去が難しい箇所でも殺菌効果が得られるほか，その後にアルコール等を使用することによってさらに殺菌効果を高めることができる．

2) 用　　途

高い洗浄・除菌力で機械，器具等の洗浄・除菌に使用される．

3) 注意事項

洗浄のみを目的とした洗剤と比較すると洗浄力はやや劣る．

d その他

その他にも以下のような殺菌・消毒剤が使用されている．

- 逆性石けん：水溶液中で界面活性を示す部分が陽イオンのカチオン（陽イオン）界面活性剤（**表8-3**）．アニオン（陰イオン）界面活性剤と反対の電荷をもつ意味で「逆性」という表現が使用されている．逆性石けんは食中毒菌を含む一般細菌に対し強い殺菌力がある一方，毒性が低いため食品衛生分野でも手指の殺菌等に用いられている．
- 酸性電解水：電解水とは，水道水や食塩水等を電気分解することにより生成される電解水のうち，pH6.5以下の酸性水（次亜塩素酸水）．各種の病原細菌や食中毒菌，ウイルスに強い殺菌効果をもつとされ，ノロウイルスにも次亜塩素酸ナトリウムと同様に高い殺菌効果を示す．野菜や器具の殺菌に用いられている．また，アルカリ電解水は洗浄性に優れるためキッチンの油よごれ等の洗浄に用いられている．
- 有機酸（酢酸，乳酸，クエン酸等）：野菜および果物を加熱せずに供する場合，食品添加物として使用できる有機酸等を用いて野菜の殺菌が行われている．

これら洗浄剤使用に関して禁止や指示を示した安全図記号（**図8-10**）が用いられている．

↓やってはいけません（禁止）

子供の手が届くところに置かない

目に入れない

飲み物ではない

他の容器に移し替えない

同時に使用しない

↓必ずこうしてください（指示）

保護手袋を使用する

保護手袋・マスクを使用する

使用後は手を水で洗う

目に入った場合は，水で充分に洗い流す

必ず換気する

図8-10 安全図記号

〔日本石鹸洗剤工業会：CLEAN AGE252号（https://www.jsda.org/w/06_clage/4clean_252-2.html）（最終アクセス2024年9月4日）より引用〕

F 衛生動物

　衛生動物とは様々な公衆衛生上の問題を起こし，人の健康に直接的な害をなす動物の総称である．室内環境で人の健康に影響する衛生動物にはゴキブリ，蚊，ハエ，ダニ，ネズミ等重要な感染症を媒介する昆虫，動物がある．わが国では環境衛生が著しく改善された結果，衛生動物が媒介する感染症は減少した．しかし，近年ではツツガムシ病，マダニが媒介する日本紅斑熱，ライム病，脳炎等の新興感染症が認められはじめ，家屋内のヒョウヒダニによるアレルギー疾患等も大きな問題になっている．都市部ではクマネズミが増え，ドブネズミからの**レプトスピラ症**の媒介が憂慮されている．

1 衛生動物の影響

▶ 室内塵の約50％はダニの死骸や糞といわれる

　室内塵ダニ，ペット，カビ類や，衣服付着の花粉等の室内環境因子がアレルギーや喘息の原因あるいは増幅因子となる可能性があり，ダニの死骸と糞は室内塵の約50％といわれる．高温多湿の室内環境は，ダニの増殖に最適な状況であるため，ダニが原因といわれるアトピー性皮膚炎，気管支喘息，じんましん，アレルギー性鼻炎，結膜炎，乳幼児突然死症候群等の症状を引

き起こすことが知られている．さらに最近の住宅は，気密性が高くエアコンによって室内の温度が安定しているため，ダニ，さらにゴキブリが繁殖しやすい条件になっている．室内の湿度が低くても，カーペットの下や畳のなか等が高湿度になれば繁殖する条件（気湿60〜80%）となるので注意が必要である．

② 衛生動物の種類と特徴

▶ ダニ，ゴキブリ，ハエ，ネズミ等が該当する

ⓐ ダ ニ

　ダニのなかでもツメダニは皮膚を刺してアレルギー性皮膚炎を引き起こし，ヒョウヒダニ（家庭にいる数十種類のダニのなかで90%を占める）は，これらの死骸や糞がアレルギーの原因となる．シックハウス症候群は化学物質を原因とするだけではなく，カビ・ダニ等の生物由来物質とも絡んで症状をきたすので注意が必要である．

ⓑ ゴキブリ

　寄生虫の中間宿主となるほか，細菌性食中毒や経口感染症を伝播する．駆除方法としては**有機リン系殺虫剤**を用いた駆除剤や粘着シートによる捕獲器が有効である．

ⓒ ハ エ

　細菌性食中毒，寄生虫症さらに経口感染病を媒介する．駆除剤として有機リン系殺虫剤が有効である．

ⓓ ネズミ

　食品衛生上問題となるのは家ネズミ（ドブネズミ，クマネズミ，ハツカネズミ）であり，農地や山林，貯穀倉庫等で農作物を加害するのは野ネズミである．家ネズミのなかでドブネズミは下水，台所，食品倉庫，クマネズミは屋根裏，戸棚に生息する．糞尿に病原菌等を排泄し，食中毒（主にサルモネラ属菌）や経口感染症の二次感染の媒介動物となる．駆除方法として捕獲器や粘着シートのほかに，**殺そ剤***を散布して体毛に付着させ舐めさせたり，ネズミの餌に混ぜて，経口的に摂取させる方法が用いられる．また，ネズミの侵入を防ぐための忌避剤も用いられる．

*殺そ剤
経口摂取させ効果を期待する薬剤である．殺虫剤や除草剤と違い，対象のネズミに直接散布したりして使用するものではない．家ネズミには，体に付いた薬剤を舐めさせる α-ナフチルチオウレア（アンツウ），餌として食べさせるシリロシド等が用いられる．野ネズミには，クマリン誘導体やモノフルオロ酢酸ナトリウム等が，敷地内の花壇の植物や植木をネズミの被害から守るため農薬殺そ剤として，敷地内の雑草地に生息し畜鶏舎に侵入するネズミを駆除するためには動物用医薬部外品殺そ剤として用いられている．

練習問題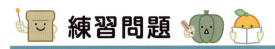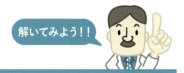

以下の問題について，正しいものには○，誤っているものには×をつけなさい．

Q1 HACCP には，重要管理点の安全確認記録が必ずしも必要ではない．

Q2 HACCP とは，危害分析重要管理点の英語の頭文字をとったものである．

Q3 食品安全マネジメントの国際基準規格に ISO14000 がある．

Q4 ISO9000 は品質マネジメント規格と呼ばれる．

Q5 生の食肉や魚肉が接触したまな板や調理器具は，使用直後に流水で洗浄すれば，引き続いて安全に使用できる．

Q6 ノロウイルス汚染のおそれがある食品を除き，食品の安全性を確保するための適切な加熱とは，食品の表面が 75℃で 1 分間以上保たれることである．

Q7 冷蔵庫内での交差汚染（二次汚染）を防ぐ目的で，加熱済みの食品（汚染度が低い）は生の肉類や魚介類（汚染度が高い）よりも上段で保存する．

Q8 調理済みの食品は室温で 2 時間以上放置して，十分に冷却してから保存するのがよい．

Q9 食べ残しを保存する場合には，何日間保存したものか後でわかるように表示をして，ただちに冷却（5℃以下）する．

Q10 洗浄の主な作用が酸，アルカリまたは酸化剤の化学作用によるものを合成洗剤という．

Q11 洗浄の主な作用が石けん以外の界面活性剤であるものを合成洗剤という．

Q12 合成洗剤と石けんの違いは洗浄補助剤の種類による．

Q13 界面活性剤に研磨剤を加えたものも洗浄剤に分類される．

Q14 衛生動物の多くは低湿を好むため，衛生動物の害を避けるためには高湿を保つべきである．

Q15 ゴキブリとハエは，消化器系感染症や寄生虫病の媒体となる．

9 食品用器具および容器包装

Ⓐ 器具・容器包装と法規制

　器具および容器包装については，食品衛生法第4条で以下のように定義されている．

　器具とは，飲食器，割ぼう具その他食品または添加物の採取，製造，加工，調理，貯蔵，運搬，陳列，授受または摂取の用に供され，かつ，食品または添加物に直接接触する機械，器具その他の物をいう．ただし，農業および水産業における食品の採取の用に供される機械，器具その他の物は，これを含まない．

　容器包装とは，食品または添加物を入れ，または包んでいる物で，食品または添加物を授受する場合そのままで引き渡すものをいう．

　食品の製造装置，貯蔵および運搬用タンク，調理器具（鍋，釜，まな板，包丁），食器（茶碗，皿，コップ，箸）等は器具，箱，袋，ビン，缶，パック，アルミ箔，ラップフィルム等は容器包装に該当する．形がある入れ物が容器，包むためのものが包装であるが，食品衛生法ではこれらを区別していない．すなわち，器具・容器包装には，農水産業における食品の摂取後に食品または添加物に直接接触するすべての物品が含まれる．

　器具・容器包装には，セラミック（ガラス，陶磁器等），金属（鉄，アルミニウム等），プラスチック（ポリエチレン，ポリプロピレン等），天然素材（木，竹，紙等）等，多様な材質が使用される．また，必要に応じて，酸化防止剤，可塑剤，充填剤，着色剤等の化学物質も使用されている．

　器具・容器包装は，食品に影響を与えず安全であることが求められるが，使用条件によっては，材質中の化学物質が食品に移行する可能性がある．食品衛生法では，器具・容器包装の安全性を確保するため，「食品，添加物等の規格基準」（昭和34年厚生省告示370号）の「第3　器具および容器包装」において，**器具・容器包装の規格基準**とその適否判定のための試験法を定めており，これらの規格基準を満たさない製品は製造，輸入，販売，または営業上使用してはならない（食品衛生法第18条）．

　器具・容器包装の規格基準のうち，「A　器具もしくは容器包装またはこれらの原材料一般の規格」を**表9-1**，「D　器具もしくは容器包装またはこれらの原材料の材質別規格」の抜粋を**表9-2**に示す．そのほか，Bには一般試験法，Cには試薬・試液等，Eには用途別規格，Fには製造基準が規定されている．

256   9. 食品用器具および容器包装

表9-1 器具・容器包装またはこれらの原材料一般の規格

原材料	品目	規格
金属	器具	銅，鉛またはこれらの合金が削り取られるおそれのある構造でないこと
	メッキ用スズ	鉛：0.1％以下
	器具・容器包装の製造・修理に用いる金属	鉛：0.1％以下 アンチモン：5％未満
	器具・容器包装の製造・修理に用いるハンダ	鉛：0.2％以下
	電流を直接食品に通ずる装置を有する器具の電極	鉄，アルミニウム，白金，チタンに限る（食品を流れる電流が微量である場合はステンレスも可）
全般	器具・容器包装	食品衛生法施行規則別表第1に掲載する以外の化学的合成品の着色料は使用不可（食品に混和するおそれがないように加工されている場合を除く）
紙	器具・容器包装	紙中の水分または油分が著しく増加する用途または長時間の加熱を伴う用途には，古紙原材料は使用不可（紙中の有害物が食品に混和するおそれのないように加工されている場合を除く）
合成樹脂		合成樹脂の原材料であって，これに含まれる物質（着色料として使用される場合を除く）は，別表第1のとおりとする．別表第1第2表に掲げる物質は，別表第1第1表の物質名欄に掲げる物質に対して，材質区分欄に定められた材質区分に該当する材質区分別使用制限欄に掲げる量を超えて器具又は容器包装の原材料として使用されてはならない.

〔厚生労働省：食品，添加物等の規格基準（第3　器具及び容器包装）（https://www.mhlw.go.jp/content/000757879.pdf）（最終アクセス2024年7月18日）；消費者庁：食品，添加物等の規格基準の一部改正の新旧対照表（https://www.caa.go.jp/policies/policy/standards_evaluation/appliance/positive_list_new/assets/001206775.pdf）（最終アクセス2024年7月18日）を参考に作成〕

B 材質の判別

　器具・容器包装は様々な材質で構成されるが，材質によって使用可能な温度範囲，衝撃強度，耐酸性等の特性，残存する化学物質が異なり，さらには適用される規格も異なる．また，リサイクルを目的とした分別の際にも材質判別は重要である．

　器具・容器包装の材質は一見しただけで判別できるものもあるが，専門家でも判別が難しいものも少なくない．プラスチックやゴムは赤外吸収スペクトルや熱分解クロマトグラフィー等により判別を行うが，簡易な判別法としては次のようなものがある．試験片を水中に入れて浮かぶのはポリエチレン，ポリプロピレンまたは発泡ポリスチレン，水には沈むが15％食塩水に浮かぶのはポリスチレン，AS樹脂，ABS樹脂である．また，炎色反応（バイルシュタイン反応）で緑色の炎が観察されるのは塩素を含有するポリ塩化ビニルまたはポリ塩化ビニリデンである．そのほかに，燃焼させたときの様子や臭気等で判別する方法もあるが，有毒ガスが発生する可能性がありドラフト内で行わなければならない．

　最近では様々な目的のために材質が表示されることが多くなり，簡単に材質を知ることができるようになってきた．その主なものは家庭用品品質表示とリサイクル識別表示マーク（図9-1）である．

表9-2 器具もしくは容器包装またはこれらの原材料の材質別規格（抜粋）

原料	種類	材質試験（μg/g）	溶出試験 試験項目	浸出条件	浸出用液	規格（μg/mL）
陶磁器	液体を満たせないか深さ 2.5 cm 未満		カドミウム	常温(暗所) 24 時間	4 %酢酸	0.7 以下*1
			鉛			8 以下*1
	深さ 2.5 cm 以上で加熱調理用器具		カドミウム			0.05 以下
			鉛			0.5 以下
	深さ 2.5 cm 以上で加熱調理用器具以外　容量 1.1L 未満		カドミウム			0.5 以下
			鉛			2 以下
	容量 1.1～3 L		カドミウム			0.25 以下
			鉛			1 以下
	容量 3 L 以上		カドミウム			0.25 以下
			鉛			0.5 以下
合成樹脂	合成樹脂一般（一般規格）	カドミウムおよび鉛各 100 以下	重金属	60 ℃ 30 分間*2	4 %酢酸	1 以下（鉛として）
			KMnO₄*3		水	10 以下
	ポリ塩化ビニル（PVC）（個別規格）	ジブチルスズ化合物 50 以下（二塩化ジブチルスズとして），クレゾールリン酸エステル 1,000 以下，塩化ビニル 1 以下	蒸発残留物	25 ℃ 1 時間	ヘプタン*4	150 以下
				60 ℃ 30 分間	20% エタノール*5	30 以下
				60 ℃ 30 分間*2	水*6	
					4% 酢酸*7	
	ポリエチレン（PE）およびポリプロピレン（PP）（同上）		蒸発残留物	25 ℃ 1 時間	ヘプタン*4	30 以下*8
				60 ℃ 30 分間	20% エタノール*5	30 以下
				60 ℃ 30 分間*2	水*6	
					4% 酢酸*7	
	ポリエチレンテレフタレート（PET）（同上）		アンチモン	60 ℃ 30 分間*2	4% 酢酸	0.05 以下
			ゲルマニウム			0.1 以下
			蒸発残留物	25 ℃ 1 時間	ヘプタン*4	30 以下
				60 ℃ 30 分間	20% エタノール*5	
				60 ℃ 30 分間*2	水*6	
					4% 酢酸*7	
	ポリカーボネート（PC）（同上）	ビスフェノールA（フェノールおよび p-tert-ブチルフェノールを含む）500 以下，ジフェニルカーボネート 500 以下，トリエチルアミンおよびトリブチルアミン 1 以下	ビスフェノールA（フェノールおよび p-tert-ブチルフェノールを含む）	25 ℃ 1 時間	ヘプタン*4	2.5 以下
				60 ℃ 30 分間	20% エタノール*5	
				60 ℃ 30 分間*2	水*6	
					4% 酢酸*7	
			蒸発残留物	25 ℃ 1 時間	ヘプタン*4	30 以下
				60 ℃ 30 分間	20% エタノール*5	
				60 ℃ 30 分間*2	水*6	
					4% 酢酸*7	
ゴム	哺乳器具	カドミウムおよび鉛各 10 以下	フェノール	40 ℃ 24 時間	水	5 以下
			ホルムアルデヒド			陰性
			亜鉛			1 以下
			重金属		4% 酢酸	1 以下（鉛として）
			蒸発残留物		水	40 以下

*1 単位：μg/cm²，　*2 使用温度が 100℃を超える場合は 95℃ 30分間
*3 過マンガン酸カリウム消費量，ただし，フェノール樹脂，メラミン樹脂およびユリア樹脂を除く．
*4 油脂および脂肪性食品，　*5 酒類，　*6 pH5 を超える食品，　*7 pH5 以下の食品
*8 使用温度が 100℃以下の試料にあっては 150 μg/mL
〔厚生労働省：食品，添加物等の規格基準（第3　器具及び容器包装）（https://www.mhlw.go.jp/content/000757879.pdf）（最終アクセス 2024年7月18日）を参考に作成〕

アルミ缶　スチール缶　紙製容器包装　プラスチック製容器包装　ペットボトル

図9-1　主なリサイクル識別表示マーク

家庭用品品質表示は，消費者庁が所管する家庭用品品質表示法により，繊維製品，合成樹脂加工品，雑貨工業品等を対象として，品質表示を適正に行い，一般消費者の利益を保護することを目的とする．プラスチック製の食事用または台所用器具（皿，碗，コップ，シール容器，弁当箱，まな板，製氷用器具等）やポリエチレンやポリプロピレン製袋等が対象となっており，原料樹脂のほか，耐熱温度，取り扱い上の注意，表示者名等の表示が義務付けられている．

リサイクル識別表示マークは，食品用容器包装（パッケージ）のうちアルミニウムおよびスチール缶，紙，プラスチックおよびペットボトルに表示される（**図9-1**）．これらのマークは資源の有効利用の促進に関する法律（**容器包装リサイクル法**）により表示が義務付けられており，消費者がゴミを出すときの分別を容易にし，市町村の分別収集を促進することを目的としている．また，プラスチック製容器包装のマークには，その下にPE，PP，PS，PET等が記載されていることがある．これはプラスチックの種類を示すもので，それぞれポリエチレン，ポリプロピレン，ポリスチレン，ポリエチレンテレフタレートの略号である．数種類が記載されている場合はそれらが複合して使用されていることを示す．

C　器具・容器包装による食品汚染

器具・容器包装中の化学物質が食品に移行したことによる食品汚染の例を示す．その後，製造中止，製品の改良，法規制等により，現在ではこれらの食品汚染は生じていないか，大幅に減少した．

1　缶詰におけるスズの溶出

▶ 缶内部の塗装により，缶詰食品のスズ流出事故はみられなくなった

缶詰用金属缶の素材として，以前は主に鋼板にスズメッキをしたブリキがそのまま使用されていた．1960年代に缶ジュースによる嘔吐，下痢等の中毒が発生したが，その原因は金属缶からジュースに溶出した数百 $\mu g/mL$ の**スズ**であった．その後，缶の内面をエポキシ樹脂等で塗装することにより，

食品による缶の腐食および食品への金属の溶出を防止するようになった．また，スズを用いないアルミニウム缶やティンフリースチール缶も開発された．現在では，ブリキの無塗装缶は一部のフルーツ缶等に使用されているのみであり，スズの溶出量も $10 \sim 30\,\mu g/mL$ 以下である．コーデックス規格では果実・野菜缶詰のスズの暫定許容量を $250\,\mu g/mL$ 以下，わが国ではジュース等の清涼飲料水において $150\,\mu g/mL$ 以下と定めている．

② ポリカーボネート食器や缶詰からのビスフェノールAの溶出

▶ ビスフェノールAの溶出がみられる輸入缶詰には依然注意が必要である

1990年代に給食用食器や哺乳瓶に汎用されていた**ポリカーボネート**や金属缶内面塗装の**エポキシ樹脂**は，いずれも**ビスフェノールA**（図9-2）を原料とする．そのため，これらの材質中には未重合のビスフェノールAが残存する．ビスフェノールAは *in vitro* や *in vivo* の多くの実験でエストロゲン活性が確認され，生殖・発生毒性も報告されている．

ポリカーボネート製品からのビスフェノールAの溶出量は一般に $0.5\,ng/mL$ 以下と低い．しかし，アルカリ洗浄や高温乾燥等でポリカーボネートが劣化してビスフェノールAが生成し，$100\,ng/mL$ を超える溶出がみられた事例がある．国内では，2000年頃までにポリカーボネート製の食器や哺乳瓶の製造は中止され，現在ではほとんど流通していない．

一方，1990年代には，魚肉，畜肉，野菜の水煮等の缶詰食品やコーヒー，紅茶等の缶飲料から，$50 \sim 600\,ng/mL$ のビスフェノールAが検出された．食品を金属缶に充填して加熱滅菌する際に，エポキシ樹脂が軟化してビスフェノールAが溶出する．わが国では，内面にポリエチレンテレフタレート（PET）を用いたり，エポキシ樹脂のビスフェノールA残存量を減らす等の改良を加え，世界に先駆けてビスフェノールA低減缶（溶出量：飲料用 $5\,ng/mL$，食品用 $10\,ng/mL$ 以下）を開発した．そのため，国産缶詰中のビスフェノールA量は大幅に減少した．ただし，輸入缶詰では依然として高濃度のビスフェノールAを含有するものがある．

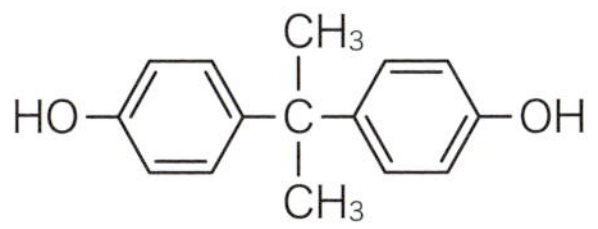

図9-2 ビスフェノールA

③ ポリ塩化ビニル製器具・容器包装および玩具からのフタル酸エステルの溶出

▶ DEHPを含有するポリ塩化ビニル製手袋の使用禁止で食品中の含有量は大幅に減少した

フタル酸エステルはフタル酸の2個のカルボン酸にアルコールがエステル結合した化合物の総称であり，**ポリ塩化ビニル**等の合成樹脂に柔軟性を与える可塑剤として添加される．このうち**フタル酸ビス（2-エチルヘキシル）（DEHP）**（**図9-3**）やフタル酸ジブチル（DBP）では精巣毒性や生殖・発生毒性があり，内分泌かく乱作用も疑われている．

1990年代のポリ塩化ビニル製手袋や玩具はDEHPを10〜40％程度含有していた．調理や配膳に用いた使い捨て手袋により，コンビニ弁当から0.35〜11.8 µg/g，病院食から0.03〜4.4 µg/gのDEHPが検出されたが，手袋を用いない食堂の定食では低かった（**表9-3**）．また，手袋で油脂を含有する食品に短時間接触するだけでDEHP含有量が高くなることも明らかとなった．そこで，厚生省（当時）は2000年にDEHP含有手袋の食品への使用を避けるよう通知し，その結果，食品中のDEHPは激減した．さらに，手袋以外の器具・容器包装からのばく露も懸念されたことから，2002年にはDEHPを含有するポリ塩化ビニルは，油脂または脂肪性食品を含有する食品と接触する器具・容器包装や玩具に使用してはならないこととされた．これらの規制により器具・容器包装中のフタル酸エステル含有量は大幅に減少した．しかし，DEHP含有手袋は現在でも医療用，実験用等として販売されており，それらを食品用途に誤用しないよう気をつける必要がある．

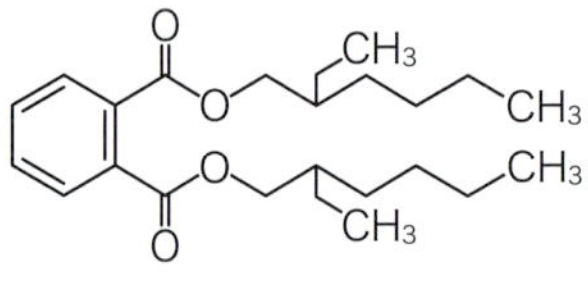

図9-3 フタル酸ビス（2-エチルヘキシル）

表9-3 食品中のフタル酸ビス（2-エチルヘキシル）含有量

検査年	食 品	食品中の濃度（µg/g）		
		最小値	平均値	最大値
1999	コンビニ弁当	0.35	4.34	11.8
	病院食	0.03	0.52	4.4
	食堂定食	0.01	0.07	0.3
2001	コンビニ弁当	0.05	0.20	0.52
	病院食	0.01	0.10	0.68

④ ポリ塩化ビニル製ラップフィルムからの溶出物

▶ ラップフィルムからのノニルフェノールの溶出は2000年以降みられなくなった

　ポリ塩化ビニル製**ラップフィルム**は伸縮性や粘着性がよいことから主に業務用フィルムとして使用される．1990年代にはほぼすべてのスーパーマーケット等で使用されていたが，現在は50％程度で残りはポリオレフィン系フィルム等が使用されている．1990年代にポリ塩化ビニル製ラップフィルムから内分泌かく乱作用が疑われる**ノニルフェノール**が検出され，ラップ包装された魚や肉等からも検出された．原因はポリ塩化ビニルに添加された酸化防止剤トリス（ノニルフェニル）ホスファイトの分解物であったが，2000年には業界が配合を変更し検出されなくなった．

　その他に，ポリ塩化ビニル製ラップフィルム等にはアジピン酸エステル等の可塑剤を20％程度含有している．それらは油性食品に移行しやすいため，油性食品と接触した状態で加熱することは避けたほうがよい．

Ⓓ 器具・容器包装に由来する環境問題とその対応

　器具・容器包装は，食品の品質保持や輸送において必要不可欠なものであるが，使用後はゴミとして捨てられてしまうため，器具・容器包装やこれらに含まれる多様な化学物質が環境に放出されることで様々な問題が生じる．

　2015年の国連サミットにおいて採択された**持続可能な開発目標（SDGs）**は，石油の枯渇，有害物質による汚染，海洋プラスチックゴミ，地球温暖化等の環境問題に対する取り組みの活性化を促し，器具・容器包装の材質に大きな変化を生じさせている．とくに，器具・容器包装の主な材質である合成樹脂については，2022年の「プラスチックに係る資源循環の促進等に関する法律」の施行により，合成樹脂製品の削減，再利用，リサイクル（Reduce, Reuse, Recycle：3R），再生素材や再生可能資源（紙，バイオマスプラスチック等）への切替え（Renewable）による循環型社会の実現に向けた積極的な取り組みが求められている．そのため，これまでは「ゴミ」として位置づけられていた使用済みの容器包装は，近年では「資源」としてみられるようになっており，近年では環境保全に配慮した器具・容器包装の開発や製造を行っている事業者も多く存在する．

① 残留性有機汚染物質の低減化

▶ 使用されていないが，環境や人体から検出されることがある

　ダイオキシン類や有機フッ素化合物などの**残留性有機汚染物質（POPs：Persistent Organic Pollutants，p.162参照）**は，自然界で分解されにくく，

蓄積性や残留性が強いことから，世界的に生産や使用が制限されている．

　これらのなかには過去に器具・容器包装の原材料として使用されていた物質もあるが，現在は使用されていない．このうち，有機フッ素化合物は，熱や薬品に強く水や油をはじく等の性質をもち，食品包装紙やフライパンのコーティング剤等に使われていたが，現在は製品から検出されることはない．しかし，器具・容器包装以外の広い範囲の製品でも使用されていたため，いまだに河川水や人々の血液から検出される．

　さらに，わが国では器具・容器包装の材質として使用されるプラスチック（合成樹脂）に対して，安全性が確認された物質のみを原材料として可能とするポジティブリスト制度が2020年に導入された．この制度は現在では多くの国や地域でも運用されており，有害物質の使用を制限する制度でもあることから，残留性有機汚染物質に限らず，器具・容器包装に由来する有害物質の環境汚染は今後減少していくことが予想される．

② 材質や原材料の変化

▶ 天然素材や再生可能資源の使用量が増加している

　大部分のプラスチックは石油を原料として製造される．そのため，プラスチックをゴミとして焼却すると石油由来の二酸化炭素が発生し，地球温暖化を促進するといわれている．また，プラスチックは安定性が高く自然環境では分解されにくいことから，プラスチックゴミによる海洋汚染が問題視されている．

　これらの問題への対策として，植物や岩石等から得られる天然素材，植物等の再生可能な有機資源を原料とするバイオマスプラスチック，微生物等により最終的に水と二酸化炭素に分解される生分解性プラスチック等を用いた製品の研究・開発が進められている．実際に，紙ストロー，紙スプーン，紙製のカップ麺容器等がすでに使用されているほか，サトウキビやトウモロコシ等の糖や油脂等の植物原料を発酵させて得られるエタノール等が合成樹脂の原料として活用されている．また，従来の製品よりも天然素材を多く配合することで石油由来の成分の割合を減らした製品も開発されている．

③ 器具・容器包装の再利用の推進

▶ ペットボトルがペットボトルにリサイクルされている

　過去にはゴミとして焼却または埋め立てられていた器具・容器包装の多くが，現在では回収されて**リユース**または**リサイクル**されている．これらの取り組みは，ゴミを減らすこととなるため，有害物質による環境汚染，地球温暖化問題，海洋プラスチックゴミ問題への対策の一部となっている．

　リユースとは，使用済み製品をそのままの形で繰り返し使うことをいい，

牛乳瓶やビール瓶等の再利用が該当する．リサイクルは，廃棄物から使用可能な部分を取り出し，原料やエネルギーとして利用することをいい，金属缶，ペットボトル，牛乳パック，ポリスチレン製トレイ等の再資源化が該当する．使用済みペットボトルの20％以上が再度ペットボトルやペットトレイの原材料として利用されている．このように使用済み製品を原料として，再度同じ種類の製品につくり替えることを**水平リサイクル**という．同様の取り組みがポリスチレン製トレイでも行われているが，他のプラスチック製品では研究，開発の段階であり，実用化には至っていない．

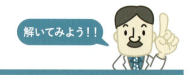

以下の問題について，正しいものには○，誤っているものには×をつけなさい．

Q1 食品衛生法でいう食品衛生とは，食品や添加物のみでなく，器具・容器包装も対象となる．

Q2 食品衛生法では，器具・容器包装の規格基準が設定されていない．

Q3 食品添加物を採取するバケツは，食品衛生法でいう器具に該当しない．

Q4 再生紙を原料とした紙でコーヒーフィルターを製造してはならない．

Q5 ガラス製の器具・容器包装では，ヒ素の溶出量が規制されている．

Q6 合成樹脂製の器具・容器包装では，鉛の含有量が規制されている．

Q7 フタル酸エステルはプラスチックの劣化を抑制する酸化防止剤である．

Q8 ゴム製の哺乳器具では，亜鉛の含有量が規制されている．

Q9 リサイクルされた材料を器具・容器包装の原材料として使用することは禁止されている．

10 食品の安全性問題

A 輸入食品

1 輸入食品の現状

▶ わが国にとって輸入食品は重要な位置を占める

　わが国の人口は世界の1.6％であるが，農産物の貿易では世界全体の3.5％も輸入している．農産物の輸出は少数の国が大きな割合を占め，生産量のうち輸出にまわされる割合が低いという特徴がある（図10-1）．このことは，わが国の食品供給における輸入食品の占める増加は，世界の食料事情に依存することを意味する．近年，中国の経済発展に伴い，輸入農産物に占める中国の割合が増加している．さらに，世界人口の急激な増加を考え合わせると，今後世界的規模での食糧争奪戦が激化する可能性がある．

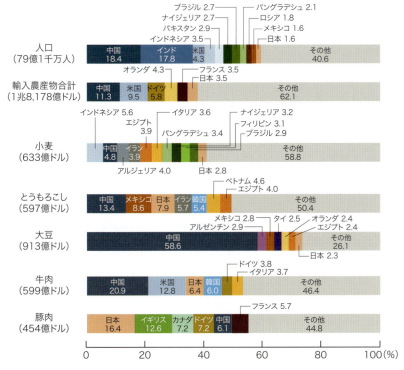

図10-1 世界人口および農産物輸入に占める日本の割合（2021年）
〔FAO：FAOSTAT資料を参考に作成〕

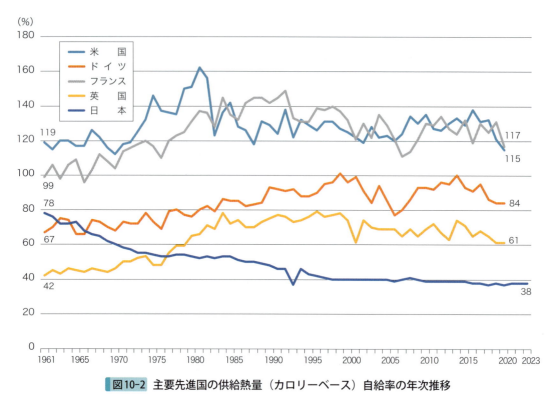

図10-2 主要先進国の供給熱量（カロリーベース）自給率の年次推移

* 農林水産省「食料需給表」，FAO "Food Balance Sheets" 等をもとに農林水産省で試算．供給熱量総合食料自給率は，総供給熱量に占める国産供給熱量の割合である．なお，畜産物については，飼料自給率を考慮している．また，アルコール類は含まない．ドイツについては，統合前の東西ドイツを合わせたかたちで遡及している．
（日本のみ2023年までのデータ掲載）
〔農林水産省：知ってる？日本の食料事情，食料自給率・食料自給力について（http://www.maff.go.jp/j/zyukyu/zikyu_ritu/012.html）（最終アクセス2024年10月25日）を参考に作成〕

　一方，食品の流通は，世界規模でますます広範囲になり，わが国では輸入食品の増加に伴う食の国際化が急速に進行している．わが国の**食料自給率**は，38％（カロリーベース：2023年度）であり，他の先進国と比較して非常に低い（**図10-2**）．国別に自給率の年次推移をみると，米国やフランスのような食料輸出国の自給率は100％を超えて推移している．一方，1965年当時わが国より自給率の低かったドイツは，その後90％以上に，英国は約65％と高くなったのに対し，わが国は減少し続けて最新の発表（2023年度）では38％である．品目別自給率（重量ベース）（2020年度，**表10-1**）にみると，米（主食用）は約100％を維持しているものの，小麦15％，豆類8％と穀物類の自給率が低く，飼料用を含む穀物全体の自給率は25％である．また，砂糖類，油脂類の自給率も低いのが特徴である．

　地球環境意識の下，わが国が行っている大量の食糧輸入と地球環境問題との関連に注目が集まっている．そのような背景の下，農林水産省の研究所が輸入食料と輸送距離を総合的・定量的に把握する「**フード・マイレージ**」という指標を提案している．**フード・マイレージ**とは，輸入相手国別の食料輸入量に輸送距離を乗じ，その国別の数値を合計することにより求められる

A. 輸入食品　267

表10-1 品目別食料自給率（重量ベース）の年次推移

（単位：%）

		1965年	1975年	1985年	1995年	2005年	2020年
品目別自給率	米	95	110	107	104	95	97
	小麦	28	4	14	7	14	15
	いも類	100	99	96	87	81	73
	豆類	25	9	8	5	7	8
	大豆	11	4	5	2	5	6
	野菜	100	99	95	85	79	80
	果実	90	84	77	49	41	38
	みかん	109	102	106	102	103	101
	りんご	102	100	97	62	52	61
	牛肉	95(84)	81(43)	72(28)	39(11)	43(12)	36(9)
	豚肉	100(31)	86(12)	86(9)	62(7)	50(6)	50(6)
	鶏肉	97(30)	97(13)	98(10)	69(7)	67(8)	66(8)
	鶏卵	100(31)	97(13)	98(10)	96(10)	94(11)	97(12)
	牛乳・乳製品	86(63)	81(44)	85(43)	72(32)	68(29)	61(26)
	魚介類	100	99	93	57	51	55
	海藻類	88	86	74	68	65	70
	砂糖類	31	15	33	31	34	36
	油脂類	31	23	32	15	13	13
	きのこ類	115	110	102	78	79	89

牛肉，豚肉，鶏肉，鶏卵，牛乳・乳製品の（　）については，飼料自給率を考慮した値.
〔農林水産省：食料需給表（https://www.maff.go.jp/j/zyukyu/fbs/index.html）（最終アクセス2024年10月25日）より引用〕

〔食料の輸送量(t)×輸送距離(km)〕. この値が大きいほど，一般に地球環境への負荷が大きいことを表す. わが国では，2001年に約9,000億t・kmであったものが，2016年に約8,413億t・kmとなっている. 諸外国と比較すると，データは2001年のものであるが，米国はわが国の約3割，英国とドイツは約2割，フランスは1割程度である. このように，わが国の「フード・マイレージ」の数値は他国と比べ非常に高く，長距離輸送を経た多量の輸入食品に依存したわが国の食料供給構造の特異性を示している.

② 監視体制

▶ **輸入食品は国際基準とわが国独自の基準で監視されている**

ⓐ 輸入食品に対する国際基準

1）コーデックス委員会（Codex）

　食品は地域の伝統的食文化や歴史により発展してきたものであり，その規格基準は国や地域により異なることも多い. また，食料生産・食品と健康・安全性とは密接な関係にあるため，各国は消費者保護等を目的に独自の食品規制を行っている. このように食品に対する考え方は世界共通ではなく，このことが逆に国際貿易の障害要因になっている. したがって，消費者の健康

の保護，食品の公正な貿易の確保等を目的として，1962年にFAOと**世界保健機関**（WHO）が合同で，国際的な食品規格を策定することが決められ，1963年に**国際食品規格委員会**（通称**コーデックス委員会**，Codex Alimentarius Commission，CAC）を設立し，食品規制の国際的な統一規格（**コーデックス規格**）の策定作業を進めている．わが国は1966年より加盟しており，2023年3月現在，188ヵ国，1加盟機関（欧州連合，EU）が加盟している．

●コーデックス委員会

2）世界貿易機関（WTO）

世界貿易機関（World Trade Organization，**WTO**）とは，貿易について国家間の問題を取り扱う国際機関である．食品の国際取引の拡大に伴い，各国の食品衛生規制等の違いによる貿易障壁が問題視されるようになった．その解決策として，WTO加盟国は**SPS協定**（**衛生植物検疫措置の適用に関する協定**，Agreement on the Application of **S**anitary and **P**hyto**s**anitary Measures）を制定し，締結していった．SPS協定は，①国際基準の尊重，②措置の透明性の確保（科学的根拠に基づく），を行うことを前提に，各国が独自の基準を定めることを認めている．つまり，国際基準（コーデックス規格）がある場合は，輸入食品に対し自国内での食品の安全のためにとる措置はコーデックス規格に基づいて行われること，気候や食品安全状況の違いから独自の基準を制定する際は，その基準が科学的に正当な理由を求められるとしている．

このように，コーデックス規格はわが国で流通する食品の安全管理に大きな影響を及ぼし，国内基準も国際基準に合わせることが必要になる．ただし，コーデックスで決められた基準に加盟国が従う義務は必ずしもない．実際，農薬の残留基準について，コーデックスの基準に各国とも準拠しているが，個別の農薬ごとにみれば，必ずしも残留基準は同じではない（**表10-2**）．しかしながら，コーデックス規格よりも厳しい規格を輸入食品に課す場合は，その規格に科学的正当性が示されない限り非関税障壁とみなされ，WTOに訴えられる可能性がある．

表10-2 残留農薬の国際基準比較

	日本	国際基準 （コーデックス基準）	米国
日本の基準が国際基準より厳しいもの（アジンホスメチル：殺虫剤）			
ブルーベリー	1 ppm	5 ppm	5.0 ppm
アーモンド	なし（0.01 ppm）	0.05 ppm	0.2 ppm
日本の基準が国際基準と同じもの（クロルピリホスメチル：殺虫剤）			
米	0.1 ppm	0.1 ppm	6.0 ppm
小麦	10 ppm	10 ppm	6.0 ppm
日本の基準が国際基準より緩いもの（イミダクロプリド：殺虫剤）			
ぶどう	3 ppm	1 ppm	1.0 ppm
ブロッコリー	5 ppm	0.5 ppm	なし（不検出）
マンゴー	1 ppm	0.2 ppm	1.0 ppm

〔厚生労働省：残留農薬（http://www.mhlw.go.jp/stf/seisakunitsuite/bunya/kenkou_iryou/shokuhin/zanryu/faq.html）（最終アクセス2023年2月27日）より引用〕

b 輸入食品の監視・指導

　輸入食品の輸入時の監視は，国（検疫所）が実施し，国内に流通する輸入食品の監視は国産品と同様に地方自治体（保健所）が実施している．わが国で販売または営業上使用する食品を輸入する場合は，**食品衛生法**に基づき，その都度**検疫所**に**食品等輸入届出書**を提出する必要がある．この届出書は，空港や港にある全国31ヵ所の検疫所（輸入食品届出窓口設置検疫所）に提出しなければならない．現在では，届出件数の増加に伴い，届出の多くは輸入食品監視支援システム（FAINS）によってオンラインで行われるようになっている（**図10-3**）．検疫所では，**食品衛生監視員**が輸入食品監視，検査，輸入業者の指導等を行っている．具体的な輸入手続きの流れは図10-4の通りであり，食品衛生監視員が届出書を審査し，食品衛生法の規制に適合しているかを確認するとともに，食品衛生法違反の可能性の高い食品等については**検査命令**を実施し，その他の食品等については計画的な**モニタリング検査**が行われる．

　検査命令とは，過去に違反のあるものや違反の可能性の高い食品について，輸入の都度，輸入業者に対し検査を命令し，検査結果が法に適合しなければ輸入・流通が認められない検査である．

　モニタリング検査とは，多種多様な輸入食品の食品衛生上の状況を幅広く監視することを目的に，食品の種類ごとに輸入量，違反率等を勘案した統計的な考え方に基づく計画的な検査であり，違反の可能性の低い食品について横浜と神戸の2ヵ所の輸入食品・検疫センターおよび6検疫所の検査課で実

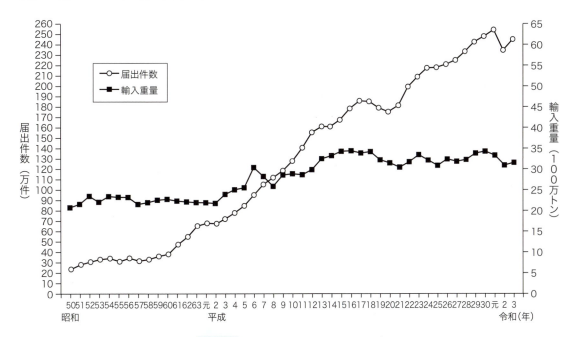

図10-3　年別輸入・届出数量の推移＊

＊ 昭和50年～平成18年は年次，平成19年以降は年度
〔厚生労働省：令和3年度輸入食品監視統計（https://www.mhlw.go.jp/stf/seisakunitsuite/bunya/kenkou_iryou/shokuhin/yunyu_kanshi/kanshi/index.html）（最終アクセス2024年10月25日）より引用〕

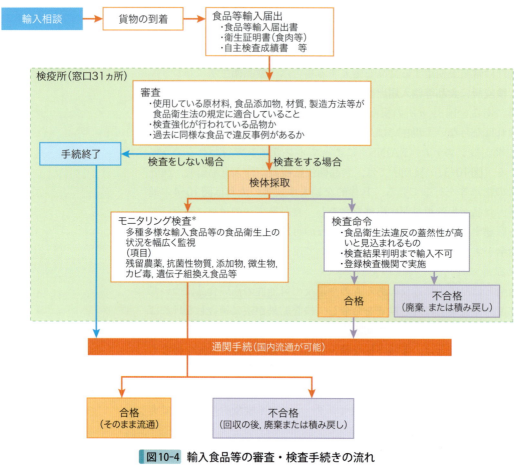

図10-4 輸入食品等の審査・検査手続きの流れ
*検査センター，検査課で実施．

施される．食品貨物はモニタリング検査の結果を待たずに通関手続きを進めることができるのが利点である．もし，検査結果に違反がみつかれば，都道府県等を通じて連絡し，違反食品の回収または廃棄等の措置がとられる．

厚生労働省によると，2021年度の輸入食品に対する検査は，届出件数の8.3％にあたる204,240件であった．このうち857件（延数）・809件（実数）が法違反として，積み戻し，廃棄または食用外転用等の措置がとられたが，これは届出数の0.03％に相当する．違反件数を条文別にみると，食品衛生法第13条（食品又は添加物の基準及び規格）の違反が536件（延数）・504件（実数）と違反全体の60％以上を占め，最も多い（表10-3）．

B 残留農薬のポジティブリスト制度

農産物，食資源の安定生産，病害虫の駆除，品質の維持，農作業の軽減等のためには，ある程度の農薬を使用することは避けられない．しかし，食品

B. 残留農薬のポジティブリスト制度　271

表10-3　輸入食品等の主な食品衛生法違反事例

違反条文	違反件数 (件)	構成比 (%)	主な違反内容
第6条 (販売を禁止される食品及び添加物)	211（延数） 211（実数）	24.6	アーモンド，とうもろこし，ピスタチオナッツ，落花生等のアフラトキシンの付着，キャッサバ等からのシアン化合物の検出，二枚貝の下痢性貝毒及び麻痺性貝毒の検出，米，小麦，菜種等の輸送時における事故による腐敗・変敗（異臭・カビの発生）等
第10条 (病肉等の販売等の制限)	5（延数） 5（実数）	0.6	衛生証明書の不添付
第12条 (添加物等の販売等の制限)	55（延数） 48（実数）	6.4	指定外添加物（TBHQ，アゾルビン，塩化メチレン，カルミン酸アルミニウムレーキ，サイクラミン酸，酸化亜鉛，パテントブルーV，メタノール，メチルコバラミン，ヨウ素化塩）の使用
第13条 (食品又は添加物の基準及び規格)	536（延数） 504（実数）	62.5	農産物及びその加工品の成分規格違反（農薬の残留基準超過，E.coli陽性等），畜水産物及びその加工品の成分規格違反（動物用医薬品の残留基準超過，農薬の残留基準超過等），その他加工食品の成分規格違反（大腸菌群陽性等），添加物の使用基準違反（安息香酸，ソルビン酸，ポリソルベート等），添加物の成分規格違反，放射性物質の基準超過，安全性未審査遺伝子組換え食品の検出等
第18条 (器具又は容器包装の基準及び規格)	50（延数） 42（実数）	5.8	材質別規格違反
計	857（延数） 809（実数）	100	

〔厚生労働省：令和3年度輸入食品監視統計（https://www.mhlw.go.jp/stf/seisakunitsuite/bunya/kenkou_iryou/shokuhin/yunyu_kanshi/kanshi/index.html）（最終アクセス2024年10月25日）より引用〕

中に残留し人体に有害な影響を与える可能性があるため，その使用方法，残留基準等の設定には科学的根拠に基づき，慎重に進める必要がある．なお，農薬の種類や毒性については第6章を参照．

1 残留農薬に関するポジティブリスト制度の概要

▶ 食品中の残留農薬はポジティブリスト制度で規制される

　国内で使用される農薬は，**農薬取締法**に基づき，**登録義務**およびその**使用基準**が，食品中の**残留農薬**については**食品衛生法**に基づき**残留基準**が定められている．2005年11月の時点では，農薬250品目，約9,000の残留基準値が定められていた．ところが，残留基準がいまだに設定されていない農薬が農作物や食品に混入していたとしても，流通を阻止するための基準が存在しない状況下では，規制することができなかった（ネガティブリスト制度）．そこで，残留基準がリストに定められている農薬以外は，原則，残留を認めないというポジティブリスト制度に移行することになった．

　2006年の食品衛生法改正に基づき，食品中の残留農薬について一定量を超えて農薬が残留する食品の販売等を原則禁止する**ポジティブリスト制度**が施行された（**図10-5**）．施行以前には残留基準が設定されていた農薬等は283品目で，国内外で使用される多くの農薬に残留基準がなく，規制することが困難であった．そこで，新たに施行されたポジティブリスト制度では，

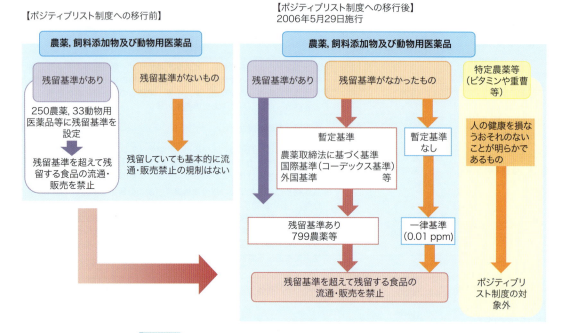

図10-5 食品中に残留する農薬等のポジティブリスト制度

これまでに残留基準のあったものも含め774品目（2024年9月現在）の農薬等に残留基準を設定し，それ以外の農薬は「人の健康を損なうおそれのない量」として**一律基準0.01 ppm**（食品1 kgあたり農薬が0.01 mg含まれる濃度）を新たに設けて，これらの基準値を超えて農薬が検出された場合，流通・販売を禁止することになった．この制度では，すべての食品が対象となるため，生鮮農産物以外にも畜水産物，加工食品も対象となる．一方で，人の健康を損なうおそれがないことが明らかな特定農薬等79物質が**対象外物質**となっている．具体例として，アスコルビン酸等の一部のビタミンや，グリシン等の一部のアミノ酸，重曹，クエン酸，鉄，ミネラルオイル等である．

2 農薬の残留基準策定の考え方

▶ 一日摂取許容量（ADI）を超えないように残留基準は策定される

食品の残留農薬基準は，食品添加物と同様に，農薬の化学的性質の同定（純度，性状，体内蓄積性等）が試験された後，マウス，ラット，イヌ等の実験動物を用いた**安全性試験**を行い，各試験における**無毒性量**（NOAEL）を求める．これらの試験の無毒性量のうちで最も低い無毒性量を安全係数（通常100）で除して，**一日摂取許容量**（ADI）を算出する（p.6参照）．ADIとは，この量の農薬を一生涯にわたって摂取しても安全であるとされる量である．さらに，日本人が日常摂取すると予想される量を推計し，このADIを超えないように残留基準が設定される（図10-6）．しかし，無毒性量の算

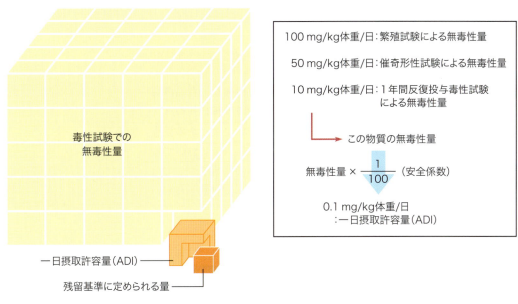

図10-6 ADIの設定例と残留基準

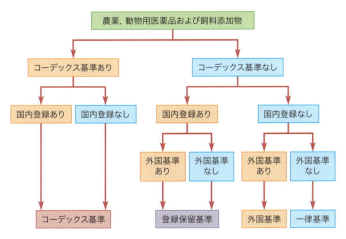

図10-7 新たに残留基準を設定した際に用いた基本フロー

出には，閾値のない発がん性は含まれない（第7章参照）．

　わが国の残留農薬のポジティブリスト制度で新たに残留基準が設定されたものについては，**図10-7**の基本フローに沿って残留基準の決定が行われた．このように農薬残留基準は，国際基準である**コーデックス基準**，国内の農薬取締法に基づく**登録保留基準**，米国，カナダ，オーストラリア，ニュージーランド，EU等の基準である**外国基準**を参考に決められ，これまでに残留基準が設定されていたものについては変更なく，それらのものも含め774品目の農薬について残留基準が設定されている．

3 残留農薬の監視・指導

▶ 食品衛生監視指導計画に基づき行われる

　国内に流通する食品については，各都道府県等の地方自治体が，食品事業者の施設の設置状況等を勘案して作成した**食品衛生監視指導計画**に基づき，食品の抜き取り残留基準（一律基準を含む）を超えていないかどうかの検査を行っている．輸入食品については，前項で示したように検疫所において検査が行われている．なお，国内で登録され，使用されている農薬については，残留基準を超えないような使用方法が，個々の農薬のラベルに記載されている．

C 無（減）農薬栽培食品

1 有機JAS規格

▶ 農産物，加工食品，畜産物および飼料の4つの規格がある

　農産物に対する安全性や健康指向に対する消費者の関心の高まりのなか，「減農薬」「無農薬」「有機」等の表示が氾濫し，消費者の適正な商品選択に支障が生じていた．さらに，有機農業（化学肥料や農薬を使用しない農業）の拡がりとともに，化学肥料や農薬を使用しても「有機」を名乗る不当表示の氾濫と有機農産物の国際的な基準化の流れを背景に，**JAS法の改正**（2001年4月1日施行）により，**有機農産物**，**有機加工食品**，**有機畜産物**および**有機飼料**の日本農林規格（以下「**有機JAS**」という）が定められ，その基準を満たしたもののみ**有機**，**オーガニック**等の表示ができることとなった．JASに適合すれば，有機JASマーク（**図10-8**）が付けられ，「有機栽培トマト」「有機栽培納豆」等の表示をすることができる．この規格では，「減農薬栽培」「無農薬栽培」等といった有機農産物と紛らわしい表示も規制される．

a 有機農産物

　有機農産物とは，化学肥料や農薬の使用を避けることを基本として，播種

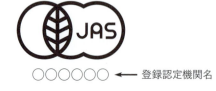

○○○○○○ ← 登録認定機関名

図10-8　有機JASマーク
2006年改正のJAS法により登録認定機関名を併記することになった．

または植付け前2年以上（多年生作物の場合は収穫前3年以上）の間，堆肥等による土地づくりを行った農場において生産された作物であり，遺伝子組換え種苗はしていないものである．なお，農場は周辺から肥料や農薬（有機JASにより認められているものを除く）が飛来しないように明確に区分されていなければならない．また，水田にあっては，用水路と排水路が分離されていない場合，非有機の水田の排水が流入しないように，たとえば，取水口に混入を防ぐような施設を設けたり，「浄化水田」（最初に隣の水が入り込む水田1枚は有機としない方法）に一時的に貯留する等して農薬等が流入しないようにする必要がある．**有機JAS**の認定を受けるには，**農林水産大臣**の登録を受けた**登録認定機関**に申請書を提出し，書類審査，実地検査を受け，合格する必要がある．一度認定を受けると，取り消しを受けない限り認定は有効である．ただし，認定後は，概ね1年に1回の年次調査および不定期調査を受けなければならない．調査の結果，認定の基準を満たしていない場合は，「改善要求」「JASマーク貼付品の出荷の停止」「認定取り消し」の3つの対応がとられる．

b 有機加工食品

有機加工食品とは，原材料の有機の特性が製造または加工の過程において保持されるため，化学的に合成された食品添加物および薬剤の使用を避けることを基本として製造された加工食品である．なお，原材料には，水と食塩を除いて95％以上が有機農産物・有機畜産物・有機加工食品であることが必要である．

2 特別栽培農産物

1992年に農林水産省により制定された「特別栽培農産物に係る表示ガイドライン」が2007年に改正され，「特別栽培農作物」や「特別栽培米」の表示が行われている．

このガイドラインに基づく表示を行う農産物は，農業において自然循環機能の維持増進を図るために，化学合成された農薬および肥料の使用を低減し，その土地の地力を有効に活用して農業生産に由来する環境への負荷をできる限り低減した栽培方法を行うことを求めている．「特別栽培農作物」を表示する場合，農産物が生産された地域の慣行レベル（各地域の慣行的に行われている節減対象農薬および化学肥料の使用状況）に比べて，節減対象農薬の使用量および化学肥料の窒素成分量が50％以下で栽培することが必要である．農薬等の慣行レベルは地方公共団体が策定・確認した公正な基準を節減割合の算定の比較基準とする．

3 減農薬栽培食品および無農薬栽培食品の表示禁止

▶ 2002年から「無農薬」や「減農薬」の食品表示はできなくなった

1992年に農林水産省が示した**有機農産物等に係る青果物等特別表示ガイドライン**により，①**減農薬栽培**：農薬の使用を慣例の5割以下で栽培したもの，②**無農薬栽培**：農産物を栽培する期間，農薬を使用していないもの，③：**有機（オーガニック）栽培**：3年以上化学肥料および農薬等を用いていない農場で栽培したもの，と区別されるようになった．しかし，ガイドラインに強制力はなく，有機質肥料を使用しただけで「有機栽培」という表示がされる等，表示に混乱がみられた．また，「無農薬」の表示から消費者が受け取るイメージは，「土壌に残留した農薬や周辺の農場から飛散した農薬を含め，一切の残留農薬を含まない農産物」と受け取られており，厳しい基準をクリアした「有機」の表示より優良であると誤認している消費者が6割以上（「食品表示に関するアンケート調査」2002年総務省）存在する等，消費者の正しい理解が得られにくい表示であった．また，「減農薬」の表示は，削減の対象となる基準や削減割合，何が削減されたのか（農薬の使用回数なのか，残留量なのか）が不明確であり，消費者にとって曖昧でわかりにくい表示であった．そのため，2002年のガイドラインの改正に伴い，「無農薬」「減農薬」の表示は表示禁止事項とされ，「無農薬○○（商品名）」「減農薬○○（商品名）」のように品名に文字を冠した表示や，「無農薬」「減農薬」の文字そのものの使用もできないことになった．

 コラム 抗体を用いた残留農薬分析

農産物の生産者は，出荷時に農薬の残留濃度が基準値を超えないように農薬を使用しなければならない．農業協同組合のような生産者団体では，その確認のために管内の農産物を自主的に検査している．その検査方法の1つに，イムノアッセイがある．イムノアッセイは，抗原と抗体の特異的な反応性に基づく分析技術なので，農薬を迅速・簡便に検査することができる．農薬の検査には，直接競合ELISA（enzyme-linked immunosorbent assay）に基づく市販の検査キットが使われている．その原理は，未知濃度の「農薬A」と一定濃度の「酵素で標識した農薬A誘導体」を混合し，「農薬Aへの特異抗体」を固相化した96ウェル-マイクロタイタープレートのウェルに加えて，競合的に抗原抗体反応させることである．未反応の酵素標識農薬を洗浄除去することにより，抗体と結合した酵素標識農薬量は，酵素の発色基質の添加により吸光度として測定でき，その阻害の程度から検査対象の農薬の濃度を算出できる．検査時における農産物の前処理は，①農産物の磨砕均一化，②メタノールによる農薬抽出，③精製水による希釈，の3ステップのみである．農産物中の残留農薬を2時間程度で検査できることから，迅速性が求められる農産物の出荷前検査に適している．最近では，イムノクロマト法の開発も進んでおり，迅速・簡便性がさらに高まると期待されている．

コラム　農業生産工程管理（GAP）

　農業生産工程管理〔good agricultural practice(s)，GAP〕とは，農業において，食品の安全安心の確保，環境保全型農業の実現，そして農業従事者の労働安全を3つの柱とする「持続可能な農業」を目指すための手法として国際的に取り組まれている枠組みである．近年，産地偽装問題や残留農薬問題等を背景に消費者の食品の安全・安心への関心が高まってきている．さらに，未利用農作物（作物残さ）の廃棄およびその処理コスト問題も農業経営管理の観点から見逃すことはできない．このような社会的背景のなか，GAPは消費者の農産物への安全・安心のニーズに応えるために守るべき規範を，農業経営者が実際に行うべき取り組みとしてまとめたものである．

　GAPの適切な運用は，農産物の管理体制を明確にすることで，食用・非食用の農産物の安全性や品質を向上させる．適切な管理体制における農業の実行で，農産物に関わる様々なリスクを低減させることができる．また，効率的な農業経営を目指すという観点では作物残さの有効利用法等を新たに見出すことで，廃棄コストの低減や農業におけるゼロ・エミッションの達成等，環境保全型農業・持続可能な農業の実現にも貢献することができる．このようにGAPの運用とその認証は「産地・生産者の信用・信頼」を向上させ，消費者等社会のニーズに応えることができる．

D. 遺伝子組換え食品

1 遺伝子組換え食品とは

▶ 安全性未審査の遺伝子組換え食品は，輸入，販売が食品衛生法で禁止されている

　バイオテクノロジー技術を応用した農産物の一種で，ある生物あるいは植物の遺伝子を人為的な方法によって別の生物あるいは植物に入れる遺伝子組換え技術によってつくられた農産物（遺伝子組換え作物）およびそれを用いた加工食品を総称して**遺伝子組換え食品**という．現在，わが国に輸入されている有名な遺伝子組換え食品としては，害虫抵抗性，除草剤耐性，抗ウイルス性のような特質をもったとうもろこし，大豆，ばれいしょ，なたね等がある．現在では種子植物のみでなく，動物も開発が行われており，多種多様な遺伝子組換え食品が開発されている．英語ではgenetically modified organism（**GMO**）と呼ばれている．遺伝子組換え食品の開発や実用化は，米国，カナダ，中国を中心に世界で急速に広がってきており，今後さらに新しい遺伝子組換え食品の開発が進むことが予想されるため，厚生労働省では安全性審査がされていないものが国内で流通しないよう，安全性審査を義務とすることとした（2024年4月より消費者庁に移管）．これにより，2001年4月から，

●遺伝子組換え食品

安全性審査を受けていない遺伝子組換え食品は，輸入，販売等が食品衛生法で禁止されている．安全性審査が終了した遺伝子組換え作物は消費者庁ホームページに示されており，最新のリストが公開されている（https://www.caa.go.jp/policies/policy/standards_evalvation/bio/genetically_modified_food）．

② わが国における遺伝子組換え食品の安全性評価

▶ 遺伝子組換え食品の安全性評価は食品安全委員会で行われる

わが国では，開発者からの遺伝子組換え食品に係る安全性審査の申請に対し，専門家により安全性評価基準に沿って遺伝子組換え食品の安全性の評価がなされる．2003年7月より「食品安全基本法」が施行され，内閣府に食品安全委員会が発足したことに伴い，遺伝子組換え食品の安全性評価は食品安全委員会で行われることになった．安全性評価の内容は，挿入遺伝子の安全性，挿入遺伝子により産生されるタンパク質の有害性の有無，アレルギー誘発性の有無，挿入遺伝子が間接的に作用し，他の有害物質を産生する可能性の有無，遺伝子を挿入したことにより成分に重大な変化を起こす可能性の有無等について審査を行っている．

③ 遺伝子組換え食品の表示行政と制度

▶ 遺伝子組換え食品の表示内容，対象作物・食品は食品表示法により定められている

安全性未審査のものが国内で流通しないよう，食品衛生法に基づく食品の規格基準に規定を設けることにより，2001年4月から安全性審査を法的に義務化したことにあわせて，食品の内容を消費者に明らかにするために表示制度を開始した．またJAS法（農林物資の規格化及び品質表示の適正化に関する法律）に基づき，遺伝子組換え食品について表示基準を定め，同様に2001年4月より適用を開始した．2009年9月の消費者庁発足に伴い，厚生労働省が所管していた食品衛生法および農林水産省が所管するJAS法のそれぞれ食品表示に関する行政業務は内閣府消費者庁に移管された（2011年内閣府令45号）．2015年4月より食品表示法が施行され，食品衛生法，JAS法，健康増進法の表示の部分が一元化された．食品表示法第4条第1項の規定に基づく食品表示基準における具体的表示制度の内容（2023年4月1日施行）を図10-9に示す．また表示の対象となる作物および加工食品を表10-4に示す．表示が義務付けられている加工食品における主な原材料とは，すべての原材料中，重量で上位3品目のなかに入り，かつ食品中に占める重量が5%以上のものとしている．ただし，製造の過程で組換えられた遺伝子やその遺伝子がつくる新たなタンパク質が検出できない加工食品の場合には，表示が

D. 遺伝子組換え食品　279

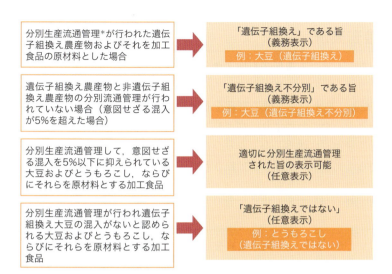

図10-9　遺伝子組換え食品の表示制度の内容

* 分別生産流通管理（IPハンドリング，identity preserved handling）とは遺伝子組換え作物または非遺伝子組換え農作物を農場から食品製造業者まで生産，流通および加工の各段階で相互に混入が起こらないよう管理し，そのことが書類等により証明されていることをいう．

表10-4　表示の対象となる作物および加工食品

作物	加工食品	作物	加工食品
大豆（枝豆および大豆もやし含む）	1　豆腐および油揚げ類	とうもろこし	19　冷凍とうもろこし
	2　凍豆腐，おからおよび湯葉		20　とうもろこし缶詰およびとうもろこし瓶詰
	3　納豆		21　コーンフラワーを主な原料とする加工品
	4　豆乳類		22　コーングリッツを主な原料とする加工品
	5　みそ		23　とうもろこし（調理用）を主な原料とする加工品
	6　大豆水煮		24　16〜20を主な原料とする加工品
	7　大豆缶詰および大豆瓶詰	ばれいしょ	25　ポテトスナック菓子
	8　きな粉		26　乾燥ばれいしょ
	9　大豆いり豆		27　冷凍ばれいしょ
	10　1〜9を主な原料とする加工品		28　ばれいしょでん粉
	11　調理用の大豆を主な原料とする加工品		29　調理用のばれいしょを主な原料とする加工品
	12　大豆粉末を主な原料とする加工品		30　25〜28を主な原料とする加工品
	13　大豆たんぱくを主な原料とする加工品	アルファルファ	アルファルファを主な原料とする加工品
	14　枝豆を主な原料とする加工品	てん菜	調理用のてん菜を主な原料とする加工品
	15　大豆もやしを主な原料とする加工品	パパイヤ	パパイヤを主な原料とするもの
とうもろこし	16　コーンスナック菓子	なたね	
	17　コーンスターチ	綿実	
	18　ポップコーン	からしな	

義務付けられていない（大豆油，なたね油，しょうゆ，綿実油，コーン油，異性化液糖，コーンフレーク等）．

4 遺伝子組換え食品の義務表示

従来のものと組成，栄養価等が著しく異なる遺伝子組換え食品を原材料とする場合は表示する必要がある（例：「ステアリドン酸遺伝子組換え，高リシントウモロコシ」と表示）．ただし，高オレイン酸の形質を有する大豆について，従来育種により生産可能となったことにより，高オレイン酸遺伝子組換え大豆が「特定遺伝子組換え農産物」に該当しなくなった．そのため，特定遺伝子組換え農産物の形質から「高オレイン酸」が削除された．

5 ゲノム編集食品

ゲノム編集は，生物のDNAを人工的に編集して突然変異を起こさせる技術である．アレルゲンの少ない卵や血圧を下げる成分を多く含むトマト，アルカロイド等をつくらないジャガイモ等が作製されている．外部から遺伝子を導入する遺伝子組換え作物による食品は安全性審査の義務および表示義務があるが，ゲノム編集は，その生物固有のDNAを制限酵素等で切断しているだけで，外部から遺伝子を導入していないため表示義務が不要となっている．わが国ではゲノム編集食品については基本的に消費者庁（2024年4月より厚生労働省から移管）への届出を経て，安全性に関する情報の公表の手続きが行われている（消費者庁ホームページ：https://www.caa.go.jp/policies/policy/standards_evaluation/bio/genome_edited_food/list）．

コラム　培養肉

食に関する最先端技術を活用した食料システムの構築や国民の健康増進に資する食品の探索等の観点から，従来の生産方法とは異なる新たな方法でつくられる新規食品の研究開発が急速に進められている．その1つとして，骨格筋細胞といった家畜・家禽由来の様々な細胞を採取・培養し食肉の代用品をつくる「いわゆる培養肉食品」の研究開発が国内外で進んでいる．海外では，シンガポールで培養チキンナゲットを含む12件の食品が世界初の承認となっている．規制動向に関しては，米国を除く，シンガポール，EU，オーストラリア・ニュージーランドでは，Novel Food（s）（新規食品）の枠組みのなかでいわゆる培養肉食品を取り扱っている．2024年3月現在，国内では技術の確立や市場化が進んでいないが，海外動向が進むにつれて国内でも研究開発が急激に進むことが予想される．近い将来，様々な「いわゆる培養肉食品」の流通が想定され，その安全性確保に向けた課題の検討が急務である．

E. 放射線照射食品　281

E 放射線照射食品

1 放射線照射食品とは

▶ 放射線照射は，殺菌，殺虫，発芽防止等の食品保存のために行われる

　放射線照射食品（以下，**照射食品**）とは，コバルト60（^{60}Co）やセシウム137（^{137}Cs）等の放射性核種から出るγ線，電子加速装置から出る電子線，X線等（p.177参照）を照射した食品である．照射は，殺菌・殺虫や作物の発芽防止のために行われ，食品の保存性が高められる．

　照射食品については，毒性学的安全性，微生物学的安全性，栄養学的適格性の3つを兼ね備えた「**健全性（wholesomeness）**」が求められる．国際的にはFAO/IAEA/WHOで話し合われており，10 kGyまでの食品照射については安全で，栄養の損失もないとされている．また，10 kGy以上の食品照射についても，適正な照射が行われていれば健全性に問題がないとしている．

　殺菌・殺虫の目的では，以前は酸化エチレンガス（エチレンオキシドガス）や臭化メチルガスによるくん蒸が用いられたが，酸化エチレンがIARCにより「ヒトに発がん性が認められる物質」（グループ1）に分類されてからは，多くの国で食品の殺菌・殺虫への使用が禁止されている．また，臭化メチルはオゾン層を破壊する物質に指定されてから使用が控えられている．そのため，放射線照射はそれらにかわる手段としても使用されている．

2 世界における放射線照射対象食品

▶ 香辛料（スパイス）・ハーブへの放射線照射は世界的に広く行われている

　世界的に最も広く放射線照射が行われている食品は，香辛料（スパイス）・ハーブと乾燥野菜である．とくに香辛料・ハーブは加熱殺菌すると香味が損なわれること，耐熱性の芽胞菌で汚染されることが多いことから，EUでも2000年から許可されている．

　米国や中国では，動物肉や生の野菜・果実にも照射が認められている．

　FAO/WHOによるコーデックス委員会は，原則として食品照射の上限を10 kGyとし，これ以下の照射は安全としている．

3 わが国における放射線照射対象食品

▶ わが国で認められる食品への放射線照射は^{60}Coによるジャガイモの発芽防止目的のみである

　わが国ではジャガイモの発芽防止目的にのみ，照射が認められている．発

芽組織は放射線の影響を受けやすく，他の部分へあまり影響を与えることなく発芽防止ができる．ただし照射では，①照射には^{60}Coのγ線を使用する，②ジャガイモの吸収線量は150 Gyを超えない，③再照射はしない，の条件を守る必要がある．

2000年に全日本スパイス協会が香辛料の放射線照射による殺菌を許可するよう厚生労働省に要望書を提出したが，いまだ認められていない．

2006年に国の原子力委員会は，「照射の有用性が認められる食品（まずは香辛料）への照射について検討・評価を実施するよう」に，厚生労働省等に報告している．

注目が集まった違反事例としては，1978年に，許可なく放射線殺菌された粉末野菜を原料とするベビーフードが販売された，いわゆる「照射ベビーフード事件」が発生した．

4 放射線照射食品の検知法

▶ 放射線照射の有無の検知法には熱ルミネセンス法等がある

わが国では，食品への放射線照射は食品衛生法により原則として禁止（例外としてジャガイモの発芽防止を目的とした照射は許可）されている．一方，諸外国では食品への照射が広く利用されている．照射食品の輸入は食品衛生法違反となることから，国は輸入食品について照射食品の**モニタリング検査**を実施している．照射食品の検知法として，日本では**熱ルミネセンス（TL）法**，**アルキルシクロブタノン（ACB）法**，および**電子スピン共鳴（ESR）法**が厚生労働省より示されている．それぞれの検知法は検知原理が異なることから，対象となる食品の性質にあわせて適切な検知法を選択する必要がある．

TL法は食品に付着あるいは混入しているケイ酸塩鉱物（長石や石英等）が，照射により蓄積したエネルギーを加熱により放出する際の発光現象を検知指標とする．香辛料，野菜類，果実，茶，水産物等では鉱物の付着あるいは微量の混入があるため，これらがTL法の主な対象食品となる．

ACB法は照射により食品中の脂肪から生じる特異的な分解生成物である2-ACB類〔2-ドデシルシクロブタノン（DCB）と2-テトラデシルシクロブタノン（TCB）〕を検知指標とする（**図10-10**）．脂肪を含む食品である食肉や魚，卵，乳製品等が主な対象食品となる．

ESR法は照射により生じた食品中のラジカルを検出する方法である．骨，殻，糖結晶およびセルロース由来のラジカルは比較的安定であるため，これらを含む食品がESR法の対象食品となる．炭酸ラジカルや糖ラジカルとされるラジカルを検知指標としており，貝殻付きの貝，糖結晶を含む乾燥果実が対象食品となっている．

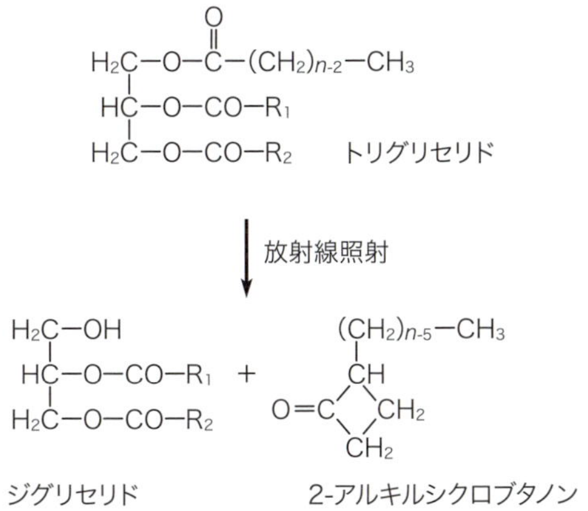

E. 放射線照射食品　283

$$H_2C-O-\overset{\overset{\displaystyle O}{\|}}{C}-(CH_2)_{n\text{-}2}-CH_3$$
$$HC-O-CO-R_1$$
$$H_2C-O-CO-R_2 \quad \text{トリグリセリド}$$

放射線照射

$$H_2C-OH \qquad\qquad (CH_2)_{n\text{-}5}-CH_3$$
$$HC-O-CO-R_1 \quad + \qquad CH$$
$$H_2C-O-CO-R_2 \qquad O=C\begin{matrix}CH_2\\CH_2\end{matrix}$$

ジグリセリド　　　　　　2-アルキルシクロブタノン

図10-10 中性脂肪から2-アルキルシクロブタノンの生成

$n = 16$：パルミチン酸からDCBが生成.
$n = 18$：ステアリン酸からTCBが生成.

表10-5 放射線照射輸入食品の違反事例（モニタリング検査，2012～2021年度）

年度	品名	生産国
2012	乾燥大根の葉	中華人民共和国
2013	その他の野草加工品および香辛料：ティーバッグ ミント	ブラジル
	野草加工品および香辛料：コリアンダーパウダー	バングラデシュ
	野草加工品および香辛料：クミンパウダー	バングラデシュ
	無加熱摂取冷凍食品：ボイルシャコ	中華人民共和国
2016	冷凍天然えび	ベトナム
2019	乾燥しょうが	中華人民共和国
	冷凍養殖むき身えび類	ベトナム
	乾燥果実：イチゴパウダー	中華人民共和国
2020	野草加工品および香辛料：パプリカパウダー	スペイン

〔厚生労働省：輸入食品監視業務（https://www.mhlw.go.jp/stf/seisakunitsuite/bunya/kenkou_iryou/shokuhin/yunyu_kanshi/ihan/index.html）（最終アクセス2024年10月25日）を参考に作成〕

5 最近の放射線照射の違反事例

▶ **東南アジアや中国からの輸入食品によるものが多い**

照射食品を監視するためモニタリング検査が検疫所等で実施されている．照射食品を対象とした検査数は，近年は年間で700件程度であり，農産加工食品，農産食品，水産食品が主な検査対象となっている．**表10-5**に，2012年度以降にモニタリング検査で食品照射の違反となった事例を示す．ここ数年で違反件数（放射線照射されたと判定）が最も多かったのは2019年度の3件であるが，違反率は0.4％程度であった．香辛料や魚介類加工品等での違反が多く，違反となった食品の生産国は中国や東南アジアが多い．

コラム　弱い電子線による食品の照射

食品衛生法で放射線とは，
1）α線，重陽子線，陽子線その他の重荷電粒子線および β 線
2）中性子線
3）γ 線および特性 X 線（軌道電子捕獲に伴って発生する特性 X 線に限る）
4）1 メガ電子ボルト以上のエネルギーを有する電子線および X 線
と定義されている．

　そのため，4）にある 1 メガ電子ボルト（1 MeV）よりもエネルギーの弱い電子線は，放射線として扱われない．そこで，低いエネルギーの電子線，具体的には 300 keV（0.3 MeV）以下のエネルギーの電子線（ソフトエレクトロンと名付けられている）を使って，食品を殺菌することが考えられている．

　ただし，エネルギーが弱いので電子線が食品の表層部にしか到達せず，表面近くだけを殺菌する技術になる．逆に，深く入り込まないということは食品の品質への影響が少ないということであり，うまく使えばメリットはある．なお，照射食品に対しては消費者の拒否反応が強いため，「放射線扱いされない弱い電子線ですよ」と説明したときに，どこまで受け入れてもらえるかが課題と思われる．

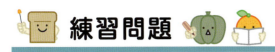
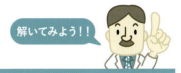

以下の問題について，正しいものには○，誤っているものには×をつけなさい．

Q1 日本の人口は世界の約2%ながら，農産物の輸入では世界全体の10%である．

Q2 日本の食糧自給率は他の先進国と比較して低い．

Q3 空港や港にある検疫所において，食品衛生管理者が輸入食品の監視・検査・輸入業者の指導を行っている．

Q4 輸入食品に関して過去に違反のあるものや違反の可能性の高いものについて，輸入の都度，輸入業者に対して命令して行う検査をモニタリング検査という．

Q5 食品の残留農薬基準は，毎日食べるものであるため，慢性毒性，発がん性，催奇形性等の慢性毒性試験を中心に評価が行われる．

Q6 残留農薬に関する基準は，農薬取締法により規定されている．

Q7 現在のわが国における食品中の残留農薬に関する制度はネガティブリスト制度である．

Q8 食品から残留基準が定められていない農薬が0.001 ppm検出された場合，販売を禁止する．

Q9 日本農林規格（JAS）の基準に適合すれば，有機・減農薬・無農薬等の表示ができる．

Q10 有機農産物とは，堆肥によって土づくりを行い，化学肥料や農薬の使用を最小限にした農作物である．

Q11 ある生物あるいは植物の遺伝子を人為的な方法により別の生物あるいは植物に入れる遺伝子組換え技術によってつくられた農作物，およびそれを用いた加工食品を総称して遺伝子組換え食品という．

Q12 現在まで遺伝子組換え食品の開発は，種子植物のみに限られている．

Q13 わが国では食品衛生法で遺伝子組換え食品の安全性審査が推奨されている．

Q14 わが国では食品表示法により遺伝子組換え食品の表示が義務付けられている．

Q15 大豆油，なたね油，コーン油にも遺伝子組換え食品の表示が義務付けられている．

Q16 わが国で放射線照射が認められているのはジャガイモとタマネギのみである．

Q17 輸入食品において放射線照射による食品衛生法違反の例は，今のところない．

付　録

食品安全基本法（抜粋）

（平成十五年五月二十三日法律第四十八号）
最終改正：令和五年六月七日法律第四十七号

第一章　総則（第一条—第十条）
第二章　施策の策定に係る基本的な方針（第十一条—第二十一条）
第三章　食品安全委員会（第二十二条—第三十八条）
附則

第一章　総則

（目的）

第一条　この法律は，科学技術の発展，国際化の進展その他の国民の食生活を取り巻く環境の変化に適確に対応することの緊要性にかんがみ，食品の安全性の確保に関し，基本理念を定め，並びに国，地方公共団体及び食品関連事業者の責務並びに消費者の役割を明らかにするとともに，施策の策定に係る基本的な方針を定めることにより，食品の安全性の確保に関する施策を総合的に推進することを目的とする．

（定義）

第二条　この法律において「食品」とは，全ての飲食物(医薬品，医療機器等の品質，有効性及び安全性の確保等に関する法律(昭和三十五年法律第百四十五号)に規定する医薬品，医薬部外品及び再生医療等製品を除く．)をいう．

（食品の安全性の確保のための措置を講ずるに当たっての基本的認識）

第三条　食品の安全性の確保は，このために必要な措置が国民の健康の保護が最も重要であるという基本的認識の下に講じられることにより，行われなければならない．

（食品供給行程の各段階における適切な措置）

第四条　農林水産物の生産から食品の販売に至る一連の国の内外における食品供給の行程(以下「食品供給行程」という．)におけるあらゆる要素が食品の安全性に影響を及ぼすおそれがあることにかんがみ，食品の安全性の確保は，このために必要な措置が食品供給行程の各段階において適切に講じられることにより，行われなければならない．

（国民の健康への悪影響の未然防止）

第五条　食品の安全性の確保は，このために必要な措置が食品の安全性の確保に関する国際的動向及び国民の意見に十分配慮しつつ科学的知見に基づいて講じられることによって，食品を摂取することによる国民の健康への悪影響が未然に防止されるようにすることを旨として，行われなければならない．

（国の責務）

第六条　国は，前三条に定める食品の安全性の確保についての基本理念(以下「基本理念」という．)にのっとり，食品の安全性の確保に関する施策を総合的に策定し，及び実施する責務を有する．

（地方公共団体の責務）

第七条　地方公共団体は，基本理念にのっとり，食品の安全性の確保に関し，国との適切な役割分担を踏まえて，その地方公共団体の区域の自然的経済的社会的諸条件に応じた施策を策定し，及び実施する責務を有する．

（食品関連事業者の責務）

第八条　肥料，農薬，飼料，飼料添加物，動物用の医薬品その他食品の安全性に影響を及ぼすおそれがある農林漁業の生産資材，食品(その原料又は材料として使用される農林水産物を含む．)若しくは添加物(食品衛生法(昭和二十二年法律第二百三十三号)第四条第二項に規定する添加物をいう．)又は器具(同条第四項に規定する器具をいう．)若しくは容器包装(同条第五項に規定する容器包装をいう．)の生産，輸入又は販売その他の事業活動を行う事業者(以下「食品関連事業者」という．)は，基本理念にのっとり，その事業活動を行うに当たって，自らが食品の安全性の確保について第一義的責任を有していることを認識して，食品の安全性を確保するために必要な措置を食品供給行程の各段階において適切に講ずる責務を有する．

2　前項に定めるもののほか，食品関連事業者は，基本理念にのっとり，その事業活動を行うに当たっては，その事業活動に係る食品その他の物に関する正確かつ適切な情報の提供に努めなければならない．

3　前二項に定めるもののほか，食品関連事業者は，基本理念にのっとり，その事業活動に関し，国又は地方公共団体が実施する食品の安全性の確保に関する施策に協力する責務を有する．

（消費者の役割）

第九条　消費者は，食品の安全性の確保に関する知識と理解を深めるとともに，食品の安全性の確保に関する施策について意見を表明するように努めることによって，食品の安全性の確保に積極的な役割を果たすものとする．

（法制上の措置等）

第十条　政府は，食品の安全性の確保に関する施策を実施するため必要な法制上又は財政上の措置その他の措置を講じなければならない．

第二章　施策の策定に係る基本的な方針

（食品健康影響評価の実施）

第十一条　食品の安全性の確保に関する施策の策定に当たっては，人の健康に悪影響を及ぼすおそれがある生物学的，化学的若しくは物理的な要因又は状態であって，食品に含まれ，又は食品が置かれるおそれがあるものが当該食品が摂取されることにより人の健康に及ぼす影響についての評価(以下「食品健康影響評価」という．)が施策ごとに行われなければならない．ただし，次に掲げる場合は，この限りでない．

一　当該施策の内容からみて食品健康影響評価を行うことが明らかに必要でないとき．

二　人の健康に及ぼす悪影響の内容及び程度が明らかであるとき．

三　人の健康に悪影響が及ぶことを防止し，又は抑制するため緊急を要する場合で，あらかじめ食品健康影響評価を行ういとまがないとき．

2　前項第三号に掲げる場合においては，事後において，遅滞なく，食品健康影響評価が行われなければならない．

3 前二項の食品健康影響評価は，その時点において到達されている水準の科学的知見に基づいて，客観的かつ中立公正に行われなければならない．

（国民の食生活の状況等を考慮し，食品健康影響評価の結果に基づいた施策の策定）

第十二条 食品の安全性の確保に関する施策の策定に当たっては，食品を摂取することにより人の健康に悪影響が及ぶことを防止し，及び抑制するため，国民の食生活の状況その他の事情を考慮するとともに，前条第一項又は第二項の規定により食品健康影響評価が行われたときは，その結果に基づいて，これが行われなければならない．

（情報及び意見の交換の促進）

第十三条 食品の安全性の確保に関する施策の策定に当たっては，当該施策の策定に国民の意見を反映し，並びにその過程の公正性及び透明性を確保するため，当該施策に関する情報の提供，当該施策について意見を述べる機会の付与その他の関係者相互間の情報及び意見の交換の促進を図るために必要な措置が講じられなければならない．

（緊急の事態への対処等に関する体制の整備等）

第十四条 食品の安全性の確保に関する施策の策定に当たっては，食品を摂取することにより人の健康に係る重大な被害が生ずることを防止するため，当該被害が生じ，又は生じるおそれがある緊急の事態への対処及び当該事態の発生の防止に関する体制の整備その他の必要な措置が講じられなければならない．

（関係行政機関の相互の密接な連携）

第十五条 食品の安全性の確保に関する施策の策定に当たっては，食品の安全性の確保のために必要な措置が食品供給行程の各段階において適切に講じられるようにするため，関係行政機関の相互の密接な連携の下に，これが行われなければならない．

（試験研究の体制の整備等）

第十六条 食品の安全性の確保に関する施策の策定に当たっては，科学的知見の充実に努めることが食品の安全性の確保上重要であることにかんがみ，試験研究の体制の整備，研究開発の推進及びその成果の普及，研究者の養成その他の必要な措置が講じられなければならない．

（国の内外の情報の収集，整理及び活用等）

第十七条 食品の安全性の確保に関する施策の策定に当たっては，国民の食生活を取り巻く環境の変化に即応して食品の安全性の確保のために必要な措置の適切かつ有効な実施を図るため，食品の安全性の確保に関する国の内外の情報の収集，整理及び活用その他の必要な措置が講じられなければならない．

（表示制度の適切な運用の確保等）

第十八条 食品の安全性の確保に関する施策の策定に当たっては，食品の表示が食品の安全性の確保に関し重要な役割を果たしていることにかんがみ，食品の表示の制度の適切な運用の確保その他食品に関する情報を正確に伝達するために必要な措置が講じられなければならない．

（食品の安全性の確保に関する教育，学習等）

第十九条 食品の安全性の確保に関する施策の策定に当たっては，食品の安全性の確保に関する教育及び学習の振興並びに食品の安全性の確保に関する広報活動の充実により国民が食品の安全性の確保に関する知識と理解を深

めるために必要な措置が講じられなければならない．

（環境に及ぼす影響の配慮）

第二十条 食品の安全性の確保に関する施策の策定に当たっては，当該施策が環境に及ぼす影響について配慮して，これが行われなければならない．

（措置の実施に関する基本的事項の決定及び公表）

第二十一条 政府は，第十一条から前条までの規定により講じられる措置につき，それらの実施に関する基本的事項（以下「基本的事項」という．）を定めなければならない．

2 内閣総理大臣は，食品安全委員会及び消費者委員会の意見を聴いて，基本的事項の案を作成し，閣議の決定を求めなければならない．

3 内閣総理大臣は，前項の規定による閣議の決定があったときは，遅滞なく，基本的事項を公表しなければならない．

4 前二項の規定は，基本的事項の変更について準用する．

第三章 食品安全委員会

（設置）

第二十二条 内閣府に，食品安全委員会（以下「委員会」という．）を置く．

（所掌事務）

第二十三条 委員会は，次に掲げる事務をつかさどる．

一 第二十一条第二項の規定により，内閣総理大臣に意見を述べること．

二 次条の規定により，又は自ら食品健康影響評価を行うこと．

三 前号の規定により行った食品健康影響評価の結果に基づき，食品の安全性の確保のため講ずべき施策について内閣総理大臣を通じて関係各大臣に勧告すること．

四 第二号の規定により行った食品健康影響評価の結果に基づき講じられる施策の実施状況を監視し，必要があると認めるときは，内閣総理大臣を通じて関係各大臣に勧告すること．

五 食品の安全性の確保のため講ずべき施策に関する重要事項を調査審議し，必要があると認めるときは，関係行政機関の長に意見を述べること．

六 第二号から前号までに掲げる事務を行うために必要な科学的調査及び研究を行うこと．

七 第二号から前号までに掲げる事務に係る関係者相互間の情報及び意見の交換を企画し，及び実施すること．

2 委員会は，前項第二号の規定に基づき食品健康影響評価を行ったときは，遅滞なく，関係各大臣に対して，その食品健康影響評価の結果を通知しなければならない．

3 委員会は，前項の規定による通知を行ったとき，又は第一項第三号若しくは第四号の規定による勧告をしたときは，遅滞なく，その通知に係る事項又はその勧告の内容を公表しなければならない．

4 関係各大臣は，第一項第三号又は第四号の規定による勧告に基づき講じた施策について委員会に報告しなければならない．

（委員会の意見の聴取）

第二十四条 省略

（資料の提出等の要求）

第二十五条 委員会は，その所掌事務を遂行するため必要があると認めるときは，関係行政機関の長に対し，資料の提出，意見の表明，説明その他必要な協力を求めるこ

とができる.
（調査の委託）
第二十六条　委員会は，その所掌事務を遂行するため必要があると認めるときは，独立行政法人その他特別の法律により設立された法人，一般社団法人若しくは一般財団法人，事業者その他の民間の団体，都道府県の試験研究機関又は学識経験を有する者に対し，必要な調査を委託することができる.
（緊急時の要請等）
第二十七条　委員会は，食品の安全性の確保に関し重大な被害が生じ，又は生じるおそれがある緊急の事態に対処するため必要があると認めるときは，国の関係行政機関の試験研究機関に対し，食品健康影響評価に必要な調査，分析又は検査を実施すべきことを要請することができる.
2　国の関係行政機関の試験研究機関は，前項の規定による委員会の要請があったときは，速やかにその要請された調査，分析又は検査を実施しなければならない.
3　委員会は，食品の安全性の確保に関し重大な被害が生じ，又は生じるおそれがある緊急の事態に対処するため必要があると認めるときは，関係各大臣に対し，国立研究開発法人医薬基盤・健康・栄養研究所法（平成十六年法律第百三十五号）第十九条第一項　の規定による求め，国立研究開発法人農業・食品産業技術総合研究機構法（平成十一年法律第百九十二号）第十八条第一項　若しくは国立研究開発法人水産研究・教育機構法（平成十一年法律第百九十九号）第十六条第一項　の規定による要請又は独立行政法人農林水産消費安全技術センター法（平成十一年法律第百八十三号）第十二条若しくは国立健康危機管理研究機構法（令和五年法律第四十六号）第四十条　の規定による命令をするよう求めることができる.
（組織）
第二十八条　委員会は，委員七人をもって組織する.
2　委員のうち三人は，非常勤とする.
（委員の任命）
第二十九条　委員は，食品の安全性の確保に関して優れた識見を有する者のうちから，両議院の同意を得て，内閣総理大臣が任命する.
2　委員の任期が満了し，又は欠員が生じた場合において，国会の閉会又は衆議院の解散のために両議院の同意を得ることができないときは，内閣総理大臣は，前項の規定にかかわらず，同項に定める資格を有する者のうちから，委員を任命することができる.
3　前項の場合においては，任命後最初の国会で両議院の事後の承認を得なければならない.この場合において，両議院の事後の承認を得られないときは，内閣総理大臣は，直ちにその委員を罷免しなければならない.
（委員の任期）
第三十条　委員の任期は，三年とする.ただし，補欠の委員の任期は，前任者の残任期間とする.
2　委員は，再任されることができる.
3　委員の任期が満了したときは，当該委員は，後任者が任命されるまで引き続きその職務を行うものとする.
（委員の罷免）
第三十一条　内閣総理大臣は，委員が心身の故障のため職務の執行ができないと認める場合又は委員に職務上の義

務違反その他委員たるに適しない非行があると認める場合においては，両議院の同意を得て，これを罷免することができる.
（委員の服務）
第三十二条　委員は，職務上知ることのできた秘密を漏らしてはならない.その職を退いた後も同様とする.
2　委員は，在任中，政党その他の政治的団体の役員となり，又は積極的に政治運動をしてはならない.
3　常勤の委員は，在任中，内閣総理大臣の許可のある場合を除くほか，報酬を得て他の職務に従事し，又は営利事業を営み，その他金銭上の利益を目的とする業務を行ってはならない.
（委員の給与）
第三十三条　委員の給与は，別に法律で定める.
（委員長）
第三十四条　委員会に委員長を置き，委員の互選によって常勤の委員のうちからこれを定める.
2　委員長は，会務を総理し，委員会を代表する.
3　委員長に事故があるときは，あらかじめその指名する常勤の委員が，その職務を代理する.
（会議）
第三十五条　委員会は，委員長が招集する.
2　委員会は，委員長及び三人以上の委員の出席がなければ，会議を開き，議決をすることができない.
3　委員会の議事は，出席者の過半数でこれを決し，可否同数のときは，委員長の決するところによる.
4　委員長に事故がある場合の第二項の規定の適用については，前条第三項に規定する委員は，委員長とみなす.
（専門委員）
第三十六条　委員会に，専門の事項を調査審議させるため，専門委員を置くことができる.
2　専門委員は，学識経験のある者のうちから，内閣総理大臣が任命する.
3　専門委員は，当該専門の事項に関する調査審議が終了したときは，解任されるものとする.
4　専門委員は，非常勤とする.
（事務局）
第三十七条　委員会の事務を処理させるため，委員会に事務局を置く.
2　事務局に，事務局長のほか，所要の職員を置く.
3　事務局長は，委員長の命を受けて，局務を掌理する.
（政令への委任）
第三十八条　この章に規定するもののほか，委員会に関し必要な事項は，政令で定める.
附　則　（平成三〇年六月一五日法律第五三号）　抄
（施行期日）
第一条　この法律は，公布の日から起算して六月を超えない範囲内において政令で定める日から施行する.ただし，次の各号に掲げる規定は，当該各号に定める日から施行する.
一　略
二　第二条並びに附則第七条から第十条まで，第十二条（附則第九条第三項に係る部分に限る.）及び第二十条の規定　公布の日から起算して二年を超えない範囲内において政令で定める日

食品衛生法（抜粋）

（昭和二十二年十二月二十四日法律第二百三十三号）
最終改正：令和五年五月二十六日法律第三十六号

第一章　総則(第一条―第四条)
第二章　食品及び添加物(第五条―第十四条)
第三章　器具及び容器包装(第十五条―第十八条)
第四章　表示及び広告(第十九条・第二十条)
第五章　食品添加物公定書(第二十一条)
第六章　監視指導(第二十一条の二―第二十四条)
第七章　検査(第二十五条―第三十条)
第八章　登録検査機関(第三十一条―第四十七条)
第九章　営業(第四十八条―第五十六条)
第十章　雑則(第五十七条―第七十条)
第十一章　罰則(第七十一条―第七十九条)
附則

第一章　総則

第一条　この法律は，食品の安全性の確保のために公衆衛生の見地から必要な規制その他の措置を講ずることにより，飲食に起因する衛生上の危害の発生を防止し，もつて国民の健康の保護を図ることを目的とする．

第二条　国，都道府県，地域保健法(昭和二十二年法律第百一号)第五条第一項の規定に基づく政令で定める市(以下「保健所を設置する市」という．)及び特別区は，教育活動及び広報活動を通じた食品衛生に関する正しい知識の普及，食品衛生に関する情報の収集，整理，分析及び提供，食品衛生に関する研究の推進，食品衛生に関する検査の能力の向上並びに食品衛生の向上にかかわる人材の養成及び資質の向上を図るために必要な措置を講じなければならない．

② 国，都道府県，保健所を設置する市及び特別区は，食品衛生に関する施策が総合的かつ迅速に実施されるよう，相互に連携を図らなければならない．

③ 国は，食品衛生に関する情報の収集，整理，分析及び提供並びに研究並びに輸入される食品，添加物，器具及び容器包装についての食品衛生に関する検査の実施を図るための体制を整備し，国際的な連携を確保するために必要な措置を講ずるとともに，都道府県，保健所を設置する市及び特別区(以下「都道府県等」という．)に対し前二項の責務が十分に果たされるように必要な技術的援助を与えるものとする．

第三条　食品等事業者(食品若しくは添加物を採取し，製造し，輸入し，加工し，調理し，貯蔵し，運搬し，若しくは販売すること若しくは器具若しくは容器包装を製造し，輸入し，若しくは販売することを営む人若しくは法人又は学校，病院その他の施設において継続的に不特定若しくは多数の者に食品を供与する人若しくは法人をいう．以下同じ．)は，その採取し，製造し，輸入し，加工し，調理し，貯蔵し，運搬し，販売し，不特定若しくは多数の者に授与し，又は営業上使用する食品，添加物，器具又は容器包装(以下「販売食品等」という．)について，自らの責任においてそれらの安全性を確保するため，販売食品等の安全性の確保に係る知識及び技術の習得，販売食品等の原材料の安全性の確保，販売食品等の自主検査の実施その他の必要な措置を講ずるよう努めなければならない．

② 食品等事業者は，販売食品等に起因する食品衛生上の危害の発生の防止に必要な限度において，当該食品等事業者に対して販売食品等又はその原材料の販売を行つた者の名称その他必要な情報に関する記録を作成し，これを保存するよう努めなければならない．

③ 食品等事業者は，販売食品等に起因する食品衛生上の危害の発生を防止するため，前項に規定する記録の国，都道府県等への提供，食品衛生上の危害の原因となつた販売食品等の廃棄その他の必要な措置を適確かつ迅速に講ずるよう努めなければならない．

第四条　この法律で食品とは，全ての飲食物をいう．ただし，医薬品，医療機器等の品質，有効性及び安全性の確保等に関する法律(昭和三十五年法律第百四十五号)に規定する医薬品，医薬部外品及び再生医療等製品は，これを含まない．

② この法律で添加物とは，食品の製造の過程において又は食品の加工若しくは保存の目的で，食品に添加，混和，浸潤その他の方法によつて使用する物をいう．

③ この法律で天然香料とは，動植物から得られた物又はその混合物で，食品の着香の目的で使用される添加物をいう．

④ この法律で器具とは，飲食器，割ぽう具その他食品又は添加物の採取，製造，加工，調理，貯蔵，運搬，陳列，授受又は摂取の用に供され，かつ，食品又は添加物に直接接触する機械，器具その他の物をいう．ただし，農業及び水産業における食品の採取の用に供される機械，器具その他の物は，これを含まない．

⑤ この法律で容器包装とは，食品又は添加物を入れ，又は包んでいる物で，食品又は添加物を授受する場合そのままで引き渡すものをいう．

⑥ この法律で食品衛生とは，食品，添加物，器具及び容器包装を対象とする飲食に関する衛生をいう．

⑦ この法律で営業とは，業として，食品若しくは添加物を採取し，製造し，輸入し，加工し，調理し，貯蔵し，運搬し，若しくは販売すること又は器具若しくは容器包装を製造し，輸入し，若しくは販売することをいう．ただし，農業及び水産業における食品の採取業は，これを含まない．

⑧ この法律で営業者とは，営業を営む人又は法人をいう．

⑨ この法律で登録検査機関とは，第三十三条第一項の規定により厚生労働大臣の登録を受けた法人をいう．

第二章　食品及び添加物

第五条　販売(不特定又は多数の者に対する販売以外の授与を含む．以下同じ．)の用に供する食品又は添加物の採取，製造，加工，使用，調理，貯蔵，運搬，陳列及び授受は，清潔で衛生的に行われなければならない．

第六条　次に掲げる食品又は添加物は，これを販売し(不特定又は多数の者に授与する販売以外の場合を含む．以下同じ．)，又は販売の用に供するために，採取し，製造し，輸入し，加工し，使用し，調理し，貯蔵し，若しくは陳列してはならない．

一　腐敗し，若しくは変敗したもの又は未熟であるもの．ただし，一般に人の健康を損なうおそれがなく飲食に適すると認められているものは，この限りでない．

二　有毒な，若しくは有害な物質が含まれ，若しくは付着し，又はこれらの疑いがあるもの．ただし，人の健康を

損なうおそれがない場合として厚生労働大臣が定める場合においては、この限りでない.

三　病原微生物により汚染され、又はその疑いがあり、人の健康を損なうおそれがあるもの.

四　不潔、異物の混入又は添加その他の事由により、人の健康を損なうおそれがあるもの.

第七条　厚生労働大臣は、一般に飲食に供されることがなかった物であつて人の健康を損なうおそれがない旨の確証がないもの又はこれを含む物が新たに食品として販売され、又は販売されることとなつた場合において、食品衛生上の危害の発生を防止するため必要があると認めるときは、厚生科学審議会の意見を聴いて、それらの物を食品として販売することを禁止することができる.

②　厚生労働大臣は、一般に食品として飲食に供されている物であつて当該物の通常の方法と著しく異なる方法により飲食に供されているものについて、人の健康を損なうおそれがない旨の確証がなく、食品衛生上の危害の発生を防止するため必要があると認めるときは、厚生科学審議会の意見を聴いて、その物を食品として販売することを禁止することができる.

③　厚生労働大臣は、食品によるものと疑われる人の健康に係る重大な被害が生じた場合において、当該被害の態様からみて当該食品に当該被害を生ずるおそれのある一般に飲食に供されることがなかつた物が含まれていることが疑われる場合において、食品衛生上の危害の発生を防止するため必要があると認めるときは、厚生科学審議会の意見を聴いて、その食品を販売することを禁止することができる.

④　厚生労働大臣は、前三項の規定による販売の禁止をした場合において、厚生労働省令で定めるところにより、当該禁止に関し利害関係を有する者の申請に基づき、又は必要に応じ、当該禁止に係る物又は食品に起因する食品衛生上の危害が発生するおそれがないと認めるときは、薬事・食品衛生審議会の意見を聴いて、当該禁止の全部又は一部を解除するものとする.

⑤　厚生労働大臣は、第一項から第三項までの規定による販売の禁止をしたとき、又は前項の規定による禁止の全部若しくは一部の解除をしたときは、官報で告示するものとする.

第八条　食品衛生上の危害の発生を防止する見地から特別の注意を必要とする成分又は物であつて、厚生労働大臣及び内閣総理大臣が食品衛生基準審議会の意見を聴いて指定したもの（第三項及び第七十条第五項において「指定成分等」という.）を含む食品（以下この項において「指定成分等含有食品」という.）を取り扱う営業者は、その取り扱う指定成分等含有食品が人の健康に被害を生じ、又は生じさせるおそれがある旨の情報を得た場合は、当該情報を、厚生労働省令で定めるところにより、遅滞なく、都道府県知事、保健所を設置する市の市長又は特別区の区長（以下「都道府県知事等」という.）に届け出なければならない.

②　都道府県知事等は、前項の規定による届出があつたときは、当該届出に係る事項を厚生労働大臣に報告しなければならない.

③　医師、歯科医師、薬剤師その他の関係者は、指定成分等の摂取によるものと疑われる人の健康に係る被害の把握に努めるとともに、都道府県知事等が、食品衛生上の危害の発生を防止するため指定成分等の摂取によるものと疑われる人の健康に係る被害に関する調査を行う場合において、当該調査に関し必要な協力を要請されたときは、当該要請に応じ、当該被害に関する情報の提供その他必要な協力をするよう努めなければならない.

第九条　厚生労働大臣は、特定の国若しくは地域において採取され、製造され、加工され、調理され、若しくは貯蔵され、又は特定の者により採取され、製造され、加工され、調理され、若しくは貯蔵される特定の食品又は添加物について、第二十六条第一項から第三項まで又は第二十八条第一項の規定による検査の結果次に掲げる食品又は添加物に該当するものが相当数発見されたこと、生産地における食品衛生上の管理の状況その他の厚生労働省令で定める事由からみて次に掲げる食品又は添加物に該当するものが相当程度含まれるおそれがあると認められる場合において、人の健康を損なうおそれの程度その他の厚生労働省令で定める事項を勘案して、当該特定の食品又は添加物に起因する食品衛生上の危害の発生を防止するため特に必要があると認めるときは、厚生科学審議会の意見を聴いて、当該特定の食品又は添加物を販売し、又は販売の用に供するために、採取し、製造し、輸入し、加工し、使用し、若しくは調理することを禁止することができる.

一　第六条各号に掲げる食品又は添加物

二　第十二条に規定する食品

三　第十三条第一項の規定により定められた規格に合わない食品又は添加物

四　第十三条第一項の規定により定められた基準に合わない方法により添加物を使用した食品

五　第十三条第三項に規定する食品

②　厚生労働大臣は、前項の規定による禁止をしようとするときは、あらかじめ、関係行政機関の長に協議しなければならない.

③　厚生労働大臣は、第一項の規定による禁止をした場合において、当該禁止に関し利害関係を有する者の申請に基づき、又は必要に応じ、厚生労働省令で定めるところにより、当該禁止に係る特定の食品又は添加物に起因する食品衛生上の危害が発生するおそれがないと認めるときは、厚生科学審議会の意見を聴いて、当該禁止の全部又は一部を解除するものとする.

④　厚生労働大臣は、第一項の規定による禁止をしたとき、又は前項の規定による禁止の全部若しくは一部の解除をしたときは、官報で告示するものとする.

第十条　第一号若しくは第三号に掲げる疾病にかかり、若しくはその疑いがあり、第一号若しくは第三号に掲げる異常があり、又はへい死した獣畜（と畜場法（昭和二十八年法律第百十四号）第三条第一項に規定する獣畜及び厚生労働省令で定めるその他の物をいう.以下同じ.）の肉、骨、乳、臓器及び血液又は第二号若しくは第三号に掲げる疾病にかかり、若しくはその疑いがあり、第二号若しくは第三号に掲げる異常があり、又はへい死した家きん（食鳥処理の事業の規制及び食鳥検査に関する法律（平成二年法律第七十号）第二条第一号に規定する食鳥及び厚生労働省令で定めるその他の物をいう.以下同じ.）の肉、骨及び臓器は、厚生労働省令で定める場合を除き、これを食品として販売し、又は食品として販売の用に供するために、採取し、加工し、使用し、調理し、

貯蔵し，若しくは陳列してはならない．ただし，へい死した獣畜又は家きんの肉，骨及び臓器であつて，当該職員が，人の健康を損なうおそれがなく飲食に適すると認めたものは，この限りでない．

一　と畜場法第十四条第六項各号に掲げる疾病又は異常

二　食鳥処理の事業の規制及び食鳥検査に関する法律第十五条第四項各号に掲げる疾病又は異常

三　前二号に掲げる疾病又は異常以外の疾病又は異常であつて厚生労働省令で定めるもの

② 獣畜の肉，乳及び臓器並びに家きんの肉及び臓器並びに厚生労働省令で定めるこれらの製品(以下この項において「獣畜の肉等」という．)は，輸出国の政府機関によつて発行され，かつ，前項各号に掲げる疾病にかかり，若しくはその疑いがあり，同項各号に掲げる異常があり，又はへい死した獣畜の肉，乳若しくは臓器若しくは家きんの肉若しくは臓器又はこれらの製品でない旨その他厚生労働省令で定める事項(以下この項において「衛生事項」という．)を記載した証明書又はその写しを添付したものでなければ，これを食品として販売の用に供するために輸入してはならない．ただし，厚生労働省令で定める国から輸入する獣畜の肉等であつて，当該獣畜の肉等に係る衛生事項が当該国の政府機関から電気通信回線を通じて，厚生労働省の使用に係る電子計算機(入出力装置を含む．)に送信され，当該電子計算機に備えられたファイルに記録されたものについては，この限りでない．

第十一条　食品衛生上の危害の発生を防止するために特に重要な工程を管理するための措置が講じられていることが必要なものとして厚生労働省令で定める食品又は添加物は，当該措置が講じられていることが確実であるものとして厚生労働大臣が定める国若しくは地域又は施設において製造し，又は加工されたものでなければ，これを販売の用に供するために輸入してはならない．

② 第六条各号に掲げる食品又は添加物のいずれにも該当しないことその他厚生労働省令で定める事項を確認するために生産地における食品衛生上の管理の状況の証明が必要であるものとして厚生労働省令で定める食品又は添加物は，輸出国の政府機関によつて発行され，かつ，当該事項を記載した証明書又はその写しを添付したものでなければ，これを販売の用に供するために輸入してはならない．

第十二条　人の健康を損なうおそれのない場合として内閣総理大臣が食品衛生基準審議会の意見を聴いて定める場合を除いては，添加物(天然香料及び一般に食品として飲食に供されている物であつて添加物として使用されるものを除く．)並びにこれを含む製剤及び食品は，これを販売し，又は販売の用に供するために，製造し，輸入し，加工し，使用し，貯蔵し，若しくは陳列してはならない．

第十三条　内閣総理大臣は，公衆衛生の見地から，食品衛生基準審議会の意見を聴いて，販売の用に供する食品若しくは添加物の製造，加工，使用，調理若しくは保存の方法につき基準を定め，又は販売の用に供する食品若しくは添加物の成分につき規格を定めることができる．

② 前項の規定により基準又は規格が定められたときは，その基準に合わない方法により食品若しくは添加物を製造し，加工し，使用し，調理し，若しくは保存し，その基準に合わない方法による食品若しくは添加物を販売

し，若しくは輸入し，又はその規格に合わない食品若しくは添加物を製造し，輸入し，加工し，使用し，調理し，保存し，若しくは販売してはならない．

③ 農薬(農薬取締法(昭和二十三年法律第八十二号)第二条第一項に規定する農薬をいう．次条において同じ．)，飼料の安全性の確保及び品質の改善に関する法律(昭和二十八年法律第三十五号)第二条第三項の規定に基づく農林水産省令で定める用途に供することを目的として飼料(同条第二項に規定する飼料をいう．)に添加，混和，浸潤その他の方法によつて用いられる物及び医薬品，医療機器等の品質，有効性及び安全性の確保等に関する法律第二条第一項に規定する医薬品であつて動物のために使用されることが目的とされているものの成分である物質(その物質が化学的に変化して生成した物質を含み，人の健康を損なうおそれのないことが明らかであるものとして内閣総理大臣が定める物質を除く．)が，人の健康を損なうおそれのない量として内閣総理大臣が食品衛生基準審議会の意見を聴いて定める量を超えて残留する食品は，これを販売の用に供するために製造し，輸入し，加工し，使用し，調理し，保存し，又は販売してはならない．ただし，当該物質の当該食品に残留する量の限度について第一項の食品の成分に係る規格が定められている場合については，この限りでない．

第十四条　内閣総理大臣は，前条第一項の食品の成分に係る規格として，食品に残留する農薬，飼料の安全性の確保及び品質の改善に関する法律第二条第三項に規定する飼料添加物又は医薬品，医療機器等の品質，有効性及び安全性の確保等に関する法律第二条第一項に規定する医薬品であつて専ら動物のために使用されることが目的とされているもの(以下この条において「農薬等」という．)の成分である物質(その物質が化学的に変化して生成した物質を含む．)の量の限度を定めるとき同法第二条第九項に規定する再生医療等製品であつて専ら動物のために使用されることが目的とされているもの(以下この条において「動物用再生医療等製品」という．)が使用された対象動物(同法第八十三条第一項の規定により読み替えられた同法第十四条第二項第三号ロに規定する対象動物をいう．)の肉，乳その他の生産物について食用に供することができる範囲を定めるときその他必要があると認めるときは，農林水産大臣に対し，農薬等の成分又は動物用再生医療等製品の構成細胞，導入遺伝子その他内閣府令で定めるものに関する資料の提供その他必要な協力を求めることができる．

第三章　器具及び容器包装

第十五条　営業上使用する器具及び容器包装は，清潔で衛生的でなければならない．

第十六条　有毒な，若しくは有害な物質が含まれ，若しくは付着して人の健康を損なうおそれがある器具若しくは容器包装又は食品若しくは添加物に接触してこれらに有害な影響を与えることにより人の健康を損なうおそれがある器具若しくは容器包装は，これを販売し，販売の用に供するために製造し，若しくは輸入し，又は営業上使用してはならない．

第十七条　厚生労働大臣は，特定の国若しくは地域において製造され，又は特定の者により製造される特定の器具又は容器包装について，第二十六条第一項から第三項ま

で又は第二十八条第一項の規定による検査の結果次に掲げる器具又は容器包装に該当するものが相当数発見されたこと，製造地における食品衛生上の管理の状況その他の厚生労働省令で定める事由からみて次に掲げる器具又は容器包装に該当するものが相当程度含まれるおそれがあると認められる場合において，人の健康を損なうおそれの程度その他の厚生労働省令で定める事項を勘案して，当該特定の器具又は容器包装に起因する食品衛生上の危害の発生を防止するため特に必要があると認めるときは，厚生科学審議会の意見を聴いて，当該特定の器具又は容器包装を販売し，販売の用に供するために製造し，若しくは輸入し，又は営業上使用することを禁止することができる．

一　前条に規定する器具又は容器包装

二　次条第一項の規定により定められた規格に合わない器具又は容器包装

三　次条第三項の規定に違反する器具又は容器包装

② 厚生労働大臣は，前項の規定による禁止をしようとするときは，あらかじめ，関係行政機関の長に協議しなければならない．

③ 第九条第三項及び第四項の規定は，第一項の規定による禁止が行われた場合について準用する．この場合において，同条第三項中「食品又は添加物」とあるのは，「器具又は容器包装」と読み替えるものとする．

第十八条　内閣総理大臣は，公衆衛生の見地から，食品衛生基準審議会の意見を聴いて，販売の用に供し，若しくは営業上使用する器具若しくは容器包装若しくはこれらの原材料につき規格を定め，又はこれらの製造方法につき基準を定めることができる．

② 前項の規定により規格又は基準が定められたときは，その規格に合わない器具若しくは容器包装を販売し，販売の用に供するために製造し，若しくは輸入し，若しくは営業上使用し，その規格に合わない原材料を使用し，又はその基準に合わない方法により器具若しくは容器包装を製造してはならない．

③ 器具又は容器包装には，成分の食品への溶出又は浸出による公衆衛生に与える影響を考慮して政令で定める材質の原材料であつて，これに含まれる物質（その物質が化学的に変化して生成した物質を除く．）について，当該原材料を使用して製造される器具若しくは容器包装に含有されることが許容される量又は当該原材料を使用して製造される器具若しくは容器包装から溶出し，若しくは浸出して食品に混和することが許容される量が第一項の規格に定められていないものは，使用してはならない．ただし，当該物質が人の健康を損なうおそれのない量として内閣総理大臣が食品衛生基準審議会の意見を聴いて定める量を超えて溶出し，又は浸出して食品に混和するおそれがないように器具又は容器包装が加工されている場合（当該物質が器具又は容器包装の食品に接触する部分に使用される場合を除く．）については，この限りでない．

第四章　表示及び広告

第十九条　内閣総理大臣は，一般消費者に対する器具又は容器包装に関する公衆衛生上必要な情報の正確な伝達の見地から，消費者委員会の意見を聴いて，前条第一項の規定により規格又は基準が定められた器具又は容器包装に関する表示につき，必要な基準を定めることができる．

② 前項の規定により表示につき基準が定められた器具又は容器包装は，その基準に合う表示がなければ，これを販売し，販売の用に供するために陳列し，又は営業上使用してはならない．

③ 販売の用に供する食品及び添加物に関する表示の基準については，食品表示法（平成二十五年法律第七十号）で定めるところによる．

第二十条　食品，添加物，器具又は容器包装に関しては，公衆衛生に危害を及ぼすおそれがある虚偽の又は誇大な表示又は広告をしてはならない．

第五章　食品添加物公定書

第二十一条　内閣総理大臣は，食品添加物公定書を作成し，第十三条第一項の規定により基準又は規格が定められた添加物及び食品表示法第四条第一項の規定により基準が定められた添加物につき当該基準及び規格を収載するものとする．

第六章　監視指導

第二十一条の二　国及び都道府県等は，食品，添加物，器具又は容器包装に起因する中毒患者又はその疑いのある者（以下「食中毒患者等」という．）の広域にわたる発生又はその拡大を防止し，及び広域にわたり流通する食品，添加物，器具又は容器包装に関してこの法律又はこの法律に基づく命令若しくは処分に係る違反を防止するため，その行う食品衛生に関する監視又は指導（以下「監視指導」という．）が総合的かつ迅速に実施されるよう，相互に連携を図りながら協力しなければならない．

第二十一条の三　厚生労働大臣は，監視指導の実施に当たつての連携協力体制の整備を図るため，厚生労働省令で定めるところにより，国，都道府県等その他関係機関により構成される広域連携協議会（以下この条及び第六十条の二において「協議会」という．）を設けることができる．

② 協議会は，必要があると認めるときは，当該協議会の構成員以外の都道府県等その他協議会が必要と認める者をその構成員として加えることができる．

③ 協議会において協議が調つた事項については，協議会の構成員は，その協議の結果を尊重しなければならない．

④ 前三項に定めるもののほか，協議会の運営に関し必要な事項は，協議会が定める．

第二十二条　厚生労働大臣及び内閣総理大臣は，国及び都道府県等が行う監視指導の実施に関する指針（以下「指針」という．）を定めるものとする．

② 指針は，次に掲げる事項について定めるものとする．

一　監視指導の実施に関する基本的な方向

二　重点的に監視指導を実施すべき項目に関する事項

三　監視指導の実施体制に関する事項

四　監視指導の実施に当たつての国，都道府県等その他関係機関相互の連携協力の確保に関する事項

五　その他監視指導の実施に関する重要事項

③ 厚生労働大臣及び内閣総理大臣は，指針を定め，又はこれを変更したときは，遅滞なく，これを公表するとともに，都道府県知事等に通知しなければならない．

第二十三条　厚生労働大臣は，指針に基づき，毎年度，翌年度の食品，添加物，器具及び容器包装の輸入について国が行う監視指導の実施に関する計画（以下「輸入食品監

視指導計画」という.）を定めるものとする.
② 輸入食品監視指導計画は，次に掲げる事項について定めるものとする.
一 生産地の事情その他の事情からみて重点的に監視指導を実施すべき項目に関する事項
二 輸入を行う営業者に対する自主的な衛生管理の実施に係る指導に関する事項
三 その他監視指導の実施のために必要な事項
③ 厚生労働大臣は，輸入食品監視指導計画を定め，又はこれを変更したときは，遅滞なく，これを公表するものとする.
④ 厚生労働大臣は，輸入食品監視指導計画の実施の状況について，公表するものとする.
第二十四条 都道府県知事等は，指針に基づき，毎年度，翌年度の当該都道府県等が行う監視指導の実施に関する計画(以下「都道府県等食品衛生監視指導計画」という.)を定めなければならない.
②〜⑤ 省略

第七章 検査
第二十五条 第十三条第一項の規定により規格が定められた食品若しくは添加物又は第十八条第一項の規定により規格が定められた器具若しくは容器包装であつて政令で定めるものは，政令で定める区分に従い厚生労働大臣若しくは都道府県知事又は登録検査機関の行う検査を受け，これに合格したものとして厚生労働省令で定める表示が付されたものでなければ，販売し，販売の用に供するために陳列し，又は営業上使用してはならない.
②〜⑤ 省略
第二十六条 省略
第二十七条 販売の用に供し，又は営業上使用する食品，添加物，器具又は容器包装を輸入しようとする者は，厚生労働省令で定めるところにより，その都度厚生労働大臣に届け出なければならない.
第二十八条 厚生労働大臣，内閣総理大臣又は都道府県知事等は，必要があると認めるときは，営業者その他の関係者から必要な報告を求め，当該職員に営業の場所，事務所，倉庫その他の場所に臨検し，販売の用に供し，若しくは営業上使用する食品，添加物，器具若しくは容器包装，営業の施設，帳簿書類その他の物件を検査させ，又は試験の用に供するのに必要な限度において，販売の用に供し，若しくは営業上使用する食品，添加物，器具若しくは容器包装を無償で収去させることができる.
②〜④ 省略
第二十九条 国及び都道府県は，第二十五条第一項又は第二十六条第一項から第三項までの検査(以下「製品検査」という.)及び前条第一項の規定により収去した食品，添加物，器具又は容器包装の試験に関する事務を行わせるために，必要な検査施設を設けなければならない.
② 保健所を設置する市及び特別区は，前条第一項の規定により収去した食品，添加物，器具又は容器包装の試験に関する事務を行わせるために，必要な検査施設を設けなければならない.
③ 都道府県等の食品衛生検査施設に関し必要な事項は，政令で定める.
第三十条 第二十八条第一項に規定する当該職員の職権及び食品衛生に関する指導の職務を行わせるために，厚生

労働大臣，内閣総理大臣又は都道府県知事等は，その職員のうちから食品衛生監視員を命ずるものとする.
② 都道府県知事等は，都道府県等食品衛生監視指導計画の定めるところにより，その命じた食品衛生監視員に監視指導を行わせなければならない.
③ 内閣総理大臣は，指針に従い，その命じた食品衛生監視員に食品，添加物，器具及び容器包装の表示又は広告に係る監視指導を行わせるものとする.
④ 厚生労働大臣は，輸入食品監視指導計画の定めるところにより，その命じた食品衛生監視員に食品，添加物，器具及び容器包装の輸入に係る監視指導を行わせるものとする.
⑤ 前各項に定めるもののほか，食品衛生監視員の資格その他食品衛生監視員に関し必要な事項は，政令で定める.

第八章 登録検査機関
第三十一条〜第四十七条 省略

第九章 営業
第四十八条 乳製品，第十二条の規定により内閣総理大臣が定めた添加物その他製造又は加工の過程において特に衛生上の考慮を必要とする食品又は添加物であつて政令で定めるものの製造又は加工を行う営業者は，その製造又は加工を衛生的に管理させるため，その施設ごとに，専任の食品衛生管理者を置かなければならない. ただし，営業者が自ら食品衛生管理者となつて管理する施設については，この限りでない.
② 営業者が，前項の規定により食品衛生管理者を置かなければならない製造業又は加工業を二以上の施設で行う場合において，その施設が隣接しているときは，食品衛生管理者は，同項の規定にかかわらず，その二以上の施設を通じて一人で足りる.
③ 食品衛生管理者は，当該施設においてその管理に係る食品又は添加物に関してこの法律又はこの法律に基づく命令若しくは処分に係る違反が行われないように，その食品又は添加物の製造又は加工に従事する者を監督しなければならない.
④ 食品衛生管理者は，前項に定めるもののほか，当該施設においてその管理に係る食品又は添加物に関してこの法律又はこの法律に基づく命令若しくは処分に係る違反の防止及び食品衛生上の危害の発生の防止のため，当該施設における衛生管理の方法その他の食品衛生に関する事項につき，必要な注意をするとともに，営業者に対し必要な意見を述べなければならない.
⑤ 営業者は，その施設に食品衛生管理者を置いたときは，前項の規定による食品衛生管理者の意見を尊重しなければならない.
⑥ 次の各号のいずれかに該当する者でなければ，食品衛生管理者となることができない.
一 医師，歯科医師，薬剤師又は獣医師
二 学校教育法(昭和二十二年法律第二十六号)に基づく大学，旧大学令(大正七年勅令第三百八十八号)に基づく大学又は旧専門学校令(明治三十六年勅令第六十一号)に基づく専門学校において医学，歯学，薬学，獣医学，畜産学，水産学又は農芸化学の課程を修めて卒業した者
三 都道府県知事の登録を受けた食品衛生管理者の養成施設において所定の課程を修了した者

四　学校教育法に基づく高等学校若しくは中等教育学校若しくは旧中等学校令(昭和十八年勅令第三十六号)に基づく中等学校を卒業した者又は厚生労働省令で定めるところによりこれらの者と同等以上の学力があると認められる者で，第一項の規定により食品衛生管理者を置かなければならない製造業又は加工業において食品又は添加物の製造又は加工の衛生管理の業務に三年以上従事し，かつ，都道府県知事の登録を受けた講習会の課程を修了した者

⑦〜⑧　省略

第四十九条　省略

第五十条　厚生労働大臣は，食品又は添加物の製造又は加工の過程において有毒な又は有害な物質が当該食品又は添加物に混入することを防止するための措置に関し必要な基準を定めることができる．

②　営業者(食鳥処理の事業の規制及び食鳥検査に関する法律第六条第一項に規定する食鳥処理業者を除く．)は，前項の規定により基準が定められたときは，これを遵守しなければならない．

第五十一条　厚生労働大臣は，営業(器具又は容器包装を製造する営業及び食鳥処理の事業の規制及び食鳥検査に関する法律第二条第五号に規定する食鳥処理の事業(第五十四条及び第五十七条第一項において「食鳥処理の事業」という．)を除く．)の施設の衛生的な管理その他公衆衛生上必要な措置(以下この条において「公衆衛生上必要な措置」という．)について，厚生労働省令で，次に掲げる事項に関する基準を定めるものとする．

一　施設の内外の清潔保持，ねずみ及び昆虫の駆除その他一般的な衛生管理に関すること．

二　食品衛生上の危害の発生を防止するために特に重要な工程を管理するための取組(小規模な営業者(器具又は容器包装を製造する営業者及び食鳥処理の事業の規制及び食鳥検査に関する法律第六条第一項に規定する食鳥処理業者を除く．次項において同じ．)その他の政令で定める営業者にあつては，その取り扱う食品の特性に応じた取組)に関すること．

②　営業者は，前項の規定により定められた基準に従い，厚生労働省令で定めるところにより公衆衛生上必要な措置を定め，これを遵守しなければならない．

③　都道府県知事等は，公衆衛生上必要な措置について，第一項の規定により定められた基準に反しない限り，条例で必要な規定を定めることができる．

第五十二条　厚生労働大臣は，器具又は容器包装を製造する営業の施設の衛生的な管理その他公衆衛生上必要な措置(以下この条において「公衆衛生上必要な措置」という．)について，厚生労働省令で，次に掲げる事項に関する基準を定めるものとする．

一　施設の内外の清潔保持その他一般的な衛生管理に関すること．

二　食品衛生上の危害の発生を防止するために必要な適正に製造を管理するための取組に関すること．

②　器具又は容器包装を製造する営業者は，前項の規定により定められた基準(第十八条第三項に規定する政令で定める材質以外の材質の原材料のみが使用された器具又は容器包装を製造する営業者にあつては，前項第一号に掲げる事項に限る．)に従い，公衆衛生上必要な措置を講じなければならない．

③　都道府県知事等は，公衆衛生上必要な措置について，第一項の規定により定められた基準に反しない限り，条例で必要な規定を定めることができる．

第五十三条　第十八条第三項に規定する政令で定める材質の原材料が使用された器具又は容器包装を販売し，又は販売の用に供するために製造し，若しくは輸入する者は，厚生労働省令で定めるところにより，その取り扱う器具又は容器包装の販売の相手方に対し，当該取り扱う器具又は容器包装が次の各号のいずれかに該当する旨を説明しなければならない．

一　第十八条第三項に規定する政令で定める材質の原材料について，同条第一項の規定により定められた規格に適合しているもののみを使用した器具又は容器包装であること．

二　第十八条第三項ただし書に規定する加工がされている器具又は容器包装であること．

②　器具又は容器包装の原材料であつて，第十八条第三項に規定する政令で定める材質のものを販売し，又は販売の用に供するために製造し，若しくは輸入する者は，当該原材料を使用して器具又は容器包装を製造する者から，当該原材料が同条第一項の規定により定められた規格に適合しているものである旨の確認を求められた場合には，厚生労働省令で定めるところにより，必要な説明をするよう努めなければならない．

第五十四条　都道府県は，飲食店営業その他公衆衛生に与える影響が著しい営業(食鳥処理の事業を除く．)であつて，政令で定めるものの施設につき，厚生労働省令で定める基準を参酌して，条例で，公衆衛生の見地から必要な基準を定めなければならない．

第五十五条　前条に規定する営業を営もうとする者は，厚生労働省令で定めるところにより，都道府県知事の許可を受けなければならない．

②〜③　省略

第五十六条　省略

第五十七条　営業(第五十四条に規定する営業，公衆衛生に与える影響が少ない営業で政令で定めるもの及び食鳥処理の事業を除く．)を営もうとする者は，厚生労働省令で定めるところにより，あらかじめ，その営業所の名称及び所在地その他厚生労働省令で定める事項を都道府県知事に届け出なければならない．

②　前条の規定は，前項の規定による届出をした者について準用する．この場合において，同条第一項中「前条第一項の許可を受けた者」とあるのは「次条第一項の規定による届出をした者」と，「許可営業者」とあるのは「届出営業者」と，同条第二項中「許可営業者」とあるのは「届出営業者」と読み替えるものとする．

第五十八条　営業者が，次の各号のいずれかに該当する場合であつて，その採取し，製造し，輸入し，加工し，若しくは販売した食品若しくは添加物又はその製造し，輸入し，若しくは販売した器具若しくは容器包装を回収するとき(次条第一項又は第二項の規定による命令を受けて回収するとき，及び食品衛生上の危害が発生するおそれがない場合として厚生労働省令・内閣府令で定めるときを除く．)は，厚生労働省令・内閣府令で定めるところにより，遅滞なく，回収に着手した旨及び回収の状況を都道府県知事に届け出なければならない．

一　第六条，第十条から第十二条まで，第十三条第二項若

しくは第三項，第十六条，第十八条第二項若しくは第三項又は第二十条の規定に違反し，又は違反するおそれがある場合

二　第九条第一項又は第十七条第一項の規定による禁止に違反し，又は違反するおそれがある場合

② 都道府県知事は，前項の規定による届出があつたときは，厚生労働省令・内閣府令で定めるところにより，当該届出に係る事項を厚生労働大臣又は内閣総理大臣に報告しなければならない．

第五十九条〜第六十一条　省略

第十章　雑則

第六十二条〜第六十六条　省略

第六十七条　都道府県等は，食中毒の発生を防止するとともに，地域における食品衛生の向上を図るため，食品等事業者に対し，必要な助言，指導その他の援助を行うように努めるものとする．

② 都道府県等は，食品等事業者の食品衛生の向上に関する自主的な活動を促進するため，社会的信望があり，かつ，食品衛生の向上に熱意と識見を有する者のうちから，食品衛生推進員を委嘱することができる．

③ 食品衛生推進員は，飲食店営業の施設の衛生管理の方法その他の食品衛生に関する事項につき，都道府県等の施策に協力して，食品等事業者からの相談に応じ，及びこれらの者に対する助言その他の活動を行う．

第六十八条　第六条，第九条，第十二条，第十三条第一項及び第二項，第十六条から第二十条まで(第十八条第三項を除く．)，第二十五条から第六十一条まで(第五十一条，第五十二条第一項第二号及び第二項並びに第五十三条を除く．)並びに第六十三条から第六十五条までの規定は，乳幼児が接触することによりその健康を損なうおそれがあるものとして厚生労働大臣及び内閣総理大臣の指定するおもちやについて，これを準用する．この場合において，第十二条中「添加物(天然香料及び一般に食品として飲食に供されている物であつて添加物として使用されるものを除く．)」とあるのは，「おもちやの添加物として用いることを目的とする化学的合成品(化学的手段により元素又は化合物に分解反応以外の化学的反応を起こさせて得られた物質をいう．)」と読み替えるものとする．

② 第六条並びに第十三条第一項及び第二項の規定は，洗浄剤であつて野菜若しくは果実又は飲食器の洗浄の用に供されるものについて準用する．

③ 第十五条から第十八条まで，第二十五条第一項，第

二十八条から第三十条まで，第五十一条，第五十四条，第五十七条及び第五十九条から第六十一条までの規定は，営業以外の場合で学校，病院その他の施設において継続的に不特定又は多数の者に食品を供与する場合に，これを準用する．

第六十九条〜第七十条　省略

第七十一条　厚生労働大臣，内閣総理大臣及び都道府県知事等は，食品衛生に関する施策に国民又は住民の意見を反映し，関係者相互間の情報及び意見の交換の促進を図るため，当該施策の実施状況を公表するとともに，当該施策について広く国民又は住民の意見を求めなければならない．

第七十二条〜第七十三条　省略

第七十四条　厚生労働大臣は，食品衛生に関する国際的な連携を確保するため，外国の政府機関から，輸出食品安全証明書(輸出する食品の安全性に関する証明書をいう．以下この条及び次条において同じ．)を厚生労働大臣が発行するよう求められている場合であつて，食品を輸出しようとする者から申請があつたときは，厚生労働省令で定めるところにより，輸出食品安全証明書を発行することができる．

② 前項の規定により輸出食品安全証明書の発行を受けようとする者は，実費を勘案して政令で定める額の手数料を国に納付しなければならない．

③ 第一項に規定するもののほか，厚生労働大臣は，輸出する食品の安全性の証明のための手続の整備その他外国の政府機関に対する食品衛生に関する情報の提供のために必要な措置を講ずるものとする．

第七十五条　都道府県知事等は，前条第一項の規定により厚生労働大(新設)臣が輸出食品安全証明書を発行する場合を除き，食品を輸出しようとする者から申請があつたときは，厚生労働省令で定めるところにより，輸出食品安全証明書を発行することができる．

② 前項に規定するもののほか，都道府県知事等は，外国の政府機関に対する食品衛生に関する情報の提供のために必要な措置を講ずることができる．

第七十六条〜第八十条　省略

第十一章　罰則

第八十一条〜第八十九条　省略

附　則　(平成三十年六月十五日号外法律第五十三号)　抄省略

参考図書

第2章　食品衛生と法規

・FAO/WHO（編），食品安全委員会（訳）：食品安全リスク分析　第一部　概観および枠組マニュアル　暫定版，食品安全委員会，2006
（https://www.fsc.go.jp/sonota/foodsafety_riskanalysis_jp.pdf）
・食品表示法（平成25年法律第70号）
・食品表示基準（平成27年内閣府令第10号　改正　令和6年4月1日内閣府令第50号）
・消費者庁：食品表示法の概要
（https://www.caa.go.jp/policies/policy/food_labeling/food_labeling_act/pdf/130621_gaiyo.pdf）
・消費者庁：早わかり食品表示ガイド（令和6年4月版・事業者向け）
（https://www.caa.go.jp/policies/policy/food_labeling/information/pamphlets/assets/food_labeling_cms202_240401_02.pdf）
・消費者庁：食品表示基準Q&A（最終改正　令和6年4月1日消食表第214号）
（https://www.caa.go.jp/policies/policy/food_labeling/food_labeling_act/assets/food_labeling_cms201_240401_212.pdf）
・消費者庁：知っておきたい食品の表示（令和6年4月版・消費者向け）
（https://www.caa.go.jp/policies/policy/food_labeling/information/pamphlets/assets/food_labeling_cms202_240405_01.pdf）

第3章　食品の変質

・清水　潮：食品微生物Ⅰ 基礎編 食品微生物の科学，第3版，幸書房，2012
・藤井建夫（編）：食品微生物Ⅱ 制御編 食品の保全と微生物，幸書房，2001
・柳田友道：微生物科学1 分類・代謝・細胞生理，第2版，学会出版センター，1983
・柳田友道：微生物科学2 成長・増殖・増殖阻害，学会出版センター，1981
・谷村顕雄，豊川裕之（編）：栄養・健康科学シリーズ 食品衛生学，第3版，南江堂，2003
・森地敏樹，松田敏生（編著）：バイオプリザベーション―乳酸菌による食品微生物制御―，幸書房，1999
・三菱総合研究所：放射線照射についての科学的知見のとりまとめ業務報告書（概要版），2008
・等々力節子：RCA食品照射プロジェクトと各国の食品照射の現状（2013年前半）．食品照射48：47－65，2013
・日本原子力産業協会：放射線が"食品の衛生や保存の役に立つ"って知ってる？茨城原子力協議会，2016

第4章　食中毒

・厚生労働省：食中毒統計資料（各年度）
（https://www.mhlw.go.jp/stf/seisakunitsuite/bunya/kenkou_iryou/shokuhin/syokuchu/04.html）
・厚生労働省：食中毒発生状況（各年度）
・藤井建夫，塩見一雄：新・食品衛生学，第三版，恒星社厚生閣，2022
・後藤政幸，熊田　薫，熊谷優子：食品衛生学，第2版，理工図書，2024
・田崎達明：食品衛生学，第3版，羊土社，2024
・野口玉雄，阿部宗明，橋本周久：有毒魚介類携帯図鑑，緑書房，1997
・細貝祐太郎，松本昌雄（監）：食品安全性セミナー1，食中毒，中央法規，2001
・日本食品衛生学会（編）：食品安全の事典，朝倉書店，2009
・厚生労働省：自然毒のリスクプロファイル
（http://www.mhlw.go.jp/stf/seisakunitsuite/bunya/kenkou_iryou/shokuhin/syokuchu/poison/index.html）
・厚生労働省：食品衛生法施行規則の一部を改正する省令の施行等について
（http://www.mhlw.go.jp/www1.mhlw.go.jp/topics/syokueihou/tp1228-1_13.html）
・和泉　喬ほか（共著）：新入門食品衛生学，第3版，南江堂，2016

- 篠田純男ほか（共著）：食品衛生学，第3版，三共出版，2013
- 「食品衛生の窓」東京都福祉保健局（tokyo.lg.jp）
  （https://www.fukushihoken.metro.tokyo.lg.jp/shokuhin）
- 市販鶏卵のサルモネラ汚染状況調査：農林水産省（maff.go.jp）
  （https://www.maff.go.jp/j/syouan/seisaku/kekka/keiran/keiran_sal_06.html）
- 松浦啓一，長島裕二（編）：毒魚の自然史，北海道大学出版会，2015

第5章　食品による感染症・寄生虫症

- 仲西寿男，丸山 務（監）：食品由来感染症と食品微生物，中央法規出版，2009
- 木村 哲，喜田 宏（編）：人獣共通感染症，改訂版，医薬ジャーナル社，2011
- 東 匡伸ほか（編）：シンプル微生物学，第6版，南江堂，2018
- 吉田幸雄：図説人体寄生虫学，改訂10版，南山堂，2021
- 国立感染症研究所：病原微生物検出情報（IASR）
  （https://www.niid.go.jp/niid/ja/iasr.html）
- 食品安全委員会：食品により媒介される感染症等に関する文献調査報告書
  （http://www.fsc.go.jp/fsciis/survey/show/cho20110040001）

第6章　食品中の汚染物質

- 食品安全委員会ホームページ
  （http://www.fsc.go.jp/）
- 和泉 喬ほか（共著）：新入門食品衛生学，第3版，南江堂，2016
- 小塚 諭（編）：イラスト食品の安全性，東京教学社，2009
- WHO：IARC Monographs evaluate consumption of red meat and processed meat
  （http://www.iarc.fr/en/media-centre/pr/2015/pdfs/pr240_E.pdf）
- 食品安全委員会：レッドミートと加工肉に関するIARCの発表についての食品安全委員会の考え方
  （http://www.fsc.go.jp/fscj_message_20151130.html）

第7章　食品添加物

- 食品安全委員会：添加物に関する食品健康影響評価指針，令和3年（2021）9月「添加物に関する食品健康影響評価指針」（平成22年（2010）5月）の全部改正，2021
- 水谷民雄：毒の科学Q&A，ミネルヴァ書房，1999
- 一色賢司ほか（編）：食品の安全性評価と確認，復刻版，サイエンスフォーラム，2008
- 畝山智香子：ほんとうの「食の安全」を考える，化学同人，2009
- 谷村顕雄ほか（監）：食品添加物公定書解説書，第8版，廣川書店，2007
- 日本食品衛生学会：食品・食品添加物等規格基準（抄），2017
- 日本薬学会（編）：衛生試験法・注解2015，金原出版，2015
- 日本食品衛生学会（編）：食品安全の事典，朝倉書店，2009
- 那須正夫，和田啓爾（編著）：食品衛生学—「食の安全」の科学—，第2版，南江堂，2011
- 日本食品添加物協会（編）：よくわかる暮らしのなかの食品添加物，第4版，光生館，2016
- 厚生労働省：第9版食品添加物公文書
- 厚生労働省：マーケットバスケット方式による年齢層別食品添加物の1日摂取量の調査
  （https://www.mhlw.go.jp/stf/seisakunitsuite/bunya/kenkou_iryou/shokuhin/syokuten/sesshu/index.html）
- 日本食品科学研究振興財団：各添加物の使用基準および保存基準（令和4年10月26日改正まで記載）
  （https://www.ffcr.or.jp/webupload/b41078bfeb8a2c7dfa310ce709ec8642a4ce079f.pdf）
- 日本食品添加物協会：指定添加物リスト（令和4年8月30日改定）
  （https://www.jafaa.or.jp/wp-content/uploads/2022/10/指定添加物20221026.pdf）
- 日本食品科学研究振興財団：既存添加物名簿収録品目リスト（最終改正令和2年2月26日）
  （https://www.ffcr.or.jp/webupload/kizon_tenkabutsu_2020.pdf）

・一色賢司（編）：食品衛生学，第2版，東京化学同人，2019
・西島基弘，一戸正勝（編）：図解 食品衛生学，第4版，講談社，2010
・安田和男（編）：改定 食品の安全と衛生，樹村房，2014
・日本農芸化学会誌：化学と生物60（11）：595-603，2022

第8章　食品衛生管理

・厚生労働省ホームページ：家庭でできる食中毒予防の6つのポイント
（https://www.mhlw.go.jp/stf/seisakunitsuite/bunya/kenkou_iryou/shokuhin/syokuchu/index.html）
・消費者庁ホームページ：器具・容器包装，おもちゃ，洗浄剤
（https://www.caa.go.jp/policies/policy/standards_evaluation/appliance）
・今井博久（監）：食品をより安全にするための5つの鍵マニュアル，日本語版，国立保健医療科学院疫学部，2007
（https://www.niph.go.jp/soshiki/ekigaku/Five%20keys%20manual%20Japanese.pdf）

第9章　食品用器具および容器包装

・厚生労働省ホームページ：器具・容器包装，おもちゃ，洗浄剤に関する情報
（https://www.mhlw.go.jp/stf/seisakunitsuite/bunya/kenkou_iryou/shokuhin/kigu/index.html）
・消費者庁ホームページ：器具・容器包装，おもちゃ，洗浄剤
（https://www.caa.go.jp/policies/policy/standards_evaluation/appliance）
・河村葉子，馬場二夫：食品安全セミナー7，器具・容器包装，中央法規出版，2002
・河村葉子：器具・容器包装の規格基準とその試験法，中央法規出版，2006
・日本薬学会（編）：衛生試験法・注解2020，金原出版，2020
・六鹿元雄ほか（共著）：改正食品衛生法で変わる対応事項と食品容器包装材料・食品接触材料の規制動向，サイエンス＆テクノロジー，2020
・日本食品衛生学会：食品・食品添加物等規格基準（抄），2024

第10章　食品の安全性問題

・那須正夫，和田啓爾（編著）：食品衛生学—「食の安全」の科学—，第2版，南江堂，2011
・大沢基保ほか（編著）：新衛生化学・公衆衛生学，南江堂，2011
・吉原新一（監）：予防薬学としての衛生薬学，第3版，廣川書店，2016

その他

・厚生労働研究会（編）：国民衛生の動向2024/2025，2024
・厚生労働省：国民生活基礎調査
（http://www.mhlw.go.jp/toukei/list/20-21.html）
・厚生労働省：国民健康・栄養調査
（http://www.mhlw.go.jp/bunya/kenkou/kenkou_eiyou_chousa.html）

練習問題解答　301

練習問題解答

第2章　食品衛生と法規（p.25）

Q1　×（戦後の混乱期は食品衛生法，食品安全基本法は牛海綿状脳症による不安に対応するため制定された）

Q2　○

Q3　○

Q4　○

Q5　×（農薬取締法の目的は，「農業生産の安定と国民の健康の保護」である．農薬の適正使用等を通じ，農林水産物の安全確保も目的の1つである）

Q6　×（食品中の農薬残留基準は食品衛生法によって定められている．基準を定めるのは内閣総理大臣である）

Q7　×（食品のリスク評価は食品安全委員会が行う．農林水産大臣は農林畜水産物の生産段階でのリスク管理を行っている）

Q8　×（食品添加物の使用基準を定めるのは内閣総理大臣）

Q9　○（輸入食品については厚生労働省が，国内流通食品については地方自治体が監視指導を実施している）

Q10　×（食品表示法は，消費者庁が所管している）

Q11　○

Q12　○

Q13　×（コーデックス委員会が定める）

Q14　○

第3章　食品の変質（p.57）

Q1　×（細菌の鞭毛はフラジェリンというタンパク質である．ペプチドグリカンは細菌の細胞壁のこと）

Q2　×（微生物の種類には関係なく，人に有用な場合を発酵，有害な場合を腐敗と呼んでいる）

Q3　×（サルモネラ菌は，感染動物の肉，乳，卵が感染源となる．とくに鶏卵による食中毒が多い）

Q4　○

Q5　×（低温性細菌は20℃以下で，高温性細菌は55℃以上で，中温性細菌はその中間の温度でよく生育する細菌をいう）

Q6　○

Q7　○

Q8　×（食中毒細菌であるカンピロバクターが該当する．微好気性菌は少量の酸素（3〜15%）がある状態でしか増殖できず，常温の空気中では徐々に死滅する）

Q9　×（通性嫌気性菌は，酸素の有無に関係なく生育で

きる菌である）

Q10　○

Q11　×（細菌は一般的には中性域，微酸性域，微アルカリ性域で良好に生育する）

Q12　○

Q13　×（水分活性の低下によって微生物の増殖を抑えられる）

Q14　×（一般細菌はおおむね0.91以上の水分活性で生育可能であり，0.5以下ではほとんどの微生物が生育できないとされている）

Q15　○

Q16　○

Q17　×（偏性嫌気性菌のクロストリジウム属細菌はタンパク分解酵素を産生し，食品の腐敗となる）

Q18　○（芽胞をつくるため10%食塩濃度でも生残する）

Q19　×（腸炎ビブリオは海洋細菌であり，塩化ナトリウム濃度3%で最もよく生育する．主な食中毒原因食品は，海産魚介類およびそれらの加工品である．比較的気温が高い時期に食中毒事例が多くなる傾向がある）

Q20　○

Q21　×（多価不飽和脂肪酸は，飽和脂肪酸よりも自動酸化しやすい）

Q22　○

Q23　○

Q24　○

Q25　○

Q26　○

Q27　×（コーデックス委員会では，少なくとも1つ以上のメチレン基で隔てられたトランス型の非共役二重結合をもつ不飽和脂肪酸および多価不飽和脂肪酸のすべての幾何異性体と定義している）

Q28　○

Q29　○

Q30　○

Q31　○

Q32　○

Q33　○

Q34　×（最も殺菌力が強い波長は260 nm付近であるが，透過性に乏しく殺菌効果は表面のみである）

Q35　×（放射線の透過力は強い順に，γ線・X線＞β線＞α線である）

Q36　○

Q37　×（ガス置換法は，密閉包装容器に食品を入れ，空気を除去して，かわりに窒素，炭酸ガス等を充塡す

る方法である）

Q38　○
Q39　×（脱酸素剤は，好気性菌の増殖抑制に有効である）
Q40　×（ソルビン酸，ソルビン酸カリウムは保存料としても用いられるが，エリソルビン酸は酸化防止剤として用いられる）
Q41　○
Q42　×（タンパク質の分解が進むと揮発性塩基物質であるアンモニアやアミン類が増加する．したがって，生成された揮発性塩基窒素の量によって鮮度の判定ができる．ただし，元来尿素含有量の多いサメやエイでは適用できない．
Q43　×（K値は，魚の鮮度判定に用いられる指標であり，数値が低いほど鮮度がよいとされる）
Q44　○
Q45　○

第4章　食中毒（p.122）

Q1　○
Q2　×（食中毒は，件数，患者数ともに飲食店が最も多い）
Q3　×（食中毒と診断した医師は，ただちに保健所長に届出しなければならない）
Q4　○
Q5　×（エンテロトキシン→ベロ毒素）
Q6　○
Q7　×（平均12時間→平均2〜3時間：黄色ブドウ球菌による食中毒は細菌性食中毒のなかで最も潜伏期間が短い）
Q8　○
Q9　×（原因食品となることはない→原因食品となる：菌は熱に強く，芽胞も熱に強いため，加熱調理食品が原因食品となることが多い）
Q10　×（下痢型→嘔吐型：黄色ブドウ球菌と症状が類似しているのは下痢型ではなく嘔吐型のほうである）
Q11　○（アニサキス食中毒症例には胃，腸，消化管外，アレルギーの4種があり，アレルギーは冷凍，加熱でも予防効果がない）
Q12　×（クドア・セプテンプンクタータは，ヒラメにしか寄生しない．養殖ヒラメは規制があるが，天然ヒラメには規制はない）
Q13　○
Q14　○
Q15　×（シガテラ毒の中毒症状である）
Q16　○
Q17　○
Q18　○

Q19　×（細菌性食中毒は化学性食中毒の誤りである）
Q20　○
Q21　×（食物アレルギーの最も頻度が高い症状は皮膚症状である）
Q22　×（食物アレルギーは原因食品をごく微量に摂取した場合でも発症する）

第5章　食品による感染症・寄生虫症（p.155）

Q1　○
Q2　○
Q3　×〔腸チフス，パラチフスは全身性の感染症であり，腸炎菌（S. Enteritidis）やネズミチフス菌（S. Typhimurium）等によるサルモネラ食中毒とは異なる症状を示す〕
Q4　×（ロタウイルスは患者の糞便中に排出される大量の感染性ウイルスが感染源となって，主に糞口感染により伝播する）
Q5　×〔ポリオ（急性灰白髄炎）は，ポリオウイルスの経口感染による〕
Q6　×（結核は結核菌あるいはウシ型結核菌の感染により起きる）
Q7　○
Q8　×〔バリアント（変異型）・クロイツフェルト・ヤコブ病は，BSEに感染したウシの可食部に含まれる感染性の異常プリオンタンパク質（PrP^{Sc}）がヒトに伝播することにより起きるものと考えられている〕
Q9　×（クリプトスポリジウムのオーシストは，塩素消毒に対して強い抵抗性を示すため，次亜塩素酸ナトリウムによる消毒効果は不十分である）
Q10　×（旋毛虫の感染源は幼虫を含む獣肉である．とくにクマ肉が重要で，国内でも集団感染事例が発生している）
Q11　○
Q12　×（有鉤嚢虫症では，六鉤幼虫が血行性あるいはリンパ行性に筋肉や脳，眼球等へ移行し，脳や眼球に寄生した場合には，有鉤条虫症より重い症状が現れやすい）

第6章　食品中の汚染物質（p.190）

Q1　○
Q2　×（カビ毒は熱に強いものが多いため，産生菌が死滅するほどの加熱や環境の変化が食品に起きても，カビ毒は食品に残存する）
Q3　×（アフラトキシンの特徴は発がん性と肝毒性である）
Q4　○
Q5　○

Q6　×（毒性が強い）

Q7　×（差がある）

Q8　×（有機スズのほうが毒性が強い）

Q9　○

Q10　○

Q11　○

Q12　○

Q13　×（過酸化脂質は，還元作用ではなく自動酸化により生成する）

Q14　×（くん製品等の加熱食品に含まれるのはベンゾ[a]ピレンである）

Q15　○

Q16　×（トランス脂肪酸が有するのはLDLコレステロールを増加させる作用である）

Q17　○

第7章　食品添加物（p.221）───────

Q1　×（食品の製造過程で使用され，最終的に食品に残っていない食品添加物でも，規制の対象となる）

Q2　×（食品添加物は，人が摂取するようになってからは，その影響が調べられることはない）

Q3　×（指定の際には急性毒性試験の結果は必要とされない）

Q4　○

Q5　○

Q6　×（ADIは，NOAELを100で割って求める）

Q7　○

Q8　×（化学的合成品だけでなく天然物も指定添加物に含まれる）

Q9　×（エリソルビン酸は食品の酸化を防止する目的で使用される）

Q10　×（水溶性の酸化防止剤）

Q11　○

Q12　×（ニトロソミオグロビンを生成する）

Q13　○

Q14　○

Q15　○

Q16　○

Q17　×（dl-α-トコフェロールは，酸化防止の目的に限り使用できる）

Q18　×（食肉の発色剤として指定されているのは亜硝酸塩である）

Q19　×（タール色素は，使用量は制限されていない）

Q20　×（着色料は物質名に用途名を併記して表示しなければならない）

Q21　×（サッカリンは1973年4月に一般食品への使用が禁止されたが，同年12月に禁止解除となり，現在も許可されている）

Q22　○

第8章　食品衛生管理（p.253）───────

Q1　×（必要である）

Q2　○

Q3　×（ISO22000）

Q4　○

Q5　×（生の食肉や魚肉が接触したまな板や調理器具は，熱湯や次亜塩素酸ナトリウム等で消毒すべきである）

Q6　×（食品の中心が75℃で1分間以上保たれるべきである）

Q7　○

Q8　×（調理済みの食品は室温で2時間以上放置しないようにする）

Q9　○

Q10　×（合成洗剤→洗浄剤）

Q11　○

Q12　×（洗浄補助剤→界面活性剤）

Q13　×（洗浄剤→クレンザー）

Q14　×（高温多湿を好む）

Q15　○

第9章　食品用器具および容器包装（p.264）──

Q1　○

Q2　×（食品の安全性に影響を与えるため，規格基準が設定されている）

Q3　×（食品添加物に接触するものも器具・容器包装に該当する）

Q4　○

Q5　×（規制されているのはカドミウムと鉛である）

Q6　○

Q7　×（プラスチックを柔軟にする可塑剤である）

Q8　×（規制されているのは溶出量である）

Q9　×（水平リサイクルとして使用されている）

第10章　食品の安全性問題（p.285）───────

Q1　×〔世界人口の約2%（1.8%）であるが，農産物の輸入は約4%（4.3%）である〕

Q2　○

Q3　×（食品衛生管理者ではなく，食品衛生監視員である）

Q4　×（モニタリングの検査ではなく，検査命令である）

Q5　○

Q6　×（食品衛生法により残留農薬の基準は規定されている）

Q7　×（2006年よりポジティブリスト制度へ変更され

た）

Q8　×（一律基準は0.01 ppmである）

Q9　×（無農薬・減農薬の表示は禁止されている）

Q10　×（有機農産物とは，化学肥料や農薬を使用せず，自然の力で生産された農作物を意味する．有機JAS規格で定められた基準を満たしたもののみ，有機農産物と表示できる）

Q11　○

Q12　×（動物も開発されている）

Q13　×（推奨ではなく，義務化されている）

Q14　○

Q15　×（遺伝子およびタンパク質が検出できない加工食品は表示が義務付けられていない）

Q16　×（じゃがいものみ発芽防止を目的とした照射が許可されている）

Q17　×（香辛料や魚介類加工品等で照射されたと判定された事例がある）

索 引

 和文索引

 あ

アオブダイ中毒　113
アーキア　29
アクリルアミド　185
アジア型　125
亜硝酸　181
アストロウイルス　125
アスパルテーム　216
アスペルギルス属　160
アセスルファムカリウム　216
アデノウイルス　130
アニサキス　101, 103
　──アレルギー　102
　──食中毒　102
アフラトキシン　158
　──B₁　158
　──G₁　158
　──M₁　159
アミグダリン　115
アメーバ赤痢　141
アメリカ鉤虫　146
アルキルシクロブタノン法　282
アルセノシュガー　174
アルセノベタイン　174
アレルギー表示　120
アレルギー様食中毒　117, 181
アレルゲン　19, 119
　──性試験　197
安全係数　198
安息香酸　206

 い

胃アニサキス症　102
イシナギ中毒　113
異常プリオンタンパク質　137
イタイイタイ病　171
一次汚染　248
一次結核症　133
一時保菌者　128
一日摂取許容量　6, 164, 192, 194, 198, 272
一律基準　272
一類感染症　124
一般飲食物添加物　52, 200
一般的衛生管理プログラム　223
遺伝子組換え食品　277
遺伝毒性試験　195
遺伝毒性物質　195
イヌサフラン　116

イノシン　55
　──酸　55
異物　187
イマザリル　207
イムノアッセイ　276

 う

ウイルス　33
ウェステルマン肺吸虫　150
ウェルシュ菌　41, 89
牛海綿状脳症　138
ウシ型結核菌　133

え

永久保菌者　128
衛生動物　251
エイムス試験　195
栄養強化剤　219
栄養成分表示　20
エチレンジアミン四酢酸塩　210
エルシニア・エンテロコリチカ　83
エルトール型　125
エロモナス属菌　93
塩蔵　49
エンテロトキシン　85
エンドトキシンショック　33
エンベロープ　95

 お

黄色ブドウ球菌　41, 84
黄変米毒　161
オーシスト　107, 142, 143, 144
オクラトキシンA　160
オルトフェニルフェノール　207

 か

改善措置　229
回虫症　145
界面活性剤　245
化学性食中毒　116, 181
核種　177
確定的影響　178
確率的影響　178
過酸化脂質　181
過酸化物価　45
化審法　161, 167
仮性結核菌　135
家畜伝染病予防法　12
家庭用品品質表示法　247
カドミウム　170
加熱法　50
カビ　30
　──毒　157

芽胞　33
カラメル色素　212
カルボニル価　46
肝炎ウイルス　97
肝吸虫　149
　──症　149
環境ホルモン　169
感染症法　123
感染性胃腸炎　95, 123, 128
缶詰食品　50
肝蛭　151
　──症　151
カンピロバクター　80
　──・ジェジュニ　80, 131
甘味料　216
管理基準　227, 228

 き

危害分析　227, 228
危害要因　225
器具　255
　──・容器包装　255
寄生虫　107
既存添加物　52, 200
機能性表示食品　20, 21
　──制度　18
キノコ　30
　──毒　112
揮発性塩基窒素　54
義務表示対象　20
逆性石けん　250
急性灰白髄炎　123, 130
急性参照用量　164, 194
急性毒性試験　194
吸虫　148
ギラン・バレー症候群　81
ギンナン　115

 く

クドア・セプテンプンクタータ　104
クドア食中毒　104
グラム陰性菌　31
グラム染色　31
グラム陽性菌　31
グリシドール　188
　──脂肪酸エステル　188
クリプトスポリジウム　107, 142
グレイ　179
クロイツフェルト・ヤコブ病　139
クロストリジウム属細菌　41
燻煙法　49

 け

経口補水液　126

稽留熱　128
血液脳関門　172
結核菌　133
結合残留塩素　244
ゲノム編集食品　280
下痢性貝毒　112
検疫所　15, 269
原核生物　29
検査命令　269
検証　229
健全性　281
原虫　140
減農薬栽培食品　276
ケンミジンコ　147

高温性細菌　35
高温短時間殺菌　50
好気性菌　36
高級アルコール　246
高級脂肪酸　246
剛棘顎口虫　147
抗菌スペクトル　206
抗酸菌　133
合成洗剤　246
合成着色料　212
厚生労働省　15, 238
広節裂頭条虫　151
鉤虫症　146
酵母　30
香料　219
ゴキブリ　251, 252
国際がん研究機関　158, 175
国際汎用添加物　212
国際連合食糧農業機関　22
国民健康・栄養調査　200
古細菌　29, 29
枯草菌　41
5大アレルゲン　120
コチニール色素　212
コーデックス委員会　22, 160, 267
コバイケイソウ　116
ゴム　256
米のとぎ汁様便　126
五類感染症　124
コレラ　123, 125
　　──菌　82, 125

細菌　29, 31
　　──性食中毒　70
　　──性赤痢　123, 126
サイクロスポーラ原虫　143
最小毒性量　194, 198
最大氷結晶生成帯　48
最大無毒性量　192, 194, 197
サキシトキシン　111

サッカリン　216
殺菌料　52, 208
殺そ剤　252
サポウイルス　101, 125, 129
　　──感染症　129
サルコシスティス・フェアリー　105
サルコシスティス食中毒　105
サルモネラ属　42
　　──菌　71
酸価　45
酸型保存料　205
酸化防止剤　52, 209
酸性電解水　250
暫定規制値　180
3ドメイン説　29
酸敗　39
残留性有機汚染物質　162, 261
残留農薬　271
三類感染症　123, 124

次亜塩素酸ナトリウム　249
ジアシルグリセロール　188
ジアルジア症　141
紫外線　51
シガテラ　111
志賀毒素　77, 126
色調調整剤　215
糸状菌　30
シスト　140, 141, 142
自然毒　108
　　──食中毒　108
持続可能な開発目標　261
実効線量　179
実効半減期　178
実質安全量　194, 199
指定感染症　125
指定制度　200
指定添加物　52, 200
自動酸化　43, 181
ジビエ　148
　　──料理　107
しぶり腹　127, 141
シーベルト　179
脂肪酸ラジカル　44
ジャガイモ毒　114
就業制限　123
終宿主　140
重点管理点　228
住肉胞子虫　105
宿主　140
シュードモナス属細菌　42
消化管外アニサキス症　102
小核試験　195
使用基準　192, 199
照射食品　281
衝心脚気　161

条虫　151, 152
小児仮性コレラ　128
消費期限　19
消費者庁　16
賞味期限　19
初期腐敗　54
食中毒　59, 60
　　──原因施設　68
　　──原因食品　67
　　──統計調査　59
　　──の発生状況　61
　　──病因物質　59, 60, 63
食のゼロリスク神話　1
食品安全委員会　8, 10, 14, 170, 201
食品安全基本法　8, 10, 201, 278
食品衛生監視員　17, 269
食品衛生基準審議会　201
食品衛生法　9, 16, 191
食品健康影響評価　14, 201
食品添加物　52, 191, 200
　　──公定書　202
　　──の使用基準　203
食品表示基準　18
食品表示法　17, 17, 203
食品由来（媒介）感染症　239
植物性自然毒　112
食物アレルギー　119
食料自給率　266
真核生物　29, 29
新型インフルエンザ等感染症　124
新感染症　125
真菌類　29, 30
真空包装　52
人獣共通感染症　131
親水基　245
人畜共通感染症　131
親油基　245

水銀　171
推奨表示対象　20
スイセン　116
水素添加　46
水道法　13
水分活性　36
水平リサイクル　263
髄膜炭疽　132
水様性下痢　126
スクロース　216
スズ　176, 258
スタフィロコッカス属細菌　41
ステリグマトシスチン　160
ストックホルム条約　162, 162
ズビニ鉤虫　146

ゼアラレノン　159

索 引　307

生育至適温度　35
製菓衛生師法　14
静菌作用　205
生菌数　54
生殖毒性試験　196
製造工程図　231, 232
製品説明書　231
生物学的半減期　178
世界貿易機関　23, 268
世界保健機関　22, 238
赤痢アメーバ　140
赤痢菌　126
世代時間　34
石けん　246
セレウス菌　41, 91
セレウリド　92
洗剤　243
洗浄剤　246
洗浄除菌剤　250
染色体異常試験　195
線虫　145
蠕虫　140
　──症　145, 148, 151
先天性トキソプラズマ症　106, 144
旋毛虫　147
　──症　147

総アフラトキシン　158
増殖曲線　37
増粘剤　220
ソラニン　114
ソルビン酸　206

第1中間宿主　140
第一種特定化学物質　161, 168
耐塩菌　41
ダイオキシン類　165
　──対策特別措置法　167
待機宿主　140
代謝活性化　185
耐性菌　87
台所用洗剤　247
体内移行　140
体内動態試験　197
第二級アミン　181
第二種特定化学物質　161
第2中間宿主　140
第二水俣病　172
耐熱性溶血毒　74
耐容一日摂取量　166, 194
多環芳香族炭化水素　183
脱アミノ反応　39
脱炭酸反応　39
ダニ　251, 252
タール色素　212

炭疽菌　132

チアベンダゾール　207
地域保健法　17
チオバルビツール酸価　46
チトクローム P450　185
チフス菌　127
着色料　211
中温性細菌　35
中間宿主　140
中枢神経麻痺性脚気　161
中性洗剤　245
腸アニサキス症　102
腸炎ビブリオ　42, 74
腸管アデノウイルス　125
　──感染症　130
腸管凝集付着性大腸菌　77
腸管出血性大腸菌　76, 77
　──感染症　123
腸管組織侵入性大腸菌　77
腸管毒素原性大腸菌　77
腸管病原性大腸菌　77
腸菌属　42
超高温殺菌　50
腸炭疽　132
腸チフス　123, 127
腸内細菌科　42
調味料　216
調理師法　14
直鎖アルキルベンゼンスルホン酸塩
　245
チルド　48

通性嫌気性菌　36

低温殺菌　50
低温性細菌　35
デオキシニバレノール　159
テトラミン中毒　113
テトロドトキシン　108
テネスムス　127
デヒドロ酢酸　206
添加物　9, 19, 52, 191, 200
電子スピン共鳴法　282
伝達性海綿状脳症　138
天然香料　52, 200
天然着色料　212

同位体　177
等価線量　179
糖蔵　49
動物由来感染症　131
動物用医薬品　165
動物性自然毒　108

ドウモイ酸中毒　113
トキソプラズマ　105
　──原虫　144
毒キノコ　112
毒性等価係数　166
毒性等量　166
特定危険部位　138
特定原材料　19, 120
特定農薬　164
特定保健用食品（トクホ）　188
特別栽培農産物　275
と畜場法　107
トランス脂肪酸　46, 186
トリアシルグリセロール　188
トリコテセン環　159
トリコテセン系カビ毒　159
トリヒナ症　147
トリメチルアミン　55
　──オキシド　55
トレーサビリティ　1
ドロレス顎口虫　147

ナイシン　206
　──A　209
内生胞子　33
内毒素　72
内分泌かく乱化学物質　169
中食　238
ナグビブリオ　82, 125
ナタマイシン　206
納豆菌　41
鉛　173
　──中毒　173

新潟水俣病　172
肉骨粉　138
二次汚染　248
二次結核症　133
日EU経済連携協定　210
ニトロソミオグロビン　214
ニバレノール　159
日本海裂頭条虫　151, 152
日本顎口虫　147
乳化剤　220
乳児ボツリヌス症　87, 89
二類感染症　124

ネガティブリスト制度　271
ネズミ　252
熱ルミネセンス法　282

農業生産工程管理　277
囊子　141, 142

囊虫 153
農薬 162
　——取締法 162, 164
農林水産省 16
ノニルフェノール 261
ノロウイルス 94, 125, 241

バイオプリザベーション 209
肺吸虫 150
　——症 150
肺炭疽 132
バイによる食中毒 113
培養肉食品 280
ハエ 252
バクテリオシン 209
バクテリオファージ 34
白痢 128
ばく露評価 7
ハサップ 224
ハザード 5
パーシャル 48
バシラス属細菌 41
発がん性 158
　——試験 196
発色剤 214
発生毒性試験 196
パツリン 160
パラオキシ安息香酸エステル類 206
バラ疹 128
パラチフス 123, 127
　——A菌 127
バリアント（変異型）・クロイツフェルト・ヤコブ病 139
半減期 178
バンコマイシン耐性腸球菌 87
半数致死量 194, 195
ハンター・ラッセル症候群 172
反応性中間体 185
反復投与毒性試験 196

非遺伝毒性発がん物質 159
比較的徐脈 128
微好気性 80
　——菌 36
脾腫 128
ヒスタミン 117, 181
ヒスチジン 116, 181
ビスフェノールA 259
微生物 27
ヒ素 174
ビタミンE 210
ヒト回虫 145
ヒドロペルオキシド 43, 44
皮膚炭疽 132
皮膚爬行症 147

ビブリオ・バルニフィカス 94
ビブリオ・ミミカス 94
ビブリオ属細菌 42
ヒポキサンチン 55
日持向上剤 220
氷温 48
病原大腸菌 76
漂白剤 215

ファージ 34
フードチェーン 2
フード・マイレージ 3, 266
不確定係数 198
フザリウム系カビ毒 159
フザリウム属 159
フタル酸エステル 260
ブチルヒドロキシアニソール 210
物理学的半減期 178
ブドウ球菌 84
腐敗 38
フモニシン 159
プラスチック 256, 258
プリオン 137
　——タンパク質 137
　——病 137
ブルセラ症 131
プレジオモナス・シゲロイデス 93
プレロセルコイド 151
プロピオン酸 206
プロビデンシア・アルカリファシエンス 93
プロファージ 34
糞口感染 128

ベクレル 179
ヘテロサイクリックアミン 184
ペニシリウム属 160
ペニシリン耐性黄色ブドウ球菌 87
ペプチドグリカン 31
ペルオキシラジカル 44
ベロ毒素 77
変異原性 195
　——物質 184
ベンガル型 125
偏性嫌気性菌 36
ベンゾ[a]ピレン 183
変敗 39

ほ

防カビ剤 52, 164, 206
放射性セシウム基準値 180
放射性物質 177
放射線 51
　——照射 115
　——照射食品 281

保健機能食品 20
保健所 17
ポジティブリスト制度 164, 165, 271
ポストハーベスト農薬 163
保存料 52, 205
ボツリヌス菌 41, 86
ボツリヌス症 86
ボツリヌス毒素 88
ポリ塩化ビフェニル 168
ポリオ 125, 130
　——ウイルス 130
　——根絶計画 131
ポリオキシエチレンアルキルエーテル 246
ホルムアルデヒド 118

マイコトキシン 157
マーケットバスケット方式 7
麻痺性貝毒 111
慢性ヒ素中毒 175

ミオグロビン 214
ミクロコッカス属細菌 42
水俣病 172
宮崎肺吸虫 150

無機水銀 171
無機スズ 176
無機ヒ素 174
無鉤条虫 153
　——症 153
無鉤嚢虫 153
無症状病原体保有者 123
無毒性量 6, 192, 194, 198, 272
無農薬栽培食品 276

迷入 140
メタセルカリア 149
メタノール 118
メタロチオネイン 170
メチシリン耐性黄色ブドウ球菌 87
メチル水銀 171
メトミオグロビン 214

モニタリング検査 269
モラルハザード 2
モルガン菌 181

薬物代謝 185
　——酵素 183
野兎病 135

索引 309

有機 JAS　274
有機加工食品　275
有機水銀　171
有機スズ　176
有機農産物　274
有機ヒ素化合物　174
有棘顎口虫　147
有鉤条虫　154
　——症　154
有鉤嚢虫症　154
遊走性限局性皮膚腫脹　147
遊離残留塩素　244
油症事件　169
輸入食品　265

容器包装　255
　——リサイクル法　258
溶血性尿毒症症候群　79
溶血毒　74
溶原菌　34
幼虫移行症　147
横川吸虫　149
　——症　149
四類感染症　124

ライフサイクルアセスメント　3
ラップフィルム　261
ランブル鞭毛虫　141

り

リサイクル　256, 258, 262
リスクアセスメント　5
リスクアナリシス　2, 5
リスク管理　2
　——機関　14, 15
リスクコミュニケーション　2, 7, 14, 15, 16, 17, 192
リスク評価　2, 10, 160
　——機関　14, 15
リスクマネジメント　7
リステリア・モノサイトゲネス　94
リステリア菌　134
リステリア症　134
リテラシー　2
リナマリン　115
リボソーム RNA　29
リポ多糖　31
リユース　262

冷蔵　48
冷凍　48
裂頭条虫症　151

レプトスピラ症　136

ろ

ロタウイルス　99, 125
　——感染症　128
六鉤幼虫　154

わ

ワイル病　136
ワックス中毒　113

A 型肝炎ウイルス　97
ABS　247
ADI　6, 192, 194, 198, 272
ADP　55
AE　246
AMP　55
Anisakis simplex　101
ARfD　194
Aspergillus flavus　158
ATP　55
AV　45

BHA　210
BHT　211
Bq　179
BSE　138

C

CA　46
CAC　268
CJD　139
CTX　111
CYP　185

D

DEHP　260
DL-αトコフェロール　210
DOTS　133

E 型肝炎ウイルス　97
EAggEC　77
EDI　7
EDTA　210
EHEC　77
EIEC　77
EPEC　77
ETEC　77

FAO　22
　——/WHO 合同食品添加物専門家会議　170

GAP　277
GE　188
GMO　277
Gy　179

HACCP　24, 223, 224
　——7 原則と 12 手順　226
　——に基づく衛生管理　226
　——の考え方を取り入れた衛生管理　226
　——プラン　234
HDL コレステロール　186
HTST　50
HUS　79

I

IARC　158, 175, 181
ISO　24, 234
　——22000　237
　——9001　237

JECFA　23, 170, 171, 172

K 値　55
Kudoa septempunctata　104

LAS　245
LD_{50}　194, 195
LDL コレステロール　186
LL 牛乳　50
LNT 仮説　178
LOAEL　194, 198
LPS　31
LTLT　50

MRSA　87
MTX　111

N-ニトロソ化合物　215
N-ニトロソジエチルアミン　181
N-ニトロソジメチルアミン　181
NOAEL　6, 192, 194, 198, 272

O

O157　61, 76
OPP　207
ORS　126

P

PAH　183
PCB　168
pH　36
POPs　162, 261
　──条約　162
POV　45
ppm　168
PrP　137
PRPs　223
PrP^{sc}　137
PRSP　87
PTDI　194
PTMI　194
PTWI　194

R

risk analysis　5
risk assessment　5
risk communication　7
risk management　7
rRNA　29
RTE 食品　134

S

SDGs　261
SPS 協定　268
SRM　138
Staphylococcus aureus　41
Sv　179

T　U

TBA　46
TBTO　176
TBZ　207
TDI　194

TEF　166
TEQ　166
TMA　55
TMI　194
TSE　138
TTX　108
TWI　194

UHT　50

V

VBN　54
vCJD　139
Vibrio parahaemolyticus　42
VRE　87
VSD　194, 199

W

WHO　22, 238
WTO　23, 268

健康・栄養科学シリーズ

食べ物と健康 食品の安全（改訂第3版）

2013年 4 月 1 日	第1版第1刷発行	監修者 国立研究開発法人
2018年 2 月20日	第1版第6刷発行	医薬基盤・健康・栄養研究所
2018年12月15日	第2版第1刷発行	編集者 有薗幸司，林 一也
2022年 8 月22日	第2版第3刷発行	発行者 小立健太
2025年 3 月15日	改訂第3版発行	発行所 株式会社 南 江 堂

〒113-8410　東京都文京区本郷三丁目42番6号
☎（出版）03-3811-7236（営業）03-3811-7239
ホームページ https://www.nankodo.co.jp/
印刷・製本 シナノ書籍印刷
組版 Amazing Cloud

Food Hygiene and Safety
© Nankodo Co., Ltd., 2025

定価は表紙に表示してあります．
落丁・乱丁の場合はお取り替えいたします．
ご意見・お問い合わせはホームページまでお寄せください．

Printed and Bound in Japan
ISBN 978-4-524-20418-2

本書の無断複製を禁じます．
JCOPY 〈（社）出版者著作権管理機構 委託出版物〉

本書の無断複製は，著作権法上での例外を除き禁じられています．複製される場合は，そのつど事前に，
（社）出版者著作権管理機構（TEL 03-5244-5088，FAX 03-5244-5089，e-mail：info@jcopy.or.jp）の
許諾を得てください．

本書の複製（複写，スキャン，デジタルデータ化等）を無許諾で行う行為は，著作権法上での限られ
た例外（「私的使用のための複製」等）を除き禁じられています．大学，病院，企業等の内部において，
業務上使用する目的で上記の行為を行うことは私的使用には該当せず違法です．また私的使用であって
も，代行業者等の第三者に依頼して上記の行為を行うことは違法です．